Monographien aus dem
Gesamtgebiete der Psychiatrie

Springer
*Berlin
Heidelberg
New York
Barcelona
Budapest
Hong Kong
London
Mailand
Paris
Tokyo*

Monographien aus dem
Gesamtgebiete der Psychiatrie

78

Herausgegeben von
H. Hippius, München · W. Janzarik, Heidelberg
C. Müller, Onnens (VD)

Band 71 **Alkohol und Gehirn**
Über strukturelle und funktionelle Veränderungen
nach erfolgreicher Therapie
Von K. Mann

Band 72 **Reliabilität und Validität der Subtypisierung
und Schweregradmessung depressiver Syndrome**
Von W. Maier und M. Philipp

Band 73 **Emil Kraepelin und die Psychiatrie als klinische Wissenschaft**
Ein Beitrag zum Selbstverständnis psychiatrischer Forschung
Von P. Hoff

Band 74 **Burnout in der psychiatrischen Krankenpflege**
Resultate einer empirischen Untersuchung
Von J. Modestin, M. Lerch und W. Böker

Band 75 **Die Psychiatrie in der Kritik**
Die antipsychiatrische Szene und ihre Bedeutung
für die klinische Psychiatrie heute
Von T. Rechlin und J. Vliegen

Band 76 **Postpartum-Psychosen**
Ein Beitrag zur Nosologie
Von J. Schöpf

Band 77 **Psychosoziale Entwicklung im jungen Erwachsenenalter**
Entwicklungspsychopathologische Vergleichsstudien
an psychiatrischen Patienten und seelisch gesunden Probanden
Von H.-P. Kapfhammer

Band 78 **Dissexualität im Lebenslängsschnitt**
Theoretische und empirische Untersuchungen zu Phänomenologie
und Prognose begutachteter Sexualstraftäter
Von K. M. Beier

Klaus M. Beier

Dissexualität im Lebenslängsschnitt

Theoretische und empirische Untersuchungen
zu Phänomenologie und Prognose
begutachteter Sexualstraftäter

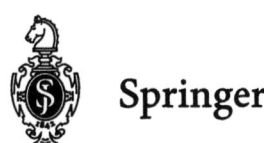

Priv.-Doz. Dr. med. Dr. phil. Klaus M. Beier
Sexualmedizinische Forschungs- und
Beratungsstelle am Klinikum der
Christian-Albrechts-Universität Kiel
Arnold-Heller-Straße 12

24105 Kiel

ISBN-13; 978-3-642-79602-9 e-ISBN-13: 978-3-642-79601-2
DOI: 10.1007/978-3-642-79601-2

Dieses Werk ist urheberrechtlich geschützt. Die dadurch begründeten Rechte, insbesondere die der Übersetzung, des Nachdrucks, des Vortrags, der Entnahme von Abbildungen und Tabellen, der Funksendung, der Mikroverfilmung oder der Vervielfältigung auf anderen Wegen und der Speicherung in Datenverarbeitungsanlagen, bleiben, auch bei nur auszugsweiser Verwertung, vorbehalten. Eine Vervielfältigung dieses Werkes oder von Teilen dieses Werkes ist auch im Einzelfall nur in den Grenzen der gesetzlichen Bestimmungen des Urheberrechtsgesetzes der Bundesrepublik Deutschland vom 9. September 1965 in der jeweils geltenden Fassung zulässig. Sie ist grundsätzlich vergütungspflichtig. Zuwiderhandlungen unterliegen den Strafbestimmungen des Urheberrechtsgesetzes.

© Springer-Verlag Berlin Heidelberg 1995
Softcover reprint of the hardcover 1st edition 1995

Die Wiedergabe von Gebrauchsnamen, Handelsnamen, Warenbezeichnungen usw. in diesem Werk berechtigt auch ohne besondere Kennzeichnung nicht zu der Annahme, daß solche Namen im Sinne der Warenzeichen- und Markenschutz-Gesetzgebung als frei zu betrachten wären und daher von jedermann benutzt werden dürften.

Produkthaftung: Für Angaben über Dosierungsanweisungen und Applikationsformen kann vom Verlag keine Gewähr übernommen werden. Derartige Angaben müssen vom jeweiligen Anwender im Einzelfall anhand anderer Literaturstellen auf ihre Richtigkeit überprüft werden.

Satz: Reproduktionsfertige Vorlage vom Autor
25/3134-5 4 3 2 1 0 – Gedruckt auf säurefreiem Papier

Vorwort

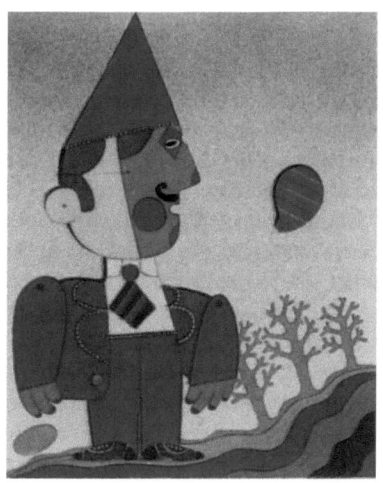

"Wohin, woher";
Buntstiftzeichnung von A. B. (1990)

Die cartesische Grundlegung der Wissenschaften hat die Fundamente der neuzeitlichen Kultur vor allem dadurch so nachhaltig bestimmen können, weil mit dem "ego cogito", dem "Ich denke" der moderne Bewußtseinsbegriff entstand. Von Kant wurde das Wesen dieses "Ich denke" als "Subjekt" begriffen und seit den Frühschriften von Hegel bezeichnet die Philosophie die Gesamtheit der Bestimmungen, auf denen die Möglichkeit solchen Subjektseins beruht, als "Subjektivität". Indem das Subjekt denkt, so Descartes, fördert es objektive Erkenntnisse zu Tage. Das gilt auch für die Umsetzung des Strafrechts, beispielsweise dann, wenn Richter über den "subjektiven Tatbestand" und die Prognose eines Sexualstraftäters nachzudenken haben - bzw. ihn mit Hilfe von Sachverständigen objektivieren möchten. Hier verbirgt sich allerdings ein bis heute unbewältigtes und aufgrund der konkreten forensischen Konsequenzen für die Betreffenden schwerwiegendes Problem: Niemand nämlich kann sagen, ob die sogenannten "objektiven" Erkenntnisse möglicherweise nicht lediglich Projektionen des (wertenden) Subjekts sind. Im Dunkeln liegt somit auch das erkennende Subjekt selbst, da die Gefahr besteht, daß es nur das als Sein gelten läßt, was es erkannt zu haben meint. Nirgends - aber auch wirklich nirgends - spitzt sich dieses erkenntnistheoretische Dilemma mehr zu als im Umgang des Subjekts mit der Sexualität: Als eine zunächst im Biologischen verankerte Dimension des Erlebens erfährt die Sexualität ihre individuelle Ausformung im Rahmen der Persönlichkeitsentwicklung und ist vernetzt mit Wünschen, Sehnsüchten, Hoffnungen, aber auch Ängsten und Konflikten, die alle in der Biographie des Einzelnen wurzeln. Daher gilt für Täter, Juristen und Sachverständige, wie auch für Opfer und Zeugen gleichermaßen: Sexualität ist etwas höchst Subjektives und die in der 'Wir-Bildung' zum Ausdruck kommenden interaktionalen Prozesse zielen auf die komplementäre Vervollkommnung mit dem wiederum höchst Subjektiven eines anderen Menschen. Die in diesem Zusammenhang besonders deutlich werdende soziale Funktion von Sexualität birgt aber stets das Risiko ihrer dysfunktionalen Gestaltung, was sich im sexuellen Übergriff, dem Sich-hinweg-setzen über Interessen und Vorstellungen anderer ausdrücken kann. Jede Gesellschaft hat hierfür bestimmte Normen aufgestellt, über deren Einhaltung sie wacht. Aber sofern - wie im deutschen Strafrechtssystem - neben dem Schutz der Allgemeinheit dem Resozialisierungsgedanken eine größere Bedeutung zukommt als der Sühne von Schuld, interessiert nicht nur die Momentaufnahme vom Subjekt - der Täter zum Zeitpunkt der Tat - sondern auch sein bisheriges Werden sowie seine zukünftige Entwicklung. Gerade weil es aber um "Straftaten gegen die sexuelle Selbstbestimmung" geht, also um Sexualität in einer normverletzenden, sozial dysfunktionalen Ausgestaltung, ist in besonderem Maße eben mit jenen Projektionen des erkennenden Subjekts (Richter) zu rechnen, welche als scheinbar objektive Erkenntnisse in einen Urteilsspruch eingehen können. Offenbar liegt hier der Kern des Problems: Der durch das "ego cogito" fixierte Horizont unseres Denkens entblößt hier seine Grenzen; in der Sexualforensik verhindert gerade das Subjektive die Übereinstimmung des Denkens mit dem Gegenstand - dem Subjektiven eines anderen Menschen.

Ein Ausweg aus diesem erkenntnistheoretischen Dilemma ist derzeit nur auf empirischem Wege möglich, denn auf empirischer Grundlage lassen sich zumindest logische Wahrscheinlichkeiten angeben, die sich zwar immer relativ bestimmen zu ihren Voraussetzungen (und bei anderen Voraussetzungen anders ausfallen können), aber den großen Vorteil haben, daß man eben diese Voraussetzungen angeben kann - ihre Spuren sind in einer objektiven Form benennbar und bleiben nicht im Dunkeln. Genau das ist Ziel der hier vorgelegten Studie: Ausgehend von einem deskriptiv-phänomenologischen, von ätio-pathogenetischen Überlegungen weitestgehend freigehaltenem Ansatz, sollten persönlich durchgeführte Nachuntersuchungen ehemals begutachteter Sexualstraftäter empirische Erkenntnisse liefern, welche eine schulenübergreifende Begründungsargumentation sowohl unter forensisch-prognostischen als auch unter therapeutischen Gesichtspunkten ermöglichen könnten.

Die Arbeit steht in der psychopathologischen und anthropologisch-forensischen Tradition der Hallermann-Schule innerhalb gerichtlicher und sozialer Medizin, die für den Bereich der Sexualdelinquenz von meinem akademischen Lehrer Wille seit 30 Jahren in Kiel eine kontinuierliche Weiterarbeit erfuhr. Welch unschätzbarer Vorteil eine solche Kontinuität für die wissenschaftliche Forschung - insbesondere bei empirischer Ausrichtung - darstellt, bedarf wohl kaum einer näheren Erläuterung. Mein großer Dank gilt daher nicht nur jener medizinisch-anthropologischen Konzeption Wilhelm Hallermanns, sondern vor allem der konsequenten Ausformung des 'biopsychosozialen' Denkansatzes durch seinen Schüler Wille, der mich während der gesamten Studie mit Anregung und Kritik, vor allem aber steter Diskussionsbereitschaft begleitete.

Danken möchte ich auch für die große und vielfache Unterstützung, die mir von den Mitarbeitern der Sexualmedizinischen Forschungs- und Beratungsstelle am Klinikum der Christian-Albrechts-Universität Kiel zuteil wurde - insbesondere von Herrn Dr. Robert Zenner und Frau Carla Appe; ferner Herrn Dr. ing. Klaus Rebensburg für die Erstellung der notwendigen Rechenprogramme sowie Herrn Karl Heinz Kotzur, Berlin, für die graphische Gestaltung des Manuskriptes.

Dies alles war für mich genauso wenig selbstverständlich wie das unvermutet große Entgegenkommen der allermeisten ehemaligen Gutachtenpatienten, sich für eine Nachuntersuchung zur Verfügung zu stellen.

Wie sehr die bei den katamnestischen Erhebungen gemachten menschlichen Erfahrungen mich persönlich berührten, mag beispielhaft durch die Veröffentlichung eines Bildes von einem der ehemaligen Gutachten- und (Katamnese-)Patienten zum Ausdruck kommen. Es trägt den Titel "Wohin, woher" und macht die prognostische Indifferenz des Malers deutlich, der den Blick in die Zukunft nur maskiert wagt.

Antworten auf Fragen nach dem "Woher?" und "Wohin?" sucht auch die forensische Begutachtung und dabei sollte sie sich möglichst auf empirische Daten stützen; dies schließt unabdingbar auch differenzierte, auf die einzelne Täterpersönlichkeit bezogene Überlegungen zu den konkreten Möglichkeiten und Grenzen verschiedener therapeutischer Optionen nach der Verurteilung ein. Nicht zuletzt die Einsicht in diese Notwendigkeit verdanke ich allen nachuntersuchten ehemaligen Gutachtenpatienten, indem sie mir neben einer Erhebung später auszuwertender und vergleichbarer Einzelmerkmale einen zumeist unverstellten Blick auf das Unvergleichbare ihres individuellen Schicksals ermöglichten.

Kiel, im Juli 1994   Klaus M. Beier

Inhaltsverzeichnis

1	**Einleitung**	1
2	**Fragestellung**	9
3	**Methoden**	13
3.1	Vorbemerkung	13
3.2	Probandenauswahl	15
3.3	Auswertung der Gutachtenunterlagen	17
3.4	Inter- und Intrarater-Reliabilität	20
3.5	Nachuntersuchungen	21
3.5.1	Qualitative Datenerhebung durch die sexualmedizinische Exploration	28
3.5.2	Quantifizierung der qualitativ erhobenen Daten	30
3.5.3	Erneute Dissexualität	32
3.5.4	Weitere soziale Entwicklung	34
3.5.5	Datenauswertung und Statistik	35
4	**Ergebnisse**	37
4.1	Dissexualität als Inzest	37
4.1.1	Aktenerhebungen	37
4.1.2	Prognosekriterien 'erster Ordnung'	41
4.1.3	Nachuntersuchungen	41
4.1.4	Prognosekriterien nach der weiteren sozialen Entwicklung	45
4.1.5	Prognosekriterien 'zweiter Ordnung'	46
4.1.6	Zusammenfassung der Ergebnisse	48
4.2	Dissexualität als Exhibitionismus	51
4.2.1	Aktenerhebungen	51
4.2.2	Prognosekriterien 'erster Ordnung'	54
4.2.3	Nachuntersuchungen	55
4.2.4	Prognosekriterien nach der weiteren sozialen Entwicklung	58
4.2.5	Prognosekriterien 'zweiter Ordnung'	59
4.2.6	Zusammenfassung der Ergebnisse	61

4.3	Dissexualität als sexuelle Aggressivität	64
4.3.1	Aktenerhebungen	64
4.3.2	Prognosekriterien 'erster Ordnung'	67
4.3.3	Nachuntersuchungen	68
4.3.4	Prognosekriterien nach der weiteren sozialen Entwicklung	72
4.3.5	Prognosekriterien 'zweiter Ordnung'	73
4.3.6	Zusammenfassung der Ergebnisse	75
4.4	Dissexualität als Mißbrauch von Kindern	79
4.4.1	Vorbemerkung	79
4.4.2	Bi- und homosexuell orientierter Mißbrauch	81
4.4.2.1	Aktenerhebungen	81
4.4.2.2	Prognosekriterien 'erster Ordnung'	84
4.4.2.3	Nachuntersuchungen	84
4.4.2.4	Prognosekriterien nach der weiteren sozialen Entwicklung	89
4.4.2.5	Prognosekriterien 'zweiter Ordnung'	89
4.4.2.6	Zusammenfassung der Ergebnisse	94
4.4.3	Heterosexuell orientierter Mißbrauch	95
4.4.3.1	Aktenerhebungen	95
4.4.3.2	Prognosekriterien 'erster Ordnung'	98
4.4.3.3	Nachuntersuchungen	98
4.4.3.4	Prognosekriterien nach der weiteren sozialen Entwicklung	103
4.4.3.5	Prognosekriterien 'zweiter Ordnung'	103
4.4.3.6	Zusammenfassung der Ergebnisse	106
4.5	Seltene Formen dissexuellen Verhaltens	109
4.5.1	Vorbemerkung	109
4.5.2	Sexueller Kontakt mit Tieren	110
4.5.3	Brandstiftung	111
4.5.4	Tötungssituationen	113
4.5.5	Fetischismus	116
5	**Diskussion**	**119**
5.1	Methodologie	119
5.2	Terminologie	121
5.3	Die Hauptdeliktgruppen im Überblick	126
5.4	Inzest	127
5.5	Exhibitionismus	133
5.6	Vergewaltigung und sexuelle Nötigung	136
5.7	Sexueller Mißbrauch von Kindern	139
5.8	Seltene Formen dissexuellen Verhaltens	145
5.8.1	Sexueller Kontakt mit Tieren	145
5.8.2	Brandstiftung	146
5.8.3	Tötungssituationen	148

5.8.4	Fetischismus	151
6	**Zusammenfassung**	155
	Literatur	159

1 Einleitung

> "Forensic sexology is not synonymous with forensic psychiatry or forensic psychology. It is a speciality in its own right and is needed in the courtroom."
> (Money 1990, S. 35)

Der Anteil von Sexualdelinquenten an der Gesamtkriminalität lag in der Bundesrepublik Deutschland in den letzten Jahren konstant bei 0,7%. Dies bedeutet in absoluten Zahlen, daß jährlich ungefähr 5000 Täter wegen Sexualstraftaten verurteilt werden. In der zur Zeit aktuellsten Statistik aus dem Jahre 1990 entfielen davon 33% auf Vergewaltigung und sexuelle Nötigung, weitere 33% auf Pädophilie und 16% auf Exhibitionismus. Ungefähr 18% der Fälle betraf andere Sexualdelikte, welche forensisch-sexualmedizinisch von geringerer Bedeutung sind, wie beispiels-weise Förderung der Prostitution (n = 148), Verbreitung pornographischer Schriften (n = 218) oder auch Homosexualität (n = 96); demgegenüber wird der viktimologisch bedeutsame Tatbestand des Inzests im bundesdeutschen Rechtssystem seit 1974 nicht mehr als Sexualdelikt im engeren Sinne ("Straftat gegen die sexuelle Selbstbestimmung"), sondern als "Straftat gegen die Ehe und die Familie" aufgefaßt, und ist statistisch mit nur ganz geringen Fallzahlen (11 im Jahre 1990) vertreten (vgl. Abb. 1). Dabei ist jedoch zu berücksichtigen, daß der Richter nach der Strafvorschrift mit dem höchst möglichen Strafmaß verurteilen muß (sog. "Tateinheit" nach § 52 StGB), folglich bei unter 14 Jahre alten Inzestopfern wegen "Sexuellem Mißbrauch von Kindern" (§ 176 StGB, Höchststrafe: 10 Jahre Freiheitsentzug) und nicht wegen "Beischlaf zwischen Verwandten" (§ 173 StGB, Höchststrafe: 3 Jahre Freiheitsentzug) - ein solcher Fall statistisch dann aber zur Pädophilie gezählt würde. Dies gibt Anlaß zu einem vorsichtigen Umgang mit kriminalstatistischen Daten, insbesondere der Strafverfolgungsstatistik (als einer reinen Täter-Statistik), weil diese auch nur einen kleinen Teil der tatsächlich vorgekommenen Normverstöße - nämlich die strafverfolgten - beschreibt.

Bereits die Anzahl der Tatverdächtigen in den Ermittlungsstatistiken ist um mehr als das Doppelte höher als die der Verurteilten, aber auch dies kein brauchbares Kriterium zur Abschätzung des Dunkelfeldes; auszugehen ist nämlich von einer deliktspezifisch unterschiedlichen Aufklärungsrate - bei homosexuellen Handlungen dürfte sie wesentlich geringer sein als etwa bei sexuell motivierten Tötungsdelikten.Dies wirft wiederum die Frage auf, inwieweit die Schuld als (in unserem Rechtssystem) zentraler Ausgangspunkt der Strafzumessung für die Bewertung von Sexualstraftaten verwendbar ist, zumal zweifelhaft sein dürfte, wie schuldbezogene von präventiven Gesichtspunkten zu trennen sind (vgl. Montenbruck 1979, S. 8ff.).

Abb. 1: Verurteiltenstatistik Bundesrepublik Deutschland 1985-1990*

Jahr	verurteilte Straftäter	verurteilte Sexualstraftäter	
1985	924.919	6927	0,7%
1986	705.348	5290	0,7%
1987	691.394	4858	0,7%
1988	702.794	4942	0,7%
1989	693.499	4843	0,7%
1990	692.363	4779	0,7%
Vergewaltigung/Sexuelle Nötigung		1554	33%
Pädophilie		1566	33%
Exhibitionismus		780	16%
Andere (z. B. Prostitution, Pornographie)		879	18%
Inzest (kriminalstatistisch kein Sexualdelikt)		11	

Erklärung: Bei Opferalter < 14 Jahre unter Pädophilie gezählt

*Verurteilte sind Straffällige, gegen die nach allgemeinem Strafrecht Freiheitsstrafe, Strafarrest oder Geldstrafe verhängt worden ist, oder deren Straftat nach Jugendstrafrecht mit Jugendstrafe, Zuchtmittel oder Erziehungsmaßregel geahndet wurde. Voraussetzung ist Strafmündigkeit, d. h. ein Alter von mindestens 14 Jahren zum Zeitpunkt der Tat.

Mit Jakobs ließe sich Schuld als täterbezogenes Moment im Sinne einer 'Einübung in Rechtstreue' sogar rein präventiv deuten (vgl. Jakobs 1976). In diesem Zusammenhang verdient es besonderer Beachtung, daß nach der bundesdeutschen Rechtsprechung Schuld, Strafzumessung und Prognose eng verknüpft sind; im § 46 Abs. 1 StGB etwa heißt es: "Die Schuld des Täters ist Grundlage für die Zumessung der Strafe. Die Wirkungen, die von der Strafe für das künftige Leben des Täters in der Gesellschaft zu erwarten sind, sind zu berücksichtigen." Ausgehend von 'Schuld' als Grundlage für die richterlichen Sanktionen wird demnach vom Gesetzgeber sogar eine spezifizierte, nämlich eine operationale Prognose gefordert: Die Auswirkungen künftiger Bedingungsgefüge auf die weitere Entwicklung sollen vorhergesehen werden. Insbesondere unter spezialpräventiven Gesichtspunkten (diese betreffen richterliche Einflußnahmen zur Verhinderung künftiger Rechtsbrüche durch den einzelnen Rechtsbrecher) finden sich an vielen Stellen im Strafgesetzbuch Forderungen nach Prognoseentscheidungen. z. B. setzt nach § 56 Abs. 1 StGB "...das Gericht die Vollstreckung der Strafe zur Bewährung aus, wenn zu erwarten ist, daß der Verurteilte sich schon die Verurteilung zur Warnung dienen lassen und künftig auch ohne die Einwirkung des Strafvollzugs keine Straftaten mehr begehen wird."; die §§ 56 c und 56 d StGB umfassen Weisungen und Hilfen zur Resozialisierung des Täters, während nach § 57 Abs. 1 StGB eine Abwägung zwischen Wiedereingliederung des Täters und dem Sicherungsbedürfnis der Allgemeinheit erfolgen muß ("...wenn verantwortet werden kann zu erproben, ob der Verurteilte außerhalb des Strafvollzugs keine Straftaten mehr begehen wird..."). Die §§ 61 ff. StGB beziehen sich auf Anordnungen der Maßregel aus Gründen der Sicherung der Allgemeinheit (sogenannte negative Spezialprävention) bei ungünstiger Prognose (§ 63 StGB: "...wenn die Gesamtwürdigung des Täters und seiner Tat ergibt, daß von ihm infolge seines Zustandes erhebliche rechtswidrige Taten zu erwarten sind und er deshalb für die Allgemeinheit gefährlich ist.").

Darüber hinaus gibt es auch die Forderung nach forensischen Prognoseentscheidungen mit generalpräventiver Intention (den einzelnen Rechtsbrecher treffende richterliche Einflußnahmen, welche aber indirekt auf die Allgemeinheit abschreckend wirken sollen) - also zur Verteidigung der Rechtsordnung. So kann nach den §§ 47 Abs. 1, 56 Abs. 3 und 59 Abs. 3 StGB aus diesem Grunde eine Vollstreckung der Strafe anstatt deren Aussetzung geboten sein. Die Täterprognose ist in diesem Zusammenhang von größter Bedeutung; nach § 47 Abs. 1 StGB hat der Richter beispielsweise zu entscheiden, ob bei ungünstiger Täterprognose die Verhängung der Freiheitsstrafe entweder zur Einwirkung auf den Täter oder zur Abschreckung der Allgemeinheit, bzw. zur Normstabilisierung geboten ist.

Selbst wenn man aber von der generalpräventiven Zielsetzung gesetzlich vorgeschriebener Prognoseentscheidungen einmal absieht und nur die Spezialprävention ins Auge faßt, ist es noch eine sehr optimistische Schätzung, daß auch nur bei 10% jener forensisch-sexualmedizinisch relevanten Sexualdelikte, die 1990 zur Verurteilung gelangten (s. o.), vom Richter ärztliche Sachverständige hinzugezogen wurden, oder aber bei Rückfalltätern die Akten gegebenenfalls gutachterliche Stellungnahmen enthielten, auf die dann zurückgegriffen worden ist. Dies bedeutet aber auch, daß bei den verbleibenden 90% der Fälle die Richter ihre Prognosen selbst erstellten, da diese ja Voraussetzung für die Strafzumessung sind. Es ist davon auszugehen, daß dies intuitiv geschieht: Der Richter urteilt sozusagen auf der Grundlage einer biographisch bedingten Evidenz, also mit einer Methode, welche im wesentlichen auf Lebens- und Berufserfahrung beruht. Eine deutliche Tendenz dieser Vorgehensweise scheint zu sein, weniger komplexe Beurteilungsfaktoren isoliert zu berücksichtigen - etwa Vorstrafen - und so die reale Vielgestaltigkeit zu Gunsten eindeutiger aber grober Raster auszublenden. Auch wenn der Richter jedoch in den relativ wenigen und für ihn sicher besonders komplizierten Fällen von Sexualstraftaten die Möglichkeit nutzt, ein Gut-achten in Auftrag zu geben, kann er nicht davon ausgehen, empirisch überprüfte, deliktspezifische Prognosekriterien durch die Wissenschaft an die Hand zu bekommen, die seiner eigenständigen Urteilsbildung die gewünschte Sicherheit verleihen könnten.

Bereits 1972 ist vom Berliner Kammergericht festgestellt worden, daß die Wissenschaft mit ihrem gegenwärtigen Erkenntnisstand hinsichtlich gutachterlicher Stellungnahmen zur Prognose eigentlich überfordert sei. Es führte aus, daß weder der behandelnde Arzt, der noch am meisten Einsicht in die Persönlichkeitsstruktur des Delinquenten besitzen müßte, noch die auf Prognosestatistiken beruhenden Verfahren mit der notwendigen Sicherheit zu behaupten in der Lage sind, daß der Delinquent etwa nicht mehr rückfällig wird (Kammergericht Berlin 1972).

Bedenkt man nun, daß in der forensischen Sexualmedizin statistische Prognosetafeln überhaupt nicht existieren, so muß letztlich die verbleibende klinische Prognose, die ja weitgehend auf Exploration und Testpsychologie beruht, die Faktoren und Kriterien im einzelnen benennen, welche im Hinblick auf ihre prognostische Relevanz gewichtet werden sollen. Gewichtung aber wäre wiederum Sache der nun ärztlichen Intuition. Hier besteht dann nicht nur die Gefahr des unmerklichen Übergangs der einen Methode in die andere, sondern der klinischen Methode werden Leistungen abverlangt, die im Grunde die Grenzen ihres Erkenntnisvermögens überschreiten.

Dies ist allerdings auch ein anthropologisches Problem: Die Natur des Menschen als eine des "Unfertigseins" (Gehlen) in "Weltoffenheit" (Scheler) verlangt eine Kompensation von Mängelbedingungen durch kulturelle Leistungen. In der griechischen Mythologie steht Prometheus für die 'Überbringung' von Kultur (versinnbildlicht durch das Feuer) einschließlich prognostischer Fähigkeiten: "Und viele Arten lehrte ich sie der Seherkunst", läßt Aischylos Prometheus (griech. "der Vorausdenkende") sagen - jedoch, wie es später heißt - einer "rätseldunklen Kunst" (zit. nach der Übersetzung von Leyhausen 1948, S.128): Die Kompensation eines Mangels (hier: an 'Vorhersagenkönnen') durch die Kultur, die "zweite Natur" (Gehlen) des Menschen, vollzieht sich selbst als mangelhafte Kompensation. Für die Heilkunde zugespitzt wird dieses anthropologische 'Dilemma' durch das Besondere ihres Faches, das eine eigene Art praktischer Wissenschaft darstellt, welche als Handlungswissenschaft Maßstäbe richtigen Handelns (Normen) im medizinischen Alltag, der durch Zeitdruck und Entscheidungszwang gekennzeichnet ist, dringend benötigt, selbst wenn keine Gewißheit darüber bestehen kann, ob deren Anwendung auch die sinnvollste, dem individuellen Fall angemessenste Vorgehensweise nach sich ziehen wird. Dadurch, daß das Herstellenkönnen der Heilkunst ein Wiederherstellenkönnen ist, dadurch, daß aus der ärztlichen Kunst nicht etwas Künstliches, sondern das Natürliche hervorgehen sollte (Gadamer 1967), stellt sich bei forensischen Patienten die Frage nach der Prognose dem Arzt anders als dem Juristen: Er wird nicht nur die Wahrscheinlichkeit zukünftiger Normbrüche, sondern auch die Gestaltung späterer sozialer Bezüge des Täters, bzw. (therapeutische) Hilfen für das Gelingen dessen Lebensentwurfes in seine Überlegungen mit einbeziehen. Unter diesem Gesichtspunkt wird auch 'Lebensführung' ein Thema ärztlichen Beistandes. Rudolf Virchow (1821 -1902) hat in dieser Funktion des Arztes dessen 'eigentliche' Bestimmung gesehen und ihn als "praktischen Anthropologen" verstanden - innerhalb seines Zukunftsbildes einer Medizin, die als "Anthropologie einst festgestellt" sein sollte und dann einer "socialen Wissenschaft" entspräche (vgl. Virchow 1851, S. 3,4). Es liegt nahe, daß sich diese 'praktisch-anthropologische' Tradition medizinischen Denkens vor allem dort erhalten hat, wo nicht körperliche und/oder seelische Faktoren (primär) das subjektive Empfinden beeinträchtigen, sondern dieses quasi erst sekundär geschieht durch den Verstoß gegen gesellschaftliche Normen, wodurch die soziale Integration des Betreffenden gefährdet ist. In der jüngeren Geschichte der Medizin hat sich besonders die 'Berliner Schule' der Gerichtlichen und Sozialen Medizin - Fritz Strassmann (1858 - 1940) und hiernach vor allem Victor Müller-Heß (1883 - 1960) - um diesen Überschneidungsbereich von Medizin, Recht und Gesellschaft bemüht und dabei auch der forensischen Psychopathologie besondere Beachtung geschenkt. Wilhelm Hallermann (1901 - 1974), Schüler von Müller-Heß, später (seit 1941) Professor für Gerichtliche und Soziale Medizin in Kiel, formulierte programmatisch: "Die Aufgabe des Arztes darf sich nicht in der Betreuung des einzelnen Patienten erschöpfen. Der Arzt hat höhere Pflichten auch gegenüber der Allgemeinheit, er ist berufen, die sozialen Mißstände zu bekämpfen und muß seine Pflicht erkennen, das Gewissen des Einzelnen aufzurütteln. Er ist, wie Virchow es einmal gesagt hat, der natürliche Anwalt der Armen und die soziale Frage fällt zu einem erheblichen Teil in seine Jurisdiktion...(...) Das Wohl des Kranken und darüber hinaus die Sorge für das Allgemeinwohl ist seine Lebensaufgabe." (Hallermann 1955, S. 2). Der hier angesprochene Zusammenhang von Individuum und Gemeinschaft umfaßt auch die Sexualität als Bereich menschlicher Existenz, welche durch ihre grundsätzliche (wie auch immer gerichtete) Partnerbezogenheit ('Wir-Bildung') immer auch 'Soziales' zum Ausdruck bringt. Sexuelles Verhalten kann nur in dieser sozialen Dimension rechtswidriges Verhalten sein und dann Gegenstand Gerichtlicher und Sozialer Medizin werden; gerade in Kiel wurden unter Leitung von Wilhelm Hallermann in großem Umfang Erfahrungen mit forensisch relevanten sexuellen Störungen gesammelt, die insbesondere durch Wille (1968) eine wissenschaftliche Bearbeitung erfuhren.

Das unterschiedliche Selbstverständnis juristischen und medizinischen Denkens findet seinen deutlichen Niederschlag in der forensisch-sexualmedizinischen Praxis: Anlaß für die Zusammenarbeit zwischen Richter und ärztlichem Sachverständigen ist zwar eine rechtswidrige sexuelle Handlung, doch reicht die medizinische Optik in der Regel über den rein strafrechtlich relevanten Bereich hinaus und umfaßt die Aufmerksamkeit für sexuelles Verhalten unabhängig von einer Strafverfolgbarkeit oder einer konkreten Strafverfolgung. Wenn beispielsweise sexueller Kontakt mit einem Tier heutzutage keinen Straftatbestand mehr darstellt und demzufolge auch nicht mehr strafverfolgt wird, wäre dies aus forensisch-sexualmedizinischer Sicht (etwa bei der Anamneseerhebung) ein belangvoller Befund, der (neben anderen) über individuelle (Einbau der Sexualität in die Gesamtpersönlichkeit) und soziale (Integration in die Gemeinschaft) Gegebenheiten des Betreffenden wichtigen Aufschluß geben kann. Dasselbe gilt auch für das (zunehmend von der öffentlichen Diskussion aufgegriffene) Thema sexueller Übergriffe innerhalb ehelicher Gemeinschaften, die als Sexualstraftaten gar nicht verfolgbar sind (etwa als Vergewaltigung nach § 177 StGB), sondern allenfalls mit anderen Strafvorschriften des allgemeinen Strafrechts (z.B. als Nötigung nach § 240, Körperverletzung nach § 223 oder Beleidigung nach §185 StGB, vgl. Wille 1991) juristisch eingrenzbar wären. Daher empfiehlt es sich, die unterschiedlichen Bewertungen sexuellen Verhaltens aus rechtlicher und medizinischer Sicht durch die Verwendung auch unterschiedlicher Begriffe genügend voneinander zu trennen. Wenn (nach deutschem, nicht nach angloamerikanischen Begriffsverständnis) im juristischen Sprachgebrauch von (Sexual-) Delinquenz oder (Sexual-)Kriminalität die Rede ist, dann handelt es sich um weitgehend (aber nicht völlig) synonyme Begriffe, die in einem weiteren und einem engeren Sinne Verwendung finden: In einem weiteren Sinne meint es die (nicht bestimmbare, nur fiktive) Gesamtmenge der tatsächlich begangenen, mit Strafe bedrohten Handlungen; in einem engeren Sinne aber diejenigen mit Strafe bedrohten Handlungen, die auch strafverfolgt wurden. Bekanntlich werden viele Straftaten nicht angezeigt oder sind nicht nachweisbar, so daß (meist) Sanktionen ausbleiben (vgl. Schneider 1987). Von einem Kriminellen oder einem Delinquenten kann man ohnehin erst dann sprechen, wenn in einem rechtsstaatlichen Verfahren der Betreffende wegen einer Straftat verurteilt worden ist, also nach Abschluß eines

Benennungsprozesses, welcher mit der Strafanzeige beginnt und am Ende das Gericht zwingt zu prüfen, ob eine Straftat vorgelegen hat - diese ist eine tatbestandsmäßige, rechtswidrige und schuldhafte Handlung. Insbesondere die Frage der Schuldfähigkeit wird (in unklaren Fällen) vom Gericht gerne unter Herbeiziehung eines Sachverständigen entschieden: Kommt es zu der Entscheidung, daß Schuldunfähigkeit vorliegt (§ 20 StGB), dann ist der Betreffende nicht als Krimineller oder Delinquent benennbar; gleichwohl hat er in einem weiteren Sinne eine kriminelle, bzw. eine delinquente Handlung begangen. Gleiches gilt für jugendliche Täter, bei denen eine strafrechtliche Verantwortlichkeit (§ 3 JGG) verneint wird und die darum unter 14jährigen (also Kindern) gleichgestellt werden - mithin strafunmündig sind. Hier wird deutlich, daß sich Teile des Begriffs Delinquenz (bzw. Kriminalität) gegenseitig nicht ausgleichen oder ergänzen, sondern Widersprüchliches enthalten: Einerseits zu starr, andererseits zu unbestimmt werden sie vor allem aber einer aus forensisch-sexualmedizinischer Sicht notwendigen soziodynamischen Betrachtungsweise nicht gerecht.

Es fehlt derzeit ein geeigneter und praktikabler Begriff zur Kennzeichnung sexueller Handlungen, die unabhängig von einer Strafverfolgung (Sexualdelinquenz im engeren Sinne) oder einer Strafverfolgbarkeit (Sexualdelinquenz im weiteren Sinne) eine sozial dysfunktionale Gestaltung der Sexualität zum Ausdruck bringen. Vorgeschlagen hierfür wird der Begriff *Dissexualität* und dieser definiert als ein sich *im Sexuellen ausdrückendes Sozialversagen*, welches (soziodynamisch) verstanden wird als Verfehlen der (zeit- und soziokulturell bedingten) durchschnittlich erwartbaren Partnerinteressen. Die sprachliche Analogie zu dem bereits weit verbreiteten Begriff der Dissozialität, hier verstanden als ein 'fortgesetztes und allgemeines Sozialversagen' (vgl. Hartmann 1970 und Rauchfleisch 1981), ist angestrebt: Dissexualität und Dissozialität können sich überlappen (indem dissexuelle Verhaltensweisen Teil der Dissozialität sind), genauso aber für sich alleine stehen. Es handelt sich um Konstrukte, die nicht miteinander konkurrieren und sich auch nicht ausschließen.

Die im psycho-wissenschaftlichen Sprachgebrauch ebenfalls sehr verbreiteten Begriffe Devianz (oder Deviation) und Perversion lassen sich zwar auch unter soziodynamischen Gesichtspunkten inhaltlich füllen, gehen aber über das zu Bezeichnende hinaus. Sowohl der auf die äußere Beschreibung des Verhaltens zielende Devianzbegriff als auch der neurosenpsychologischen Gesichtspunkten verpflichtete Perversionsbegriff umfassen sexuelles Verhalten, das kein Sozialversagen ist (z. B. bei vom Partner mitgetragenen oder autoerotischen Praktiken). Nicht jede deviante oder perverse Handlung ist dissexuell und umgekehrt nicht jedes dissexuelle Verhalten deviant oder pervers; darüber hinaus muß nicht jede perverse Symptombildung (wie z.B. der Don Juanismus) auch deviant sein (vgl. Abb. 2).

Abb. 2: Konstrukt 'Dissexualität'

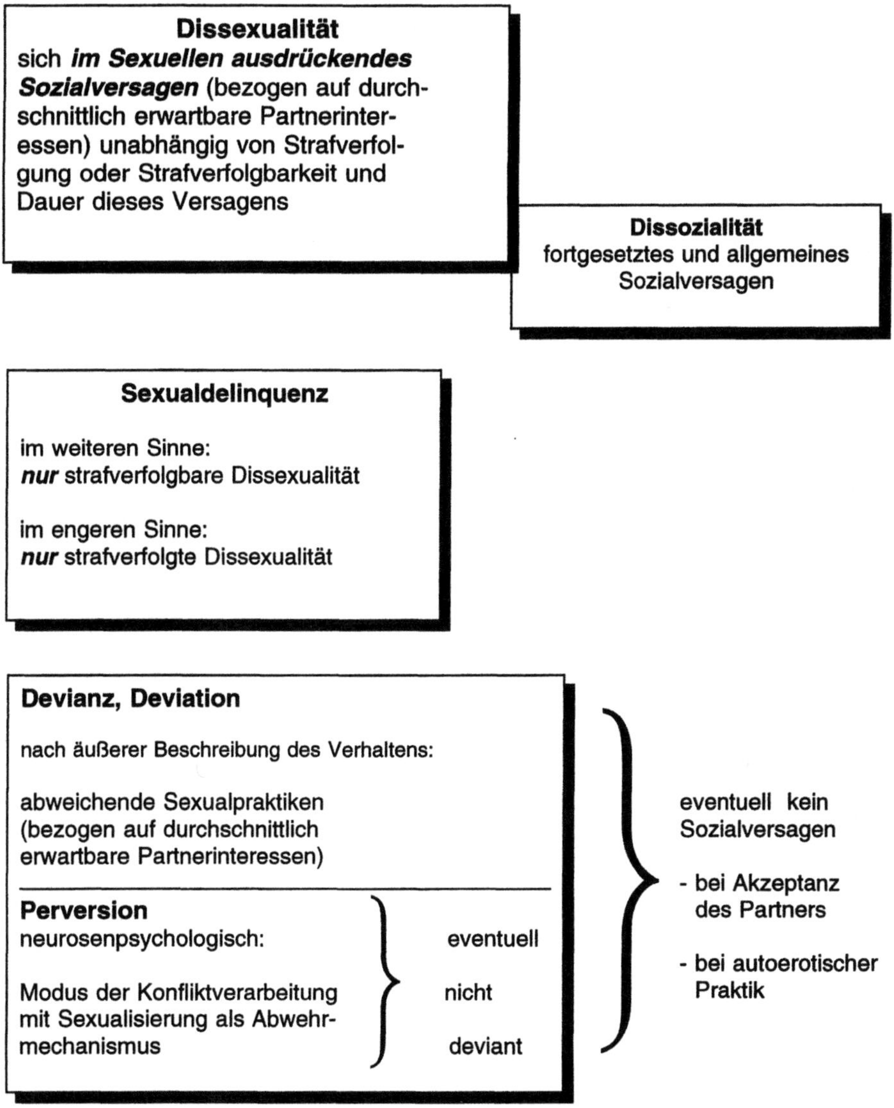

Dissexualität
sich *im Sexuellen ausdrückendes Sozialversagen* (bezogen auf durchschnittlich erwartbare Partnerinteressen) unabhängig von Strafverfolgung oder Strafverfolgbarkeit und Dauer dieses Versagens

Dissozialität
fortgesetztes und allgemeines Sozialversagen

Sexualdelinquenz

im weiteren Sinne:
nur strafverfolgbare Dissexualität

im engeren Sinne:
nur strafverfolgte Dissexualität

Devianz, Deviation

nach äußerer Beschreibung des Verhaltens:

abweichende Sexualpraktiken (bezogen auf durchschnittlich erwartbare Partnerinteressen)

Perversion
neurosenpsychologisch: eventuell

Modus der Konfliktverarbeitung   nicht
mit Sexualisierung als Abwehr-
mechanismus   deviant

eventuell kein Sozialversagen

- bei Akzeptanz des Partners

- bei autoerotischer Praktik

Schließlich ist noch eine weitere Abgrenzung zu überdenken: Mit dem Begriff der Dissexualität ist ein soziales Handeln gemeint, bei dem die auf einen anderen Menschen zielenden sexuellen Interessen des Handelnden (Täter) den anderen direkt betreffen und dadurch zum Opfer machen. Geht man aber zusätzlich von einem "dranghaften Verlangen nach Wir-Bildung" (Giese 1962, S. 225) aus, welches nicht nur den sexuellen Vollzugsakt, sondern vor allem personale Zufriedenheit in die

"Räumlichkeit des liebenden Miteinanders" (vgl. Binswanger 1953, S. 71ff.) einzuschließen sucht, so setzt dies eine individuelle Befähigung voraus - nach Matussek (1971, S. 793f.) eine 'Potentia satisfactionis' -, welche vom Einzelnen wiederum (auch partiell) verfehlt werden kann. Es wäre dann ein (sehr weit gefaßtes und hier nicht intendiertes) Verständnis von Dissexualität ableitbar, wonach der Partner durch eine sexuelle Handlung nicht direkt, sondern indirekt zum 'Opfer' wird: Können beispielsweise bestimmte sexuelle Wünsche nicht in die Wir-Bildung integriert werden, sondern werden in anderen Beziehungen ausgelebt, kann dies den Interessen des (umgangenen) Partners entgegenstehen, wenn Mißtrauen und Verunsicherung so sehr anwachsen, daß die Beziehung personal zu scheitern droht; am Ende ist "der eigene andre des Wir-Bundes (...) entglitten" (Giese 1962, S. 261). Wohl gemerkt geht es nicht um eine moralische Bewertung, sondern um den Aufweis eines Risikos: Die anthropologische Bestimmung einer bipersonalen Verwirklichung als Transzendierung des Einzeldaseins nicht zu erreichen. Gerade aber die "Wirgestalt geschlechts-getrennter Partner" (v. Gebsattel 1955, S.7) ist als anthropologisches Phänomen eine soziale Modalität, die eine gemeinsame personale Strecke zweier Individuen voraussetzt, weshalb es schwer zu rechtfertigen wäre, in der Betrachtung nur einen Aspekt der Beziehung - das Sexuelle - herauszulösen. Für die Frage, inwieweit sich innerhalb einer Partnerschaft ein Sozialversagen (gegenüber dem anderen) im Sexuellen ausdrücken kann (etwa durch die sexuelle Beziehung zu einem Dritten), fehlt darum das Maß der Beurteilung, weil die Sexualität eingebunden ist in die (Inter-)Personalität.

Im Gegensatz dazu ist die Beurteilungsgrundlage für den Begriff der Dissexualität eindeutig: Gemeint sind alle Handlungen (Überblick in Abschn. 5.2, Abb. 11), welche durch den sexuellen Übergriff auf einen anderen Menschen dessen Integrität und Individualität direkt verletzen - Handlungen überdies, für die keine Zustimmung des Betroffenen vom Täter vorausgesetzt werden können, weshalb sie (und das ist die soziale Bedeutung) ein Verfehlen der kollektiven Partnererwartungen zum Ausdruck bringen.

2 Fragestellung

Wenn sich in verschiedenen medizinischen Disziplinen, die mehr oder weniger stark auch mit forensischen Fragestellungen konfrontiert werden (Rechtsmedizin, bzw. früher Gerichtliche und Soziale Medizin, Psychiatrie, Psychoanalyse, Psychotherapie, Sexualmedizin) die Konzepte über sexuell straffälliges Verhalten nicht genügend überschneiden, so begünstigt dies eine Entwicklung, wonach auch die konkrete ärztlich-forensische Tätigkeit innerhalb dieser Fächer voneinander abweicht.

Es macht einen großen Unterschied, ob eine Sexualstraftat als Ausdruck einer biologischen 'Abnormität' (noch unbekannter, aber postulierter biologischer Ursache) oder einer 'Psychopathie' (und mehr oder weniger vermengt mit dem Werturteil der Gesellschaftsschädlichkeit) verstanden wird, bzw. die psychodynamische Konstruktion perverser Symptombildung als Erklärung dient, wonach die strafbare Handlung auf einen quantitativ übersteigerten intrapsychischen Mechanismus zurückgeht, der prinzipiell (und meist in geringerer Ausprägung) bei jedem Menschen vorkommen soll.

Ganz unabhängig aber von dem präjudizierten ätiologischem Konzept sind Prognoseentscheidungen bei Sexualstraftätern - also Voraussagen über die Wahrscheinlichkeit zukünftig zu erwartender Normverstöße - deshalb schwer zu treffen, weil es an Erfahrungswissen über die weitere Entwicklung von entsprechenden Patienten mangelt. Indem hier mit dem Konstrukt der Dissexualität (i. e. ein sich im Sexuellen ausdrückendes Sozialversagen) zunächst ein deskriptiv-phänomenologischer Ansatz gewählt wird, können psychologische und soziologische Hypothesen zur Genese von sexueller Devianz, Delinquenz und Perversion bei der Untersuchung genauso in den Hintergrund treten wie biologisch-psychiatrische Sichtweisen oder psychoanalytische Modellvorstellungen über intrapsychische Modi der Konfliktverarbeitung, die möglicherweise abweichendes Verhalten determinieren.

Ziel der Studie ist, auf der Grundlage dieses 'konzeptneutralen' Orientierungsrahmens anhand von Erkenntnissen über die weitere soziale Entwicklung und das sexuelle (oder dissexuelle) Verhalten ehemals begutachteter Sexualstraftäter auf empirischem Wege Prognosekriterien zu erarbeiten, die fachübergreifend forensisch genutzt werden können, weil sie einen möglichst geringen Grad theorie- und hypothesengebundener Schlußfolgerungen erforderlich machen sollen. Versucht wird eine differenzierende Quer- und Längsschnittanalyse der Dissexualität von Gutachtenpatienten aus dem ehemaligen Institut für Gerichtliche und Soziale Medizin und der Sexualmedizinischen Forschungs- und Beratungsstelle am Klinikum der Christian-Albrechts-Universität zu Kiel. Dabei gilt das Bemühen der Frage, ob sich regelhafte Beziehungen zwischen speziellen 'dissexuellen' Verhaltensweisen und nach fünf verschiedenen dimensionalen Ordnungsgesichtspunkten (Täterpersönlichkeit, Tatphänomenologie, Zwischenanamnese, Perspektiven, Copingstile) erhobenen Daten finden lassen, indem Befunde aus der forensischen Indexbegutachtung verglichen werden mit Ergebnissen persönlicher Nachuntersuchungen und der Auswertung von (aktuellen) Strafregisterauszügen. Nur durch die nochmalige Kontaktaufnahme zu den ehemaligen Gutachtenpatienten ist die Einbeziehung des Subjektes im Sinne eines operativ denkenden und entsprechend handelnden Interpreten möglich, was erst Voraussetzung für operationale Prognosen sein kann, wie sie vom Strafgesetz verlangt werden. Angestrebt werden Aussagen über die biographische Relevanz der verschiedenen dissexuellen Verhaltensbereitschaften und ihren Zusammenhang mit sozialen Integrationsprozessen. Dabei wird davon ausgegangen, daß diese Aussagen einem eingeschränkten Gültigkeitsbereich unterliegen und allenfalls 'Quasi-Erklärungen' sein könnten, die aber "durchaus für die Zwecke einer systematischen Voraussage, Begründungs- oder Erklärungsargumentation" verwendbar sind (vgl. Lenk 1986, S. 176); das ist grundsätzlich der Fall bei empirischen Ereigniserklärungen, die an Stelle eines allgemeinen Gesetzes eine Wahrscheinlichkeitsaussage benutzen und dementsprechend nicht in einer logischen Ableitung bestehen, sondern nur in einer logischen Wahrscheinlichkeit, die dann auf den erklärenden Satz übertragen wird. Es ergibt sich dadurch zwar das besondere Problem, daß sich diese logische Wahrscheinlichkeit nur relativ zu den Voraussetzungen bestimmt und bei anderen Voraussetzungen auch anders ausfallen würde, aber es ist angesichts der konkreten Konsequenzen für die Betroffenen einer forensischen Prognose sicher angemessener, wenigstens auf empirischer Grundlage Wahrscheinlichkeitsspielräume (ggfs. auch in einem nicht streng statistischen Sinne) zu eröffnen, als intuitiv ein gutes oder schlechtes Gefühl zu Rate zu ziehen; ein praktischer Nutzen wäre auch dann schon erzielt, wenn die Verantwortlichen für Einzelfallentscheidungen unter Berücksichtigung wissenschaftlich analysierter empirischer Erkenntnisse an Faktoren nur erinnert werden, die sie sonst vielleicht übersehen würden. Daher ging es zunächst um eine Dokumentation und Quantifizierung der erhobenen Einzelmerkmale als Grundlage für die Darstellung von Häufigkeitsbeziehungen in Gruppenvergleichen - allerdings nicht im Sinne einer Prognosetafel mit Summierung von Merkmalen nach unterschiedlichen Gewichtungen; eine Prädiktion sollte dann der Bezugnahme auf Merkmalsmuster - nämlich tätertypologische Beschreibungen - vorbehalten bleiben.

Bisher fehlen persönlich durchgeführte Nachuntersuchungen von dissexuellen Patienten mit (dieser Studie) vergleichbaren Katamnesezeiträumen und Fallzahlen. Die ebenfalls kombinierte Quer- und Längsschnittuntersuchung von Wille (1968) zielte mehr auf die Herausarbeitung einer Delikttypologie und weniger auf die Ermittlung prognostisch relevanter Kriterien ab, und stützte sich auf Ergebnisse aus einer entsprechend kleineren Katamneseserie. Allerdings hat bereits Wille (1968) auch die Rückfallneigung bei Exhibitionisten, Pädophilen, Notzucht- und Inzesttätern aufgrund seiner Auswertungen als delikt- und altersabhängig beschrieben, was Pelz (1972) am gleichen Material noch eingehender untersuchte.

Andere katamnestische Erhebungen beschränken sich auf Daten aus Strafregisterauszügen (z.B. Romero und Williams 1985, Grünfeld und Noreik 1986, Hall und Proctor 1987) und beziehen sich teilweise auch auf eine 'Negativ-Selektion' von Sexualstraftätern hinsichtlich der psychopathologischen Befunde - etwa Patienten aus dem Maßregelvollzug (Gretenkord 1990, Jockusch 1990). Die wenigen aus der

Therapieforschung berichteten und über Einzelfälle hinausgehenden katamnestischen Studien hingegen weisen selten Nachuntersuchungszeiträume von mehr als 2 Jahren bei zudem nur geringen Fallzahlen auf und sind eine 'Positiv-Selektion' von Sexualstraftätern, da in der Regel die 'harmloseren' Delikte (z.B. Exhibitionismus) sich besonders für die Aufnahme in ambulante Therapieprogramme anbieten (vgl. Schorsch et al. 1985).

In der hier vorgelegten Studie wurde von folgenden Hypothesen ausgegangen:
1. Durch die Orientierung am Konstrukt Dissexualität in einer retrospektiven Längsschnittuntersuchung mit persönlich durchgeführten Katamnesen entsteht (erstmals) die Möglichkeit, täterbezogen empirisch abgesicherte Aussagen über die biographische Relevanz sexuell straffälligen Verhaltens zu machen.
2. Die biographische Bedeutung einer dissexuellen Verhaltensbereitschaft kann von kurzer (Episode) oder mittlerer Dauer (Phase) sowie auch überdauernd sein (Kontinuum); sie hängt von der Persönlichkeitsentwicklung und -struktur des Täters ab, wobei jedoch psychopathologische Auffälligkeiten im psychiatrisch-systematischen Sinne selten erkennbar werden. Bestehende Unterschiede hinsichtlich des lebensgeschichtlichen Stellenwertes dissexuellen Verhaltens lassen sich aber mit einer tätertypologischen Differenzierung, die zum Teil auch Tatmerkmale mit einbezieht, in Verbindung bringen.
3. Die weitere soziale Entwicklung dissexueller Gutachtenpatienten, insbesondere hinsichtlich des Aufbaus oder der Fortführung partnerschaftlicher Beziehungen, verläuft je nach Erscheinungsform der Dissexualität und auch der tätertypologischen Beschreibung sehr unterschiedlich.

3 Methoden

3.1 Vorbemerkung

Das sexuelle Verhalten von Menschen ist prinzipiell für wissenschaftliche Forschung zugänglich. Die Studien von Masters und Johnson (1966) beispielsweise haben wichtige Einsichten in physiologische Abläufe beim Koitus und bei der Masturbation erbracht, welche heute als lehrbuchfähiges Wissen anerkannt sind.

Wissenschaftliche Aussagen über die verschiedenen sexuellen Erlebens- und Verhaltensweisen einschließlich der Wünsche und Vorstellungen hingegen sind schwer zu erlangen und mit großen methodischen Problemen behaftet, da der soziale Kontext von Sexualität viel mehr als in anderen Bereichen menschlichen Verhaltens den objektivierenden Zugang erschwert. Für die großen Untersuchungen, etwa von Kinsey (1948, 1953), die auf Selbsteinschätzungen auskunftsbereiter Personen als Grundlage für die empirische Auswertung beruhen, sind die Fragen nach der Güte (wie objektiv, wie zuverlässig und wie valide) der erhaltenen Auskünfte über sexuelles Verhalten genauso wichtig, wie die Frage nach der Ausfallquote, bzw. wer an den Befragungen über sexuelles Verhalten teilnimmt und wer nicht. In Selbstbeschreibungen können sowohl unabsichtlich falsche Angaben aufgrund von Erinnerungslücken oder einer veränderten Vergangenheitswahrnehmung einfließen als auch absichtlich unrichtige Informationen gegeben werden, z. B. aus dem Bestreben, beim Interviewer einen guten Eindruck zu erwecken. So unterschiedlich die Gründe auch sein mögen: Im Ergebnis führen sie dazu, daß bestimmte Ereignisse - vielleicht weil sie diskrepant zum Selbstbild oder zur sozialen Erwünschtheit sind - bei der Befragung verschwiegen oder marginalisiert, wenn nicht sogar entsprechend verändert werden, sofern die eigenen Erfahrungen vom Selbstideal sehr abweichen.

Darüber hinaus ist zu bedenken, daß das sexuelle Selbstkonzept als etwas höchst Intimes der Privatheit zugehört. Privat ist das Gegenteil von öffentlich. Es ist eben nicht *für andere*, sondern - und eigentlich ausschließlich - *für sich* und denjenigen, mit dem die Privatheit geteilt werden soll (Partner). Die Bitte um Selbstbeschreibung im Rahmen einer Untersuchung mobilisiert immer das Schamgefühl des Untersuchten, aber auch des Untersuchers, der als Verantwortlicher für die Befragung in den Konflikt gerät, öffentliches Interesse für etwas Privates anzumelden, und aus wissenschaftlichem Interesse versucht, seinem Gegenüber die Überwindung der Schamgrenzen zu erleichtern.

Da empirische Erhebungen von der Auskunftsbereitschaft der untersuchten Personen abhängen, ist der 'volunteer bias', also die postulierte (wie auch immer beschaffene) 'Voreingenommenheit' der Freiwilligen als Grundlage für ihre

Teilnahmebereitschaft (und damit als systematische Fehlerquelle), für eine Interpretation der Ergebnisse unbedingt zu beachten. Durch Erhöhung des sozialen Drucks oder auch durch Variation der thematischen Hemmschwelle kann man zwar Einfluß nehmen auf die Anzahl der 'Verweigerer', aber hierdurch auch die Zuverlässigkeit der gemachten Angaben gefährden. Es läßt sich sagen: Je mehr eine sexualwissenschaftliche Untersuchung die Intimitätsschranke respektiert, umso mehr ist mit einem hohen 'volunteer bias' zu rechnen; andererseits aber können die durch Erhöhung des sozialen Drucks erreichten hohen Teilnahmequoten die Validität beeinträchtigen, weil die intensiver aufgeforderten Befragten ihre sexuellen Geheimnisse möglicherweise dann dadurch schützen, daß sie unrichtige Antworten geben (vgl. Clement 1990).

Für empirische Fragestellungen in der forensischen Sexualmedizin verschärfen sich diese methodischen Probleme: Bei der Untersuchung von Sexualstraftätern ist noch viel eher mit dem Bedürfnis des schamhaften Verbergens von Handlungen, Motiven und Gefühlen gegenüber dem Untersucher zu rechnen, auch wenn (bzw. gerade weil) dieser in seinem eigenen Konflikt bei der Durchführung einer solchen Erhebung etwas entlastet wird durch das hohe Informationsbedürfnis der Öffentlichkeit. Bei einer empirischen Untersuchung von forensischen Patienten würde daher zunächst mit einer sehr geringen Auskunftsbereitschaft der Untersuchten sowie einer geringen Validität der Aussagen gerechnet werden müssen. Für die Abwägung zwischen öffentlichem Interesse und Intimitätsschutz des Untersuchten ist ausschlaggebend, daß die Erhöhung des sozialen Drucks (z. B. durch einen unangemeldeten Hausbesuch), nach bisher durchgeführten systematischen Studien über 'volunteer bias' bei empirischen Erfassungen keine oder nur minimale Differenzen zwischen Freiwilligen und Verweigerern ergab (Kaats und Davis 1971, Baumann 1973). Dies läßt den Schluß zu, daß durch die in dieser Studie bevorzugte Vorgehensweise einer persönlichen Kontaktaufnahme der 'volunteer bias' klein gehalten werden kann und dennoch dadurch nicht notwendigerweise die Validität der Aussagen sinken muß; diese ist bei forensischen Patienten vermutlich ohnehin in starkem Maße durch die Arzt-Patient-Beziehung beeinflußt, was aber nicht systematisch erfaßt werden kann.

Das ideale Forschungsdesign bei einer empirischen Studie zur Erfassung menschlichen Sexualverhaltens - hohe Freiwilligenquoten, Bereitschaft zu richtigen Antworten und richtige Erinnerung - ist auf dem speziellen Gebiet der forensischen Sexualmedizin ohnehin eine Illusion. Es besteht allerdings insofern eine besondere Ausgangssituation bei forensischen Gutachtenpatienten, weil die Selbstbeschreibung (des Täters) - zumindest im Hinblick auf sein Tatverhalten - in der Regel durch eine Fremdbeurteilung (des Opfers) 'objektiviert' wird; gerade aufgrund der polizeilichen, bzw. später gerichtlichen Feststellung des Tatbestandes stehen meist mehrere Informationsquellen zur Verfügung - und Falschaussagen vor Gericht sind, von wenigen Ausnahmen (insbesondere der Täter selbst) abgesehen, strafbar und damit eher unwahrscheinlich. Bei der Erforschung des menschlichen Sexualverhaltens gibt es keine methodische Anordnung, die in vergleichbarer Weise gewährleisten könnte, praktisch immer Informationen des Partners zu erlangen - und während der Tat ist das Opfer aus Sicht des Täters 'Partner'.

3.2 Probandenauswahl

In die Untersuchung einbezogen wurden alle im Zeitraum von 1945 bis 1981 am Institut für Gerichtliche und Soziale Medizin (unter Leitung von Prof. W. Hallermann), bzw. an der hieraus 1970 entstandenen Sexualmedizinischen Forschungs- und Beratungsstelle am Klinikum der Universität Kiel (unter Leitung von Prof. R. Wille) begutachteten Sexualstraftäter (keine Alkoholgutachten) der Geburtsjahrgänge 1915 bis 1945. Dabei kann davon ausgegangen werden, daß die spezielle Selektion dieser Gutachtenpatienten den forensischen Alltag der Strafverfolgungsbehörden im Umgang mit Sexualstraftätern, die zumeist als nicht psychiatrisch auffällig eingestuft wurden, gut widerspiegelt: Die Gutachtenaufträge ergingen gerade darum, weil die Richter die abzuurteilenden strafbaren Handlungen schwer in Einklang bringen konnten mit einer entweder wenig auffälligen Primärpersönlichkeit oder aber abnormen, jedoch nicht vorherrschend krankhaft anmutenden Persönlichkeitsverfassungen ohne psychiatrische Symptomatik. Aus psychiatrisch-systematischer Sicht also allenfalls auffällige Persönlichkeitszüge, bzw. maximal Persönlichkeitsstörungen - ohne klar umrissene signifikante Symptome, die sich eindeutig vom gesunden Seelenleben unterscheiden. Dies entspricht aber dem am häufigsten vom Richter zu beurteilenden Fall: Im Vordergrund steht die Dissexualität als ein sich im Sexuellen ausdrückendes Sozialversagen, welches nicht begleitet ist von (für medizinische Laien erkennbaren) psychischen Störungen in einer psychopathologischen Dimension. Gerade darum bot dieses 'Untersuchungsgut' ideale Voraussetzungen, das Konstrukt der Dissexualität zum Ausgangspunkt einer Längsschnittanalyse zu machen, in der verschiedene Merkmalsbereiche auf ihre Bedeutung für die weitere Entwicklung der Täter untersucht werden sollten, um auf diese Weise zu prognostisch relevanten Kriterien gelangen zu können.

Die Deliktverteilung bei den insgesamt 510 männlichen Sexualdelinquenten (vgl. Tab. 1), welche die Auswahlkriterien erfüllten (geboren zwischen 1915 und 1945 und begutachtet zwischen 1945 und 1981, wobei die Gutachtenfrage nicht ausschließlich eine mögliche Alkoholisierung und damit verknüpfte Auswirkungen auf die Schuldfähigkeit betraf), entspricht dabei ziemlich genau einer für den Bezugszeitraum 1950 - 1981 (für 1945 - 1949 gibt es keine statistischen Zahlen) gemittelten Deliktverteilung aller in Deutschland verurteilten Sexualstraftäter, sofern man mitberücksichtigt, daß bei der Pädophilie auch der innerfamiliäre Mißbrauch von Kindern mitgezählt wird und daher für einen statistischen Vergleich Pädophile und Inzesttäter zusammengefaßt betrachtet werden müssen (Tab. 2).

Nicht berücksichtigt wurden sieben Frauen, die im Erhebungszeitraum wegen inzestuöser Handlungen auf richterliche Anordnung begutachtet wurden, weil bei ihnen die genauere Betrachtung nur in einem Fall eine impulsgebende Rolle der Frau (Mißbrauch des 11jährigen Schwagers) zeigte. Darüber hinaus aber haben auch theoretische Gesichtspunkte über die unterschiedliche Psychologie der Geschlechter mit geschlechtsspezifisch auch unterschiedlichen Störbereichen in der Sexualität und der Reproduktion dazu geführt, diese wenigen Fälle weiblicher 'Sexualdelinquenz' nicht zu berücksichtigen. Dissexuelle Verhaltensauffälligkeiten finden sich grundsätzlich bei Männern in einem wesentlich höheren Anteil (in dieser Studie ist das

Methoden

Verhältnis 510 : 1), weil medizinisch-anthropologisch betrachtet die männliche Leiblichkeit nicht nur *existentiell* (das Da-Sein betreffend), sondern auch *essentiell* (das Wesen und 'Weiter-Wesen' betreffend) mit der Sexualität verknüpft ist. Die weibliche Leiblichkeit hingegen ist 'nur' existentiell mit der Sexualität, aber essentiell mit der Reproduktion verbunden, weshalb sich bei der Frau entsprechende Störungen häufiger im reproduktiven Bereich auffinden lassen (Beier 1993).

Die Nachuntersuchungen wurden zwischen September 1990 und September 1992 durchgeführt. Dadurch, daß nur Begutachtungen im Zeitraum zwischen 1945 und 1981 berücksichtigt wurden, konnte gewährleistet werden, daß ausreichend große Nachuntersuchungszeiträume (mindestens 10 Jahre) Grundlage für die Auswertung sein würden und ferner die Patienten (darum die Beschränkung auf die Geburtsjahrgänge 1915-1945) mit einer gewissen Wahrscheinlichkeit nicht bereits verstorben waren - andererseits aber ihre 'vita dissexualis' vermutlich abgeschlossen hatten.

Tabelle 1: Deliktverteilung im Ausgangskollektiv

Gesamte Untersuchungsgruppe	n = 510	(100%)
Inzest	62	(12,2%)
Pädophilie	186	36,5%
heterosexuell orientiert	108	(21,2%)
bi- und homosexuell orientiert	78	(15,3%)
Vergewaltigung/sex. Nötigung	114	(22,3%)
Exhibitionismus	95	(18,6%)
seltene (Sexual-) Delikte (*Fetischismus, Sodomie, Brandstiftung, Tötungsdelikte*)	53 (58[a])	(10,4%)
Bei Doppel- bzw. Mehrfachbegutachtungen erfolgte die Zuordnung ggfs. nach dem Delikt der *ersten* Begutachtung.		

[a] 5 Fälle, die in anderen Deliktgruppen enthalten sind, werden in der Auswertung aufgrund zusätzlich begangener seltener Delikte in dieser Gruppe mitberücksichtigt.

Tabelle 2: Vergleich der Deliktverteilung im Ausgangskollektiv / Verurteiltenstatistik der Bundesrepublik Deutschland

Gesamte Untersuchungsgruppe *ohne seltene (Sexual-) Delikte (n = 53)*	n = 475	(100%)	Gemittelte Deliktverteilung aller in der Bundesrepublik Deutschland ver-urteilten Sexualstraftäter über den Zeitraum 1950 - 1981[a]
Inzest	62	(13,6%)	} 48,9% Pädophile und männliche Inzesttäter
Pädophilie	186	(40,7%)	
heterosexuell orientiert	108	(23,6%)	
bi- und homosexuell orientiert	78	(17,1%)	
Vergewaltigung/sex. Nötigung	114	(24,9%)	24,2%
Exhibitionismus	95	(20,8%)	26,8%

[a]Für die Jahre 1945 - 1949 sind über das statistische Bundesamt keine Zahlen erhältlich.

3.3 Auswertung der Gutachtenunterlagen

Bei den 510 begutachteten Sexualdelinquenten enthielten die archivierten Unterlagen in der Regel ein umfangreiches schriftliches Gutachten (etwa zwischen 10 und 30 Seiten), sowie meist auch handschriftliche Aufzeichnungen über die Explorationsergebnisse und die Schlußfolgerungen des Gutachters. Durch die Kontinuität in der Leitung des Kieler Instituts für Gerichtliche und Soziale Medizin unter Professor Hallermann (1941 - 1971), sowie die Fortführung der forensisch-sexualmedizinischen Sachverständigentätigkeit durch den Hallermann-Schüler Wille war der Aufbau der Gutachten zum großen Teil vergleichbar; besonders informationsreich und ebenfalls Ausdruck einer bei den verschiedenen Mitarbeitern parallelisierten Arbeitsweise war der seit 1969 regelmäßig benutzte, von R. Wille und J. Schwarz entwickelte (unveröffentlichte) Erhebungsbogen, der mehr als eine Art Checkliste für den jeweiligen Untersucher gedacht und nicht (primär) wissenschaftlich motiviert war.

Die Auswertung der Gutachten erfolgte im Rahmen sechs parallel laufender Dissertationen, in denen für die Deliktgruppen Inzest (Wicklein, i. Vorb.), heterosexuell orientierte Pädophilie (Röhlk, i. Vorb.), bi- und homosexuell orientierte Pädophilie (Reinsberg, i. Vorb.), Vergewaltigung/sexuelle Nötigung (v. Bismarck, i. Vorb.), Exhibitionismus (Bussius, i. Vorb.) und seltene Sexual-Delikte (Vierling-Zubrod, i. Vorb.) eine statistische Deskription des Untersuchungsgutes unter besonderer Berücksichtigung der Rückfälligkeit unternommen werden soll.

Für die Datenerhebung wurde ein standardisierter Schlüssel verwendet, der stark an die Kurzform des Forensisch- psychiatrischen Dokumentationssystems (FPDS) von Nedopil und Graßl (1988) angelehnt war, welches in mehreren Schritten aus dem Dokumentationssystem der "Arbeitsgemeinschaft für Methoden und Dokumentation in der Psychiatrie" (AMDP 1981) entwickelt worden ist. Die Anregung dafür geht zurück auf die 1983 beim jährlichen "Interdisziplinären Symposium" von Psychiatern, Psychologen und Juristen in Kiel dringend erhobene Forderung nach einer quantitativen psychopathologischen Befunderfassung für Begutachtungen in Strafrechtsverfahren (Mende 1983, Wegener 1983, Schöch 1983). Im 'FPDS' erfolgt eine Zuordnung der bei der Begutachtung erhobenen Daten auf fünf verschiedene Achsen, die für die Beurteilung der Schuldfähigkeit als relevant angesehen werden (Psychopathologie, Krankheitsanamnese, Lebensentwicklung, Entwicklung zur Delinquenz, Tatumstände). Die Größe des 'FPDS' mit 512 Variablen stand allerdings einer routinemäßigen Anwendung im Wege, so daß eine Kurzform entwickelt wurde, die bei Bedarf durch weitere Dokumentationsteile ergänzt werden sollte - etwa bei Sexualdelikten durch ein spezielles 'Modul Sexualdelikt', für das Wille und Beier (1988) einen ersten Vorschlag vorgelegt haben. Die prinzipielle Anwendbarkeit dieser Dokumentationssystematik ('FPDS'-Kurzform und angekoppeltes 'Modul Sexualdelikt') für Gutachtenpatienten der Sexualmedizinischen Forschungs- und Beratungsstelle am Klinikum der Universität Kiel konnte bereits durch eine eigene Studie gezeigt werden (Wille und Beier 1989).

Im Hinblick auf die in dieser Untersuchung interessierende Frage nach dem weiteren Verlauf dissexuellen Verhaltens zur Herausarbeitung prognostischer Kriterien wurden allerdings verschiedene (als prognostisch relevant eingestufte) Merkmale hinzugefügt. Rasch (1986) hat für die forensische Psychiatrie vier Merkmalsbereiche von prognostischer Bedeutung herausgestellt - 1. Tatphänomenologie, 2. Täterpersönlichkeit, 3. Zwischenanamnese (bei Vorverurteilungen) und 4. Perspektiven, an die unter Einbeziehung forensisch-sexualmedizinischer Gesichtspunkte angeknüpft wurde:

1. Tatphänomenologie
   Besonders beachtet wurden situative Bedingungen von Tathergang und -durchführung, sowie besondere Tatmerkmale wie etwa Vorbereitungshandlungen, Strukturierung des Handlungsablaufes, Aggressivität bei der Tatgestaltung, sexuelle Orientierung, Auftreten von sexuellen Dysfunktionen, Alkoholbeeinflußung.
2. Täterpersönlichkeit
   Von zentraler Bedeutung sind die motivischen Bedingungen für das dissexuelle Verhalten, welche die 'eigentliche' Problematik des Täters zum Ausdruck bringen. Trotz der Vielfalt individueller Einzelphänomene wurde versucht, durch die Bezugnahme auf tätertypologische Beschreibungen zu verdeutlichenden Gegenüberstellungen zu gelangen. Die vorgenommene Einteilung folgt dabei anerkannten Vorschlägen aus der Literatur, z. B. dem Schema von Weinberg (1955) für Inzesttäter, empirischen Erkenntnissen von Wille (1968) sowie auch von Schorsch (1971) und Erfahrungen der forensisch-sexualmedizinischen Begutachtungspraxis von Mitarbeitern und Leiter der Sexualmedizinischen Forschungs- und Beratungsstelle am Klinikum der Universität Kiel mit regelmäßig stattfindenden Fallbesprechungen, die zum Teil auch in Einzelveröffentlichungen zusammengefaßt wurden (z. B. Wille und Kröhn 1990). Es handelt sich um (z. T. Konflikt-) Typologisierungen, in denen das Charakteristische (anhand eines Musters von Merkmalen, welches aber niemals die individuelle Persönlichkeit zur Darstellung bringen kann)

hervorgehoben werden soll - nicht um Klassifizierungen oder gar Diagnosen im Sinne von abgrenzenden Definitionen. Die verschiedenen täter-typologischen Beschreibungen werden im Ergebnisteil für die einzelnen Delikte jeweils gesondert aufgeführt.

3. Zwischenanamnese bei Vorverurteilung(en)
Die Orientierung an vordergründigen Kriterien, wie etwa Art und Häufigkeit der Vorstrafen oder 'Führung' während der Haft bzw. der Unterbringung muß als problematisch angesehen werden. Von Interesse ist vielmehr die Frage, inwieweit der Aufbau von Bindungen (insbesondere zu Partnern, aber auch Freunden und Verwandten) gelungen ist, was aber auch davon abhängt, welche psychosozialen Entfaltungsmöglichkeiten bestanden haben. Das ehemalige Strafverfahren selbst wird man in dem Zusammenhang keinesfalls nur als negative Einflußgröße auffassen dürfen; mit diesem ist für den Täter immer auch die Chance verknüpft (insbesondere im Rahmen einer Begutachtung), die tatmotivierenden Bedingungen, bzw. das Konfliktmaterial, welches der Tat zugrunde lag, erstmalig oder besser erkennen zu können.

4. Perspektiven
Diese betreffen die Möglichkeiten des Täters (zum Tatzeitpunkt), eine spätere soziale Einbettung zu erreichen, etwa durch Ausgestaltung interpersonaler Kontakte (Partnerschaften, Freundschaften) sowie durch berufliche Wiedereingliederung.

Neben diesen vier prognostischen Kategorien bedarf es gerade bei dissexuellem Verhalten (mehr als bei anderen Formen sozial abweichenden Verhaltens) besonderer Beachtung, welche Strategien zur Bewältigung von Problemen (Copingstile) der Täter anwendet. Daß hierdurch Auswahl und Wahrheitsgehalt von anamnestischen Angaben gegenüber dem Gutachter mitbestimmt werden, ist leicht nachvollziehbar. Die im Selbstkonzept enthaltenen Copingstrategien sind als subjektive Situationsdefinitionen handlungsbegleitend immer präsent und dürften vielmehr als die angegebenen Intentionen in der Interaktion mit einem anderen Menschen, etwa auch einem späteren Opfer, die Funktion eines Korrektivs haben. Je subjektiv 'wahrer' und 'gesicherter' Aussagen über das Copingverhalten sind, umso größer ist die Möglichkeit der Vorhersagbarkeit von situativ vergleichbaren Handlungssträngen. Als weitere Kategorie für Prognosebeurteilungen von Sexualdelinquenten wurde deshalb versucht, das Copingverhalten zu erfassen:

5. Copingverhalten
Bezug genommen wurde dabei auf die von Wilder und Plutchik (1982) beschriebenen acht Copingstile, weil diese bereits von einer kanadischen Forschergruppe speziell bei Sexualstraftätern mit einem eigens dafür entwickelten Testverfahren (welches in der übersetzten Fassung in der hier vorgelegten Studie verwendet wurde) untersucht worden sind (Langevin et al. 1989):

    1. Verminderung: Herunterspielen der Bedeutsamkeit von Problemen.
    2. Vermeidung: Verhinderung einer Auseinandersetzung durch Umgehen von Problemen.
    3. Hilfesuchen: Eigeninitiative für Veränderungen.
    4. Erweiterung des Kenntnisstandes: Sammlung von Informationen.

5. Entlastung: Kompensation durch *direkt* problemmindernd oder problemlösende Aktivitäten, zum Beispiel Suche nach einem neuen Partner bei Verlust des alten.
6. Verdrängung: Kompensation durch *indirekt* problemmindernd oder problemlösend erlebte Aktivitäten, etwa Konsum von Suchtmitteln in Spannungszuständen.
7. Schuldzuweisung: Verweisung auf andere Personen oder das System als (teil-) verantwortliche Instanz.
8. Gegensteuerung: Offensive Entgegnung auf die (bzw. auch Teil-) Probleme, etwa bei Partnerschaftskonflikten das Nichtruhen, bis eine Lösung herbeigeführt ist.

Zusammenfassung. Das für die Auswertung der Gutachtenunterlagen eingesetzte Dokumentationssystem enthielt Felder für folgende Bereiche: Familienanamnese, kindliche Verhaltens- und Entwicklungsstörungen, Verhältnis zu den Eltern, Schule und Berufsausbildung, sexuelle Entwicklung, Partnerschaften, Alkohol- und Drogenanamnese, Vorerkrankungen, Täterpersönlichkeit, Tatphänomenologie, Zwischenanamnese (sofern gegeben), Perspektiven und Copingverhalten.

3.4 Inter- und Intrarater-Reliabilität

Die verschiedenen Merkmale sollten in einer Weise operationalisiert werden, daß auch einem forensisch-sexualmedizinisch nicht erfahrenen Auswerter ('rater') möglich war, zuverlässige Ergebnisse zu erzielen. Die 'rater' erhielten ein umfangreiches Manual mit genauen Richtlinien für die verschiedenen Markierungen im Erhebungsbogen und im Rahmen einer Einarbeitungsphase ausführliche mündliche Erläuterungen. Inwieweit die verschiedenen Auswerter mit dem Beurteilungssystem zu gleichartigen Aussagen kommen (Interrater-Reliabilität), wurde genauso geprüft wie die Frage, ob ein Auswerter zu verschiedenen Zeitpunkten identische Aussagen zu denselben Sachverhalten macht (Intrarater-Reliabilität). Jeder der insgesamt 6 'rater' hatte nach Einarbeitung in das Manual jeweils ein Gutachten aus den sechs verschiedenen Deliktgruppen zu bearbeiten, so daß sechsmal die Interrater-Reliabilität geprüft werden konnte. Nach Abschluß der Auswertungsphase wurden die Auswerter ohne vorherige Ankündigung aufgefordert, ein zweites Mal dieselben sechs Gutachten zu bearbeiten. Auf diese Weise konnte zu einem zweiten Zeitpunkt die Interrater-Reliabilität bestimmt, sowie nun auch die Intrarater-Reliabilität durch Vergleich mit den Ergebnissen des ersten Durchlaufs gemessen werden. Die Feststellung des Reliabilitätskoeffizienten ("Kappa") erfolgte nach den Berechnungsvorschlägen von Krippendorff (1980). Nach Woggon et al. (1978) sollte der Kappa > 0,6 sein, um als gute Übereinstimmung zu gelten.

Sowohl für die Inter- als auch die Intrarater-Reliabilität war in allen durchgeführten Tests Kappa > 0,6, so daß sowohl von einer hohen Urteilerübereinstimmung zwischen den Urteilern, als auch für einen Urteiler zu zwei verschiedenen Zeitpunkten ausgegangen werden kann.

3.5 Nachuntersuchungen

Die katamnestische Datenerhebung erfolgte innerhalb eines zweijährigen Zeitraumes (September 1990 bis September 1992). Anhand der in den Akten enthaltenen Anschriften wurden die verschiedenen Einwohnermeldeämter um Auskunft aus dem Melderegister gebeten. Da es sich zu einem nicht geringen Teil um weit (bis zu 45 Jahre) zurückliegende Begutachtungen handelte, war in vielen Fällen die Einsicht in die Altkartei der entsprechenden Meldebehörde erforderlich, um einen Hinweis auf den weiteren Verbleib der ehemaligen Patienten zu erhalten. Obwohl auf diese Weise die 'geographische' Entwicklung - wenn auch mühsam - prinzipiell rekonstruierbar gewesen wäre, verlor sich bei 92 ehemaligen Patienten trotz intensiver Bemühungen die Spur - entweder weil bei der Abmeldung keine neue Anschrift angegeben wurde, oder aber die Anmeldung in dem bei der Abmeldung angegebenen Ort unterblieb: Wenn dies - aus welchen Gründen auch immer - nur einmal unterlassen worden war, was insbesondere bei ehemaligen Patienten mit einer hohen örtlichen Mobilität leicht vorstellbar wäre, so ist der aktuelle Aufenthaltsort über die Einwohnermeldeämter schon nicht mehr zu eruieren gewesen.

Insgesamt gingen für 418 der ehemaligen Patienten aktuelle Auskünfte ein - überwiegend aus Schleswig-Holstein, bzw. der Landeshauptstadt Kiel, aber auch sämtliche der anderen (alten) Bundesländer. Nicht mehr weiter verfolgt wurden Abmeldungen ins Ausland (z. B. Frankreich, Portugal, Brasilien).

67 der ehemaligen Patienten wurden als verstorben gemeldet. Von den verbleibenden 351 ehemaligen Gutachtenpatienten mit bekanntem Aufenthaltsort wurden 260 direkt und 42 fremdkatamnestisch erfaßt, wobei in 23 Fällen deshalb eine Drittanamnese erfolgte, weil der Betreffende zwischenzeitlich verstorben war, die Meldebehörden hierüber aber noch keine Nachricht erhalten hatten. 31 Patienten lehnten die Teilnahme an der Untersuchung ab, und die verbleibenden 18 konnten nicht bis zum Abschluß der Datenerhebung (Ende September 1992) trotz erfolgter Kontaktaufnahme (in verwertbarer Weise) für eine Teilnahme gewonnen werden (vgl. Abb. 3).

Man wird hier eine starke Tendenz zur Verweigerung vermuten dürfen, die aber nur noch nicht ausdrücklich bekundet wurde (z. T. wollten die Betreffenden es sich überlegen und später zurückrufen, was aber nicht erfolgte), oder die bereits telefonisch gemachten Angaben waren unvollständig und die zugesagte persönliche Begegnung kam aus verschiedenen Gründen nicht zustande.

22 Methoden

Abb. 3: Ausgangskollektiv und Katamneseserie

Ausgangskollektiv	n = 510	100%
davon		
nicht ermittelbar	-n = 92	18%
als verstorben gemeldet	-n = 67	13%
verbleibende Katamneseserie	n = 351	69%

verbleibende Katamneseserie	n = 351	100%
davon		
persönlich	n = 260	74%
Fremdkatamnese	n = 42	12%
Responsequote	**n = 302**	**86%**
Verweigerer	n = 31	9%
unbestimmt (z. B. Bedenkzeit erbeten)	n = 18	5%
	351	100%

Es erschien nicht gerechtfertigt, die Auswertung der Daten wegen dieser maximal 18 zusätzlichen Katamnesen auf unbestimmte Dauer herauszuzögern. Nach den Erfahrungen in der zweijährigen Erhebungsphase war damit zu rechnen, daß selbst bereits in Aussicht gestellte Kontakte - wenn überhaupt - zum Teil erst nach mehreren Monaten (bis zu über einem Jahr) zustandekamen. Einen Überblick über die Katamneseserie gibt Abbildung 4.

Abb. 4: Ausgangskollektiv und Katamneseserie

Gesamtgruppe n = 510	direkt /	davon telefon.	Katamnesen (n = 302) $\sum$	indirekt /	davon †
Inzest n = 62	31	0	37 (60%)	6	2
heterosexuelle Pädophilie n = 108	51	1	62 (57%)	11	6
bi- u. homosexuelle Pädophilie n = 78	49	3	59 (76%)	10	5
Vergewaltigung/ sex. Nötigung n = 114	51	7	60 (53%)	9	7
Exhibitionismus n = 95	53	7	54 (57%)	1	1
Seltene Delikte n = 53	25	2	30 (57%)	5	2
	260	20	302	42	23

Ein Vergleich der Katamneseserie mit dem Ausgangskollektiv hinsichtlich Alter zum Tatzeitpunkt (Tab. 3), Deliktverteilung (Tab. 4) und höchstem erreichten Niveau der Berufsausbildung zum Tatzeitpunkt (Tab. 5) ergab keine statistisch signifikanten Unterschiede, so daß die katamnestische Untersuchungsreihe (n = 302) als repräsentativ für das durch Geburtsjahrgänge (1915 - 1945) und Gutachtenbeschaffenheit (keine Alkoholgutachten) definierte Ausgangskollektiv (n = 510) des Zeitraumes 1945 - 1981 angesehen werden kann. Die 'Verweigerer' (welche die Teilnahme ablehnten oder bis zum Abschluß der Nachuntersuchungen noch unentschlossen waren) unterschieden sich von der Katamneseserie ebenfalls nicht hinsichtlich Alter zum Tatzeitpunkt (Tab. 6) und Deliktverteilung (Tab. 7), wohl aber im höchsten erreichten Niveau der Berufsausbildung zum Tatzeitpunkt (Tab. 8).

Tabelle 3: Alter der Täter zum Tatzeitpunkt im Vergleich Ausgangskollektiv vs. Katamneseserie (Prozentangaben in Klammern)

	Ausgangskollektiv (n = 510)	Katamneseserie (n = 302)
bis 19 Jahre	87 (17,1%)	45 (14,9%)
20 - 29 Jahre	174 (34,1%)	96 (31,8%)
30 - 39 Jahre	151 (29,6%)	92 (30,5%)
40 - 49 Jahre	78 (15,3%)	53 (17,5%)
50 Jahre und älter	20 (03,9%)	16 (05,3%)
	510 (100 %)	302 (100 %)

Chi-Quadrat = 2.31; p = 0.68; n.s.

Tabelle 4: Deliktverteilung im Vergleich Ausgangskollektiv vs. Katamneseserie (Prozentangaben in Klammern)

	Ausgangskollektiv (n = 510)	Katamneseserie (n = 302)
Inzest	62 (12,2%)	37 (12,3%)
Pädophilie (heterosexuell orientiert)	108 (21,2%)	62 (20,5%)
Pädophilie (bi- und homosexuell orientiert)	78 (15,3%)	59 (19,5%)
Vergewaltigung / sexuelle Nötigung	114 (22,3%)	60 (19,9%)
Exhibitionismus	95 (18,6%)	54 (17,9%)
Seltene (Sexual-)Delikte	53 (10,4%)	30 (09,9%)
	510 (100 %)	302 (100 %)

Chi-Quadrat = 2.71; p = 0.75; n.s.

Der schwierigste Schritt der Nachuntersuchung war die Herstellung eines erneuten Kontaktes; in angemessener Form sollten Forschungs- und datenschutzwürdige Interessen der ehemaligen Gutachtenpatienten verbunden werden. Dabei konnte die unvermeidbare Erinnerung an das frühere dissexuelle Verhalten umso mißlicher sein, je weniger das aktuelle Umfeld von dieser Lebensphase wußte. So wurde nicht nur aus den bereits erörterten methodischen Gründen (vgl. 3.1), sondern auch aus ganz pragmatischen Erwägungen in jedem Fall möglichst eine *persönliche Kontaktaufnahme* (vorzugsweise durch Hausbesuch) angestrebt, um dem Patienten den 'Schutzraum' der Arzt-Patient-Beziehung zu verschaffen und dadurch die denkbare Gefährdung der aktuellen Lebenssituation durch Bekanntwerden von früheren sanktionierten Verhaltensweisen gering halten zu können. Diese Vorgehensweise war insofern ohne Alternative, als in den meisten Fällen keine Kenntnis darüber bestand, ob sich die familiäre Situation der ehemaligen Patienten geändert hatte, also z. B. eine erstmalige/neue Partnerbeziehung eingegangen worden war. Ein Anschreiben mit Darlegung des Forschungsvorhabens hätte leicht in falsche Hände geraten und dann unerwünschte Folgen haben können, so daß sich diese Art der Kontaktanbahnung im Interesse der Patienten verbat. Im übrigen war ein hoher Prozentsatz (59%) der nachuntersuchten Patienten minderbegabt oder noch stärker intellektuell eingeschränkt, so daß durch ein Anschreiben nicht gewährleistet werden konnte, daß auch verstanden wurde, welchen Sinn und Zweck die Nachuntersuchung haben sollte.

Tabelle 5: Höchstes erreichtes Niveau der Berufsausbildung der Täter zum Tatzeitpunkt im Vergleich Ausgangskollektiv vs. Katamneseserie (Prozentangaben in Klammern)

	Ausgangskollektiv (n = 510)	Katamneseserie (n = 302)
Nie begonnen	208 (40,8%)	126 (41,7%)
Lehre ohne Abschluß	85 (16,7%)	54 (17,9%)
Lehre mit Abschluß	140 (27,4%)	81 (26,8%)
Fach- oder Hochschule ohne Abschluß	5 (01,0%)	3 (01,0%)
Fach- oder Hochschule mit Abschluß	18 (03,5%)	8 (02,6%)
Sonstige Ausbildung ohne Abschluß	4 (00,8%)	3 (01,0%)
Sonstige Ausbildung mit Abschluß	9 (01,8%)	5 (01,7%)
Noch in beruflicher Ausbildung	25 (04,9%)	11 (03,6%)
Keine Angaben	16 (03,1%)	11 (03,6%)
	510 (100%)	302 (99,9%)

Chi-Quadrat = 1.62; p = 0.99; n.s.

Tabelle 6: Alter der Täter zum Tatzeitpunkt im Vergleich 'Verweigerer' (lehnten die Teilnahme ab oder waren bis zum Abschluß der Nachuntersuchungen unentschieden) vs. Katamneseserie (Prozentangaben in Klammern)

	'Verweigerer' (n = 49)	Katamneseserie (n = 302)
bis 19 Jahre	8 (16,3%)	45 (14,9%)
20 - 29 Jahre	22 (44,9%)	96 (31,8%)
30 - 39 Jahre	13 (26,5%)	92 (30,5%)
40 - 49 Jahre	4 (08,2%)	53 (17,5%)
50 Jahre und älter	2 (04,1%)	16 (05,3%)
	49 (100%)	302 (100%)

Chi-Quadrat = 4.84; p = 0.30; n.s.

Tabelle 7: Deliktverteilung im Vergleich 'Verweigerer' vs. Katamneseserie (Prozentangaben in Klammern)

	'Verweigerer' (n = 49)	Katamneseserie (n = 302)
Inzest	6 (12,2%)	37 (12,3%)
Pädophilie (heterosexuell orientiert)	9 (18,4%)	62 (20,5%)
Pädophilie (bi- und homosexuell orientiert)	7 (15,3%)	59 (19,5%)
Vergewaltigung/sexuelle Nötigung	11 (22,4%)	60 (19,9%)
Exhibitionismus	9 (18,4%)	54 (17,9%)
Seltene (Sexual-) Delikte	7 (14,3%)	30 (09,9%)
	49 (100%)	302 (100%)

Chi-Quadrat = 1.62; p = 0.89; n.s.

Eine besonders günstige Ausgangssituation ergab sich aber auch dadurch, daß etwa die Hälfte (n = 248) der Patienten des Gesamtkollektivs Professor Wille durch eigene Begutachtung oder Forschungstätigkeit persönlich bekannt waren; in diesen Fällen genügte bei der telefonischen Kontaktaufnahme meist schon die Nennung seines Namens, um ohne weitere Erläuterung den Zweck der Nachuntersuchung erklären zu können. In diesem Zusammenhang ist es von unschätzbarem Vorteil gewesen, daß in der 'Kieler' Begutachtungspraxis (unter Hallermann und später unter Wille) auf den Täter zugeschnittene perspektivische Überlegungen großen Raum einnahmen und in der Regel auch von Nachsorgeangeboten begleitet waren, weshalb das ärztliche Interesse an einer 'Nachbefragung' von den ehemaligen Patienten fast immer sofort nachvollzogen werden konnte.

Tabelle 8: Höchstes erreichtes Niveau der Berufsausbildung der Täter zum Tatzeitpunkt im Vergleich 'Verweigerer' vs. Katamneseserie (Prozentangaben in Klammern)

	'Verweigerer' (n = 49)	Katamneseserie (n = 302)
Nie begonnen	13 (26,5%)	126 (41,7%)
Lehre ohne Abschluß	6 (12,2%)	54 (17,9%)
Lehre mit Abschluß	16 (32,7%)	81 (26,8%)
Fach- oder Hochschule ohne Abschluß	0 (00,0%)	3 (01,0%)
Fach- oder Hochschule mit Abschluß	5 (10,2%)	8 (02,6%)
Sonstige Ausbildung ohne Abschluß	0 (00,0%)	3 (01,0%)
Sonstige Ausbildung mit Abschluß	1 (02,0%)	5 (01,7%)
Noch in beruflicher Ausbildung	5 (10,2%)	11 (03,6%)
Keine Angaben	3 (06,1%)	11 (03,6%)
	49 (99,9%)	302 (99,9%)

Chi-Quadrat = 15.89; p = 0.04; *

In der Katamneseserie gab es nur einen einzigen Fall, wo die Herstellung einer (zumindest anfänglich) exklusiven Arzt-Patient-Beziehung nicht gelang; der Betreffende hatte die (weit zurückliegende) Sexualstraftat völlig verdrängt und auf Einbeziehung der Ehefrau bestanden; es wurde daher von einer Präzisierung der damaligen Problematik abgesehen und auf ein (unverfängliches) allgemeinmedizinisches Thema umgelenkt, nämlich auf eine zum damaligen Zeitpunkt entdeckte endokrinologische Störung des Patienten bei Zustand nach Kryptorchismus.

In allen anderen Fällen - auch bei Patienten, deren Begutachtung schon sehr weit zurücklag - haben sich während der 'Feldarbeit' nie Bedenken ergeben, daß auf diese Weise dem Persönlichkeitsschutz der Nachuntersuchten nicht genüge getan werden könnte. Dies ergibt sich zum einen daraus, daß diejenigen Patienten, die eine Nachuntersuchung ablehnten, dies in einer emotionsfreien Weise taten, da bei der Darlegung des Forschungsvorhabens immer die Freiwilligkeit der Teilnahme hervorgehoben wurde; zum anderen dadurch, daß nicht nur der größte Teil der Patienten der Nachuntersuchung zustimmten, sondern die meisten sogar großes Verständnis für ein erneutes ärztliches Interesse an ihrer Entwicklung zeigten. Gleiches läßt sich auch für die Drittanamnesen bei Verwandten sagen, wenn die ehemaligen Patienten mittlerweile verstorben waren.

In einer vorhergehenden Untersuchung (vgl. Wille und Beier 1989) wurde bereits die (fast durchgängige) Erfahrung gemacht, daß ehemalige Gutachtenpatienten, nach Aufklärung über den Zweck der Nachuntersuchung vorbehaltlos ihre Einwilligung gaben, vor einer Besiegelung durch ihre Unterschrift aber zurückschreckten. In solchen Fällen kann auch eine mündliche Einwilligung in das ärztliche Gespräch Rechtsgültigkeit haben, bzw. datenschutzrechtlich unbedenklich sein (vgl. § 6 Landesdatenschutzgesetz); insbesondere bei einer Aufklärungsschädlichkeit muß sogar die juristisch erforderliche Einverständniserklärung modifiziert werden - zumindest das 'Wie' dem Arzt vorbehalten bleiben.

Nur wenige der ehemaligen Patienten (n = 20) lehnten beim ersten telefonischen Kontakt ein persönliches Treffen ab, waren aber bereit, am Telefon Auskunft über ihre weitere Entwicklung nach dem letzten Kontakt und ihre gegenwärtige Situation zu machen.

3.5.1 Qualitative Datenerhebung durch die sexualmedizinische Exploration

Grundlage für die Kontaktanbahnung und die (meist unmittelbar) daran anknüpfende Nachuntersuchung war das Wissen des Patienten um die Interaktion mit einem Arzt, dem zugetraut wurde, die (sexual-)medizinischen, sozialen und juristischen Aspekte des individuellen Falles zu überschauen. Begünstigend hierfür war eine sorgfältige Einarbeitung in Biographie und Krankengeschichte nach den zur Verfügung stehenden Unterlagen (vgl. Ciompi und Müller 1976, Huber et al. 1979, Vetter 1989), um auf den jeweiligen Entwicklungsverlauf individuell eingehen zu können und eine tragfähige Arzt-Patient-Beziehung als Grundlage für die Thematisierung forensisch-sexualmedizinischer Fragen herzustellen. Nur so ist eine (wenn auch vor allem zu Gesprächsbeginn noch sehr schmale) Basis gegeben, die in Abhängigkeit von Erfahrung und 'Technik' des Untersuchers nicht nur die angemessenste, sondern auch die günstigste Kommunikationssituation darstellt, um den Patienten auch ausreichend zu motivieren, seine subjektive Wirklichkeit seit der letzten Begegnung zu rekonstruieren. Dabei ist grundsätzlich immer die Frage zu bedenken, inwieweit die Lebensgeschichte in der spezifischen Gestalt, mit der sie vom Patienten bei der Nachuntersuchung erzeugt wird, durch ihre Rückbezüglichkeit zu medizinischen und juridischen Institutionen als biographische Gesamtfigur determiniert wird, in der latente, kaum bewußte, bzw. gar nicht bewußtseinsfähige Lebensanschauungen von Gesundheit und Krankheit, insbesondere im Rahmen von Sexualitätskonzepten, einfließen. Es muß davon ausgegangen werden, daß sich diese zum Teil unbewußten oder nicht bewußtseinsfähigen Pläne, Motive oder Einstellungen einer prinzipiellen Ausdrückbarkeit durch verbale Schilderungen entziehen.

Damit bleibt für die Nachuntersuchung von Sexualstraftätern als Idealforderung übrig, die kommunikative Seite der Nachuntersuchungssituation so zu gestalten, daß eine vertrauensvolle Atmosphäre geschaffen wird, die den Informanten entlastet und ihm zugleich ermöglicht, seine Erfahrungen und Überzeugungen darzustellen; er wird dies aber nur gegenüber einem ärztlichen (Gesprächs-)Partner zu tun bereit sein, der glaubwürdig vermittelt hat, in Bezug auf den Patienten ohne festgelegten Standort zu sein. Diese 'Abstinenzregel' gilt ganz grundsätzlich für die Praxis der sexualmedizinischen Exploration, die darauf abzielt, sich auf den Standort des Dialogpartners zu konzentrieren. Insbesondere bei Hausbesuchen (wie in dieser Studie anläßlich der Nachuntersuchungen, aber z. T. auch im Rahmen von Begutachtungen) geschieht dies bereits durch die bloße Teilnahme an der Lebenspraxis des Informanten, wodurch selbstverständliche (und deshalb nicht mehr reflektierte) Aspekte von dessen Lebenswelt erfaßt werden können (vgl. Retterstöl 1980). Die

Strukturierung der Exploration erfolgte dabei in Anlehnung an die sog. 'Drei-Schritt-Methodik' des aus der Sozialforschung bekannten 'narrativen Interviews' (vgl. z. B. Wiedemann 1986):

1. Erzählanstoß als Kompromiß zwischen offener und geschlossener Fragestellung mit dem Ziel, den Patienten in eigener Regie über das den Interviewer interessierende Thema (also den weiteren Verlauf nach der letzten Begutachtung) erzählen zu lassen.
Beispiel: "Wir haben Sie im Jahre 1976 das letztemal gesehen, damals haben Sie sich vor allem mit dem Kollegen XY unterhalten. Wie ist es Ihnen danach ergangen?"
2. Der Erzählfluß wird aufrecht erhalten und unterstützt, ohne auf die Inhalte Einfluß zu nehmen.
Beispiel: Der Patient berichtet, vor 5 Jahren seine derzeitige Lebensgefährtin kennengelernt zu haben und stockt; - Frage: "Wie haben Sie sich denn damals kennengelernt?".
3. Gezielte Nachfragen nach Abschluß der Erzählung; es wird versucht, das bereits Erzählte noch detaillierter zu erfahren oder aber zu nicht besprochenen, jedoch als relevant angesehenen Aspekten wiederum Erzählungen in Gang zu bringen, wenn auch kürzere. Dabei werden *immanente* (d.h. solche, die sich auf bereits erwähnte Themen beziehen) und *exmanente* Fragen gestellt. Die exmanenten haben insofern einen besonderen Stellenwert, weil sie Hinweise darauf geben, was der Patient zu umgehen versucht, bzw. zu umgehen versuchen könnte.
Beispiel: Der Patient hat über seine zwischenzeitlich geschiedene Ehe berichtet.
a) Immanente Fragen: "Sie haben vorhin über Ihre erste, nun von Ihnen geschiedene Frau gesprochen und daß es häufig, jedenfalls am Ende der Ehe, Meinungsverschiedenheiten gegeben habe. Waren das auch z. T. richtig körperliche Auseinandersetzungen?"; "Hat nicht Ihr Umgang mit Alkohol, den Sie vorhin in ganz anderem Zusammenhang erwähnten, auch die Beziehung zu Ihrer Ehefrau sehr belastet?"
b) Exmanente Frage: "Ist es Ihnen mal passiert, daß Sie mit ihrer Frau schlafen wollten, aber es ging nicht, z. B. weil Sie keine Gliedversteifung bekommen konnten?" (exmanente Frage, sofern sexuelle Funktionsstörungen noch nicht thematisiert waren).

Exmanente Fragen betrafen regelmäßig problematische Inhalte und wurden erst am Schluß des Gespräches gestellt; ebenfalls abschließend erfolgte das Ansprechen von Widersprüchen innerhalb der verbalen Daten selbst, bzw. zwischen sprachlichen Darstellungen und dem (erzählten) faktischen Handeln. Dies konnte dann vom Untersuchten angenommen werden, wenn er während des Gespräches das Gefühl entwickelt hatte, daß sein Gesprächspartner nicht deshalb an den tatsächlichen Gegebenheiten interessiert ist, um ihn persönlich zu gefährden, sondern daß Fragen zur Konsistenz des Erzählten, bzw. Nachfragen zum Nicht-Erzählten einem übergeordneten Interesse dienten. Gerade im letzten Abschnitt des Gespräches wurden mittels gerichteter Fragen sämtliche im Rahmen der Studie interessierenden Themen systematisch angesprochen und so lange gezielt exploriert, bis ein möglichst vollständiges Bild von der weiteren Entwicklung des Patienten seit der letzten Begutachtung (also einem zurückliegenden Zeitraum von mindestens 10 und durchschnittlich mehr als 20 Jahren) erlangt war.

3.5.2 Quantifizierung der qualitativ erhobenen Daten

Nach der qualitativen Datenerhebung bedarf es im Hinblick auf das Ziel einer Generalisierung von Einzelbefunden der weiteren Verarbeitung dieser Daten, welche bereits mit dem interpretativen und damit subjektiven Akt der Bewertung des vom Patienten dargebotenen Materials beginnt. Dieser für eine quantitative Datenauswertung unverzichtbare Schritt führt notwendig zu einer Vorstrukturierung der Informationen, da mit einem Erhebungsbogen auch Entscheidungen darüber vorgegeben werden, was für eine Fragestellung relevant ist und was nicht. Zwar bleibt die weitere Informationsverarbeitung noch revidierbar, weil im Bedarfsfalle auf die Ausgangsdaten zurückgegriffen werden könnte: Andererseits aber sind die erhaltenen Informationen unmittelbar nach einer Exploration dem Untersucher besonders gegenwärtig und damit die Wahrscheinlichkeit einer vollständigen Übertragung der Erkenntnisse in einen Erhebungsbogen größer.

Ohnehin sollte gewährleistet sein, daß die Erfassung sämtlicher Informationen und deren Beurteilung in einer Hand liegen (Kringlen 1980); entsprechend ist angestrebt worden, daß alle katamnestischen Untersuchungen und Interviews vom Verfasser der vorliegenden Arbeit selbst durchgeführt wurden, was aber nicht erreichbar war: Eine Reihe von ehemaligen Patienten (n = 14) bestanden auf einer Nachuntersuchung durch ihren damaligen Gutachter (Prof. Wille) selbst. In diesen Fällen wurde die Markierung im Erhebungsbogen eingehend diskutiert, um eine unterschiedliche Bewertung zu vermeiden. Darüber hinaus ist auch für diesen Erhebungsbogen zu Beginn der Katamneseserie ein verbindliches Manual erstellt worden. Die Eintragungen erfolgten jeweils unmittelbar nach Abschluß eines Interviews, für das zusätzlich immer ein Protokoll verfaßt wurde. Sofern bei der Nachuntersuchung weitere Informationsquellen bekannt wurden (etwa Klinikaufenthalte, ambulant behandelnde Ärzte oder Angehörige), sind mit (schriftlicher) Einwilligung der Katamnesepatienten Krankengschichten oder Arztbriefe angefordert worden; ebenfalls erfolgte mit vorliegendem Einverständnis auch eine Befragung von Drittpersonen oder ambulant behandelnden Ärzten. Waren aus den genannten Quellen weitere Daten und Informationen verfügbar (dies betraf etwa 20% der Katamneseserie), wurden diese in einem weiteren Arbeitsschritt mit den Angaben aus der persönlichen Nachuntersuchung verglichen und gegebenenfalls in einer abschliessenden Beurteilung Veränderungen vorgenommen, bzw. Ergänzungen ausgeführt.

Der zur Verschlüsselung der Nachuntersuchungen (n = 302) eingesetzte Erhebungsbogen enthielt Felder für die berufliche, familiäre und soziale Situation sowie psychosoziale Belastungen zum Katamnesezeitpunkt. Darüber hinaus wurden Angaben zur Alkohol- und vor allem zur Partnerschafts- / Sexualitätsanamnese verschlüsselt, teilweise mit Zeitraster. Weitere Merkmalsbereiche waren: psychischer Befund einschließlich Intelligenzniveau, Therapien im Hinblick auf die sexuelle Problematik, subjektive Einschätzung des seelischen Befindens zum Katamnesezeitpunkt, somatischer Befund, vormundschaftliche Maßnahmen und psychiatrische Behandlungen (stationär oder ambulant).

Für die Diagnose einer Alkoholabhängigkeit waren die Kriterien des DSM-III-R (vgl. American Psychiatric Association 1987) maßgeblich, was auch eine graduelle Einteilung ermöglichte: Führt die Symptomatik lediglich zu leichten Beeinträchtigungen im beruflichen Bereich, bei den üblichen sozialen Aktivitäten oder bei Beziehungen zu anderen Menschen, ist eine leichte Alkoholabhängigkeit gegeben, bei deutlichen Beeinträchtigungen der drei genannten Bereiche eine schwere. Die Feststellung einer Persönlichkeitsstörung erfolgte ebenfalls entsprechend den Merkmalen der typologischen Beschreibungen nach DSM-III-R: Dabei wurde grundsätzlich eine Persönlichkeitsstörung dann angenommen, wenn die geforderten Merkmale und eine Beeinträchtigung des subjektiven Befindens oder der sozialen Integrationsfähigkeit vorlagen. Wegen des hohen Zeitaufwandes mußte von einer Verwendung strukturierter Interviewverfahren für die Diagnostik von Persönlichkeitsstörungen (vgl. Hiller et al. 1990) abgesehen werden; diese führen aber auch zu einer gewissen Verfremdung der Untersuchungssituation, die der geschilderten Explorationsmethodik bei den Katamnesen abträglich gewesen wäre. Dennoch erschien es sinnvoll, eine typologische Persönlichkeitsbeschreibung vorzunehmen - wenn auch nicht in einem strengen diagnostischen Sinne -, zumal das Problem mangelnder Reliabilität für die Diagnosestellung im Bereich der Persönlichkeitsstörungen nach wie vor Gegenstand psychiatrischer Forschung ist und bleiben dürfte (vgl. Sass und Mende 1990). Maßgeblich für die Markierung waren die Kenntnis der biographischen Anamnese, frühere Verhaltensweisen, gegenwärtige Verhaltensbeobachtungen und Erkenntnisse aus der Exploration sowie nach Möglichkeit Informationen aus Fremdanamnesen. Auch wenn in diesem Zusammenhang der Rückgriff auf die Persönlichkeitsbeschreibungen nach den Gutachtenunterlagen begünstigend war, ist trotz der Merkmalslisten nach DSM-III-R von erheblichen Entscheidungsspielräumen für den Untersucher auszugehen.

Ein weiterer Bereich des Erhebungsbogens betraf eine deliktspezifische tätertypologische Beschreibung entsprechend der Einteilungen, wie sie auch bei der Auswertung der Gutachtenunterlagen Verwendung fanden.

Schließlich enthielt der Erhebungsbogen noch Felder für die Verschlüsselung des Copingverhaltens der ehemaligen Patienten zum Nachuntersuchungszeitpunkt. Dabei ist ein vom Verfasser dieser Studie aus dem Englischen übersetztes, in Kanada bereits bei Sexualstraftätern in größerem Umfang erprobtes Testverfahren (Langevin et al. 1989) eingesetzt worden. Gegen Ende des Gespräches wurde der Testbogen (Selbsteinschätzung auf einer fünfstufigen Urteilsskala für 95 vorgegebene Eigenschaften) erläutert und um Teilnahme gebeten, sowie - im Falle eines Einverständnisses - ein frankierter und adressierter Rückumschlag überlassen. Insgesamt übersandten lediglich 49 der Nachuntersuchten einen ausgefüllten und verwertbaren Testbogen; in 7 Fällen wurde eine Teilnahmezusage nicht eingehalten. Im Falle einer Ablehnung eigenständiger Bearbeitung des Fragebogens (in der Regel aufgrund des befürchteten Aufwandes an Zeit und Aufmerksamkeit), wurde versucht, durch mündliche Erläuterungen die einzelnen Fragen zu erklären, also nur inhaltlich zu verdeutlichen, um auf diese Weise doch noch Selbsteinschätzungen zu den im Test beschriebenen Bewältigungsstrategien zu erlangen. Tatsächlich war es in den meisten

Fällen möglich, durch diese einfache (aber zeitintensive) Hilfestellung favorisierte, bzw. weniger bedeutsame Copingstile des Nachuntersuchten zu erfassen. In Fällen allzugroßer Intelligenzminderung (bei schwachsinnigen Patienten) wurde allerdings davon abgesehen, das Copingverhalten des Betreffenden näher zu untersuchen.

Zweifelsohne ist bei dieser Vorgehensweise mit einer Fehlervarianz zu rechnen, was aber grundsätzlich für die Verwendung von Selbstbeschreibungsfragebögen (bei denen z. B. auch Hilfestellungen gegeben werden) innerhalb klinischer Studien gilt und bisher noch nicht systematisch erforscht ist (vgl. Baumann et al. 1990).

3.5.3 Erneute Dissexualität

Der Generalbundesanwalt beim Bundesgerichtshof hat (durch seine "Dienststelle Bundeszentralregister") gemäß § 42 Abs. 2 Bundeszentralregistergesetz (BZRG) für dieses forensisch-sexualmedizinische Forschungsvorhaben die Erteilung unbeschränkter Auskünfte aus dem Erziehungs- und Strafregister aller ehemaligen Gutachtenpatienten gestattet. Dabei sind die Daten des Bundeszentralregisters genauso wie die Individualdaten der Strafverfolgungsstatistik der statistischen Ämter aus verschiedenen Gründen nur sehr eingeschränkt für wissenschaftliche Fragestellungen brauchbar (vgl. Heinz 1989). Dies hängt insbesondere mit der Handhabung von Tilgungen zusammen, welche nach dem Bundeszentralregistergesetz vom 18. März 1971 in der ab 31. Januar 1985 geltenden Fassung geregelt wird. Der Gesetzgeber hatte hier einander widersprechende Interessen zu berücksichtigen. Das Bundeszentralregister soll den für die Verfolgung und Ahndung von Straftaten und den für die Verwaltung und Gesetzgebung zuständigen Stellen dasjenige Tatsachenmaterial verschaffen, welches erforderlich ist, um die im Interesse der Strafrechtspflege sowie der allgemeinen Sicherheit notwendigen Entscheidungen treffen zu können. Gleichzeitig sind aber durch das Bundeszentralregistergesetz die Ansprüche des Betroffenen auf Rehabilitation und Resozialisierung sicherzustellen. Der vom Gesetzgeber gefundene Kompromiß besteht in mehreren Arten von Auskünften, differenzierten Auskunftsfristen und unterschiedlich langen Fristen für die Tilgung von Eintragungen. Dies ist für die wissenschaftliche Forschung über Rückfälligkeit und damit die (Legal-)Prognose bestimmter Straftaten eine sehr ungünstige Situation, denn alle Eintragungen über Verurteilungen werden nach Ablauf einer bestimmten Frist aus dem Register getilgt. Eine zu tilgende Eintragung wird ein Jahr nach Eintritt der Tilgungsreife aus dem Register (physisch) entfernt. Während dieser Zeit darf bereits über die Eintragung keine Auskunft mehr erteilt werden (§ 45 BZRG). Die Länge der Tilgungsfrist ist von der jeweiligen Art und der Höhe der Bestrafung abhängig; sie bestimmt sich nach § 46 BZRG und kann 5, 10 und 15 Jahre betragen, wobei sich diese Frist unter Umständen noch um die Dauer der Freiheitsstrafe verlängert (Ausnahmen: Unterbringung in einem psychiatrischen Krankenhaus nach § 63 StGB und Erkennung auf Schuldunfähigkeit nach § 20 StGB bleiben bis zum 90. Lebensjahr des Betroffenen im Zentralregister eingetragen).

Maßgebend für den Beginn der Tilgungsfrist ist der Tag des ersten Urteils im ersten Rechtszug. Im konkreten Fall können die Tilgungsvorschriften beispielsweise dazu führen, daß für eine im Januar 1975 ausgesprochene Verurteilung zu einer Freiheitsstrafe von 5 Jahren (beispielsweise wegen einer Vergewaltigung) die

Tilgungsreife im Januar 1990 eingetreten ist, die Verurteilung bereits ab diesem Zeitpunkt nicht mehr mitgeteilt werden darf und im Januar 1991 dann aus dem Register entfernt wird. Für weniger lange Freiheitsstrafen gelten entsprechend geringere Tilgungsfristen. Damit ist die Rückfälligkeit etwa eines in den 70er Jahren aktiven Exhibitionisten mit dem Instrument der Strafregisterauszüge nicht mehr zu prüfen. Hinzu kommt aber noch, daß die Datenübermittlung beim Aufbau des Bundeszentralregisters (im Jahre 1972) von den 93 Strafregistern der Staatsanwaltschaften bei den Landgerichten sowie des Bundesstrafregisters sicherlich mit unterschiedlicher Genauigkeit erfolgte, so daß Straftaten vor 1972 (also vor Errichtung des Bundeszentralregisters) möglicherweise schon deshalb nicht übermittelt worden sind, weil sie schon damals lange zurückgelegen haben und zur Tilgung anstanden. Dies könnte theoretisch bedeuten, daß ein rückfälliger Pädophiler mit einem Rückfall von 1973 im Strafregisterauszug als Ersttäter geführt wird. Der für die Wissenschaft 'günstigste' Fall wäre anderseits der, daß sich durch 'rechtzeitige' Rückfälle die Tilgungsfristen immer wieder verschieben; nur dann wäre der Strafregisterauszug noch am ehesten Ausdruck der tatsächlichen Legalbewährung des Täters. Für weiter zurückliegende Straftaten, etwa eine Vergewaltigung im Jahre 1950, ist aber die Bezugnahme auf den Strafregisterauszug als methodisches Instrument zur Erfassung der Legalbewährung noch problematischer: Die angestrebte Unterscheidung zwischen rückfälligen und nicht-rückfälligen Tätern ist für all diejenigen (sehr wahrscheinlichen) Fälle nicht mehr möglich, in denen der Rückfall so früh erfolgte, daß er (genauso wie die erste Tat) von den Tilgungsfristen erfaßt wird. Diese methodischen Einschränkungen machen verständlich, daß über die Hälfte (n = 282) der ehemaligen Gutachtenpatienten gemäß den Auskünften aus dem Bundeszentralregister "keine Eintragung" hatten: Mehr als zwei Drittel (n = 366) des Ausgangskollektivs (n = 510) ist *vor* 1972 begutachtet und entsprechend auch vor 1972 straffällig, bzw. verurteilt worden. Von den 228 ehemaligen Gutachtenpatienten mit Eintragungen im Strafregisterauszug entfallen 28 darüber hinaus auf die Mitteilung vormundschaftlicher Maßnahmen.

Wenn auch trotz der Wahrscheinlichkeit für Rückfalltäter, entsprechend den Tilgungsfristen keine Eintragungen mehr aufzuweisen, das Kollektiv der (nach Strafregisterauszug) nicht-rückfälligen Täter in einem nicht konkret bestimmbaren Umfang rückfällige Täter enthalten konnte, bestand durch die Nachuntersuchungen noch eine andere Informationsquelle zur Abschätzung der Legalbewährung. Zwar ist auch hier einschränkend zu berücksichtigen, daß mit der Katamneseserie nur ein Teil des Ausgangskollektivs erfaßt wurde und ferner ebenfalls nicht objektivierbar ist, in welchem Umfang unter den als nicht-rückfällig eingeschätzten ehemaligen Patienten doch Rückfalltäter verbergen, weil diese ihre Antwort im Sinne sozialer Erwünschtheit gegeben haben; anderseits aber wurde mit dem Konstrukt der Dissexualität ein Untersuchungsgegenstand vorgegeben, der nicht nur strafverfolgtes oder strafverfolgbares Verhalten umfaßte. Damit war die Wahrscheinlichkeit umso größer, bei den Nachuntersuchungen der ehemaligen Gutachtenpatienten mit der Exploration zu einer erneuten Dissexualität im Katamnesezeitraum nicht mit den Strafverfolgungsbehörden assoziiert zu werden, weshalb unrichtige Angaben möglicherweise weniger notwendig erschienen. Bei allen methodischen Unwägbarkeiten, die dennoch verbleiben, war die Auskunftsbereitschaft der Katamnesepatienten zu

34 Methoden

diesem Punkt jedenfalls erstaunlich freimütig, was auch Wille (1968) bei seinen Nachuntersuchungen feststellen konnte.

Erkenntnisse aus den Strafregisterauszügen und den katamnestischen Erhebungen hinsichtlich erneuter Dissexualität der Katamneseserie waren die Grundlage für einen Vergleich der im Katamnesezeitraum weiterhin, bzw. nicht mehr dissexuellen ehemaligen Gutachtenpatienten. Unterschiedliche Merkmalsausprägungen in diesen beiden Gruppen wurden als *Prognosekriterien 'zweiter Ordnung'* bezeichnet (Grundlage: Daten aus den Erhebungszeitpunkten 1 und 2). *Prognosekriterien 'erster Ordnung'* hingegen wurden ermittelt durch den Vergleich erneut und erstmalig dissexueller Täter zum Gutachtenzeitpunkt (Grundlage: Daten nur aus Erhebungszeitpunkt 1). Der Ordnungsgrad der Prognosekriterien ('erster' oder 'zweiter Ordnung') bestimmt sich also allein nach den zugrundegelegten Datenmengen: Die katamnestischen Erkenntnisse sind nur in die Prognosekriterien 'zweiter Ordnung' eingegangen, während die Prognosekriterien 'erster Ordnung' ausschließlich auf den Auswertungen der Gutachten basieren.

In die Einschätzung der biographischen Relevanz der jeweiligen dissexuellen Verhaltensbereitschaft wurden darüber hinaus die Angaben (aus Strafregister und Nachuntersuchungen) über den Zeitpunkt erneuter dissexueller Handlungen (nach der Begutachtung) einbezogen.

3.5.4 Weitere soziale Entwicklung

Für eine Beurteilung der weiteren sozialen Entwicklung nach der Begutachtung wurde auf diejenigen familiären, beruflichen, sozialen, bzw. psychosozialen Merkmale zurückgegriffen, die in den Erhebungsbögen für die Auswertung nach Gutachtenunterlagen und der Nachuntersuchung identisch angelegt waren. Dies konnte sowohl für jedes einzelne Merkmal als Direktvergleich erfolgen, als auch merkmalsübergreifend durch die Bildung eines 'Sozialintegrations-Score': Hierfür wurde ein Datensatz extrahiert, der sich aus den Punktgewichten von vergleichbaren Merkmalen zu den verschiedenen Zeitpunkten ergab. Neben familiären und beruflichen Daten sowie den psychosozialen Belastungen zum jeweiligen Zeitpunkt gingen Angaben über die Qualität von Partnerbeziehungen in diesen Score ein. Fehlten bei einem der Merkmale Angaben, so wurde es 'neutralisiert' und die erreichbare Gesamtpunktzahl für den Score sank entsprechend. Als positiver Verlauf wurde gewertet, wenn zum Zeitpunkt der Nachuntersuchung der Score höher lag als zum Zeitpunkt der Begutachtung. Über den 'Sozialintegrations-Score' ließen sich Gruppen mit eher ungünstig bzw. eher günstig eingeschätztem Verlauf vergleichen und entsprechend den unterschiedlichen Merkmalshäufungen *'Prognosekriterien nach der sozialen Entwicklung'* ableiten.

Einen zusammenfassenden Überblick über den methodischen Aufbau des Forschungsprojektes gibt Abbildung 5.

3.5.5 Datenauswertung und Statistik

Zur Darstellung gelangen Häufigkeitsauszählungen der verschiedenen Merkmale, die nach den Dokumentationsrichtlinien für die eingesetzten Erhebungsbögen festgelegt waren. Wie bereits erwähnt, wurde dabei an das Forensisch-psychiatrische Dokumentationssystem (ergänzt um forensisch-sexualmedizinisch relevante Merkmale) von Nedopil und Graßl (1988) angeknüpft, welches dem AMDP-System (AMDP 1981) formal angeglichen ist. Da die Kenntnis des AMDP-Manuals und erst recht des FPDS-Manuals (unveröffentlicht) beim Leser aber nicht vorausgesetzt werden kann, sind in der Deskription der Ergebnisse die verschiedenen Merkmale gegebenenfalls erläutert worden, was aber unvermeidbar zu Wiederholungen in den einzelnen Kapiteln über die verschiedenen Deliktgruppen führen mußte. Darüber hinaus bringt die Operationalisierung von Variablen in einer standardisierten Dokumentation auch eine gewisse sprachliche Formalisierung mit sich, die aber neben dem Nachteil einer eher hölzernen Lesbarkeit (zumal bei häufigen Wiederholungen) den Vorteil besitzt, daß die Befunderhebung nach objektivierbaren Kriterien erfolgte, die für jedes Merkmal genau angegeben werden können. Wenn beispielsweise von einer 'auffälligen' Mutter-Patient-Beziehung die Rede ist, bedeutet dies, daß mindestens zwei der folgenden Merkmale sicher gegeben waren: zu wenig Versagungen, Verwöhnen, hohe Anforderungen, überprotektives Verhalten, mangelnde Aufsicht, Dressurtendenzen, öfters unangemessene oder unkontrollierte Prügelstrafen; als 'gestört' wurde die Beziehung eingestuft, sofern diese Merkmale in stärkerer Ausprägung vorlagen (also z. B. nicht zu wenig, sondern überhaupt keine Versagungen; nicht öfters Prügelstrafen, sondern regelmäßig). Dabei bedeutet auch die Rubrik "keine Angabe" nicht etwa die persönliche Unsicherheit des jeweiligen Untersuchers, sondern die unsichere Feststellbarkeit des jeweiligen Merkmals. Nur durch strenge Handhabung der vorgegebenen Beurteilungskriterien ist eine hohe Interrater- und Intrarater-Reliabilität erreichbar gewesen, die für diese Studie in Anspruch genommen werden kann (vgl. Abschn. 3.4). Aus Platzgründen ist aber davon abgesehen worden, das benutzte Dokumentationssystem (nebst Manual) mit aufzuführen.

Die rechnerische Auswertung der Daten erfolgte mit Hilfe eines Auswertungs- und Datenverarbeitungsprogramms auf der Grundlage des DBASE-III+Systems. Das Programm enthielt auch Optionen für die Plausibilitätskontrolle der Dateneingabe; zusätzlich wurde aber nach Abschluß der Dateneingabe von einem anderen Bearbeiter die Richtigkeit der Übertragung für alle eingegebenen Daten geprüft. Die statistische Bearbeitung erfolgte überwiegend im Sinne einer deskriptiven Statistik. Gegebenenfalls wurden Häufigkeitsbeziehungen mit dem Chi-Quadrat-Testverfahren (Vier- und Mehrfeldertest) überprüft. Da bei vielen der den Prognosekriterien ('erster', 'zweiter' Ordnung und denen nach sozialer Entwicklung) zugrundegelegten unterschiedlichen Merkmalsausprägungen fehlende Angaben zu berücksichtigen waren, blieb hier die Anwendung eines statistischen Prüfverfahrens auf Häufigkeitsunterschiede zwischen den tätertypologischen Beschreibungen beschränkt (eindimensionaler Chi-Quadrat-Test, zweiseitige Fragestellung). Als Signifikanzniveau für eine Tendenz wurde ein Alpha-Wert < 10% festgelegt und statistische Signifikanz mit der üblichen 'Sternchen'-Symbolik (* = $p < .05$, ** = $p < .01$, *** = $p < .001$) angegeben.

36 Methoden

Abb. 5: Methodischer Aufbau der Studie

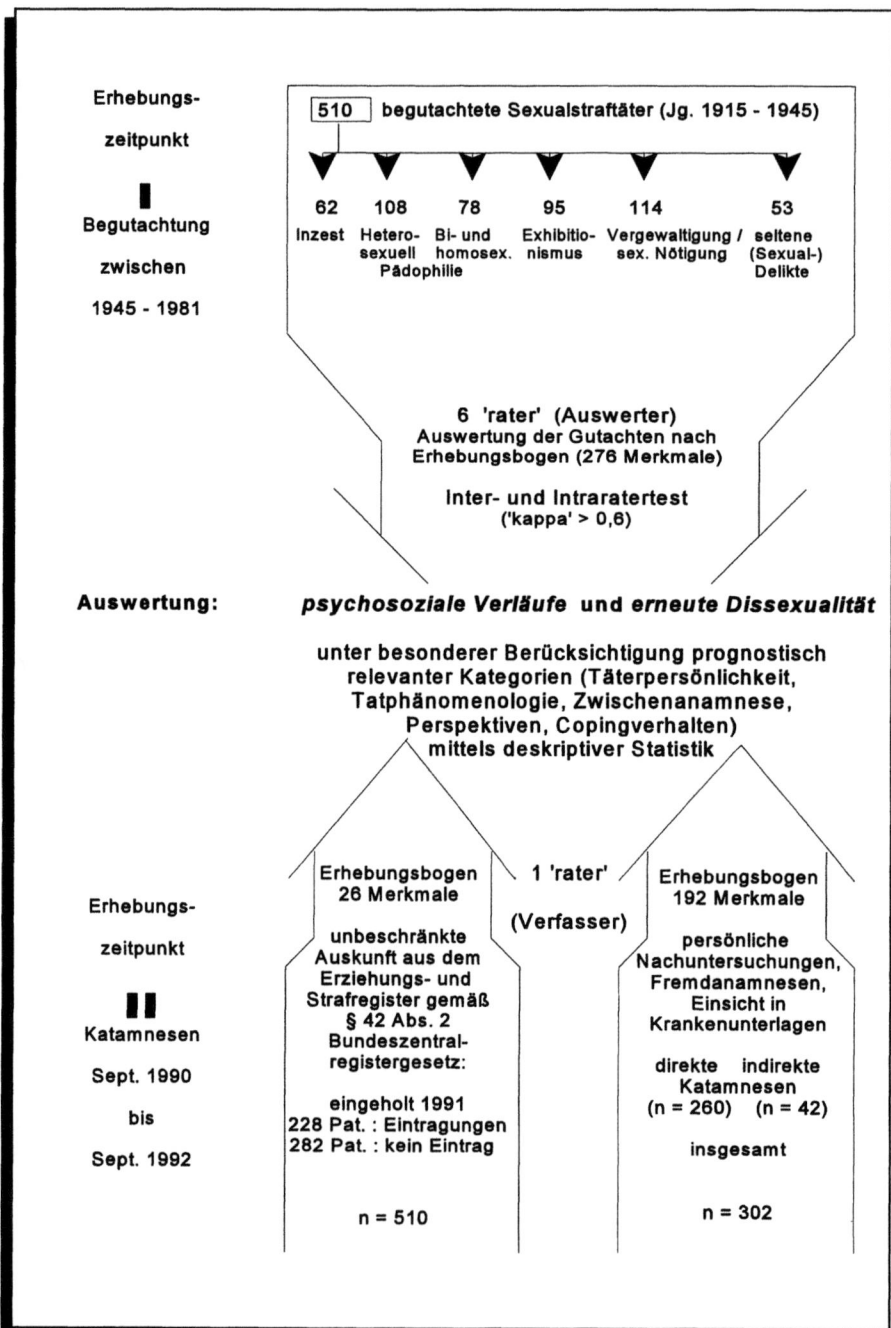

4 Ergebnisse

4.1 Dissexualität als Inzest

4.1.1 Aktenerhebungen

Die Zuordnung zur Deliktgruppe 'Inzest' erfolgte, wenn die sexuellen Handlungen des Täters nahe Verwandte betrafen (z.B. Tochter, Nichte), oder aber auch nichtblutsverwandte Angehörige der Familie, sofern nach Qualität der Beziehung ein familiäres Abhängigkeitsverhältnis zwischen Täter und Opfer bestand (z.B. Stiefvater-Stieftochter). Die Verteilung der sozialen Beziehungen zwischen Täter und Opfer zeigt Tabelle 9.

Tabelle 9: Ausgangskollektiv Inzesttäter (n = 62); soziale Beziehungen zwischen Täter und Opfer

	n	%
Vater - Tochter	37	60
Stiefvater - Stieftochter	8	13
Onkel - Nichte	7	11
Bruder - Schwester	4	6
Stiefbruder - Stiefschwester	3	5
Sohn - Mutter	1	2
Verlobter - Tochter der Verlobten	2	3
	62	100

Aufschluß über das Lebensalter der Täter zum Zeitpunkt der Tat gibt Tabelle 10; die meisten (n = 47) waren zwischen 30 - 49 Jahre und über die Hälfte (n = 33) zwischen 35 - 44 Jahre alt. Nur 3 Täter waren älter als 50 Jahre (im einzelnen 52, 54 und 55 Jahre alt), was mit den Auswahlkriterien für das Ausgangskollektiv zusammenhängen dürfte (Geburtsjahrgänge 1915-1945, Begutachtung zwischen 1945-1981) und das gänzliche Fehlen des Großvater-Enkelin-Inzest in dieser Studie erklären könnte; Wille (1986) schätzt den Anteil von Großvater-Enkelin-Inzest an allen Inzesthandlungen auf immerhin 10%.

Tabelle 10: Ausgangskollektiv Inzesttäter (n = 62); Alter der Täter zum Tatzeitpunkt

	n
bis 19 Jahre	2
20 - 24 Jahre	6
25 - 29 Jahre	4
30 - 34 Jahre	8
35 - 39 Jahre	16
40 - 44 Jahre	17
45 - 49 Jahre	6
50 Jahre und älter	3
	62

Sozialer Werdegang und Persönlichkeit. Über die Hälfte (n = 37) der in dieser Studie untersuchten 62 Inzesttäter hatten eine sehr niedrige Schulbildung: Hilfs- oder Sonderschule (n = 9) sowie Volksschule ohne Abschluß (n = 28). Gleiches gilt für die Berufsausbildung: 32 Täter hatten nie eine Berufsausbildung begonnen und 11 eine Lehre abgebrochen; eine abgeschlossene Lehre oder eine sonstige Ausbildung wiesen nur wenige (n = 15) auf.

Die meisten (n = 43) stammten aus äußerlich intakten familiären Verhältnissen (bei zwei Elternteilen aufgewachsen); bei knapp einem Drittel der Fälle fanden sich Heimaufenthalte (n = 17), Trennung des Patienten von den Eltern zwischen 5. und 15. Lebensjahr (n = 18), Alkoholmißbrauch bei einem oder zwei Elternteilen (n = 17) oder Gewalttätigkeiten in der Primärfamilie (n = 15). In mehr als einem Drittel der Fälle lagen Hinweise für eine auffällige oder gestörte Beziehung zur Mutter (n = 23) oder zum Vater (n = 24) vor. Knapp die Hälfte (n = 27) hatte bis zum 19. Lebensjahr das erste koitale Erlebnis.

Im Einklang mit den Angaben zur schulischen Entwicklung waren die meisten (n = 43) von unterdurchschnittlicher (minderbegabt: n = 27, debil/imbezill: n = 9) und deutlich weniger (n = 19) von durchschnittlicher Intelligenz. In 11 Fällen fand sich ein gesichertes Schädelhirntrauma, in 15 Fällen eine neurotische Primordialsymptomatik. Auch wies die Anamnese bei 10 Inzesttätern frühere Krankheiten mit ZNS-Beteiligung auf, wobei hirnorganische Erkrankungen (n = 4) oder Alkoholabhängigkeit (n = 3) überwogen; nur in einem Fall lag eine Erkrankung aus dem schizophrenen Formenkreis vor. Bei über der Hälfte (n = 23) fanden sich allerdings Hinweise auf Alkoholmißbrauchsphasen in der Vorgeschichte.

Fast alle (n = 52) Inzesttäter waren zum Tatzeitpunkt partnerschaftlich gebunden. Über die Hälfte bewertete jedoch die Qualität bisheriger Partnerbeziehungen sowohl auf personaler (n = 37) als auch auf sexueller Ebene (n = 34) als unbefriedigend; viele (n = 29) fühlten sich in der sexuell-erotischen Kontaktaufnahme gehemmt, nur wenige (n = 7) hingegen boten Hinweise auf eine sexuelle Dysfunktion (Erektionsstörungen: n = 3; Ejakulationsstörungen: n = 2; kombinierte Erektions- und Ejakulationsstörung: n = 2).

Als psychosoziale Belastungen zum Tatzeitpunkt (mittlerer oder schwerer Ausprägung) fanden sich mit abnehmender Häufigkeit Partnerschaft (n = 37), Finanzen (n = 27), körperliche Krankheiten (n = 23) sowie Beschäftigung (n = 20).

Tatphänomenologie. In der Regel handelte es sich um Dauerdelikte (Serientaten). Der Tatzeitraum erstreckte sich meist (n = 52) über länger als einen Monat. In nur knapp einem Drittel (n = 16) der Fälle waren der einzelnen (bei Dauerdelikten der traumatisierendsten) Tat Drohungen vorausgegangen. Im Vergleich zum Vor- wie auch zum Nachtatverhalten war der Anteil gewaltanwendender Täter bei der Tatdurchführung selbst am höchsten: Körperliche Gewalt gebrauchten mehr als ein Drittel (n = 23), etwas weniger verbale Gewalt (n = 20), z.B. in dem sie körperliche Mißhandlungen 'nur' androhten. In den meisten Fällen (n = 46) kam es zum Geschlechtsverkehr und die Tatgestaltung war zielgerichtet (n = 53) bei erhaltener Introspektionsfähigkeit des Täters (n = 53), das Tatgeschehen selbst eher nicht lange hingezogen (n = 34). Nach der (einzelnen, bei Dauerdelikten der traumatisierendsten) Tat überwogen Verheimlichungstendenzen (n = 21) im Vergleich zu einschüchternder Bedrohung (n = 13). Bei jeweils 7 Tätern lag eine leichte (Blutalkoholkonzentration > 0,8 ‰, sofern gegeben), mittlere (BAK > 1,3 ‰) und schwere (BAK > 2,0 ‰) Trunkenheit zum Tatzeitpunkt vor (allerdings fehlende Angaben: n = 25). Die Opfer waren in 58 Fällen weiblich und in 4 Fällen männlich; ihr Alter lag meist in der Pubertät (58% zwischen 12 und 17 Jahren, bzw. 74% zwischen 10 und 17 Jahren). Zu 16% waren jüngere Kinder betroffen (vgl. Tab. 11); dieser Prozentsatz liegt höher als in älteren Veröffentlichungen (vgl. z. B. Gebhardt et al. 1965 oder Maisch 1968), aber deutlich niedriger als in neueren Studien: Bei Russel (1986) waren 30% der Inzestopfer im Alter zwischen 2 und 9 Jahren, bei Frenken und van Stolk (1988) sogar mehr al 50% - vermutlich als Ausdruck einer stark gestiegenen Anzeigebereitschaft inzestuösen Mißbrauchs.

Tabelle 11: Ausgangskollektiv Inzesttäter (n = 62); Opferalter zum Tatzeitpunkt

	n	%
zwischen 4 und 9 Jahren	10	16
zwischen 10 und 11 Jahren (Präadoleszenz)	10	16
zwischen 12 und 14 Jahren (frühe Adoleszenz)	18	29
zwischen 15 und 17 Jahren (späte Adoleszenz)	18	29
zwischen 18 und 25 Jahren	3	5
älter als 25 Jahre	3	5
	62	100

Zwischenanamnese. Wegen dissexueller Verhaltensweisen waren 16 Inzesttäter bereits vor der Begutachtung strafverfolgt worden, überwiegend wegen inzestuöser Handlungen (7 Verurteilungen) und Mißbrauch von Kindern (7 Verurteilungen), aber auch Vergewaltigung (4 Verurteilungen).

Drei weitere Gutachtenpatienten hatten über frühere dissexuelle Handlungen berichtet, für die sie aber (davon Inzest: n = 2, sexueller Mißbrauch von Kindern: n = 1) nicht strafrechtlich belangt worden waren.

Wegen anderer (nicht-sexueller) Delikte waren 39 Täter bereits vorbestraft - meist lag Diebstahl (19 Verurteilungen) oder Betrug (13 Verurteilungen) zugrunde. Von allen Vorbestraften (n = 43) gelang den meisten (n = 28) der Aufbau einer partnerschaftlichen Beziehung und den wenigsten der Aufbau von Bindungen zu Verwandten (n = 5) oder zu Freunden (n = 2).

Perspektiven. Für mehr als die Hälfte der Inzesttäter waren als aktuelle psychosoziale Entfaltungsmöglichkeiten zum Tatzeitpunkt Wohnung (n = 41) und Beschäftigung (n = 35) gegeben. In vielen Fällen fehlte hingegen entweder eine Partnerin (n = 13) oder aber eine vorhandene Paarbeziehung war stark konfliktbesetzt (n = 25).

Copingverhalten. Es wurden überwiegend Hinweise für Verminderung (n = 50), Schuldzuweisung (n = 48) und Vermeidung (n = 42) gefunden; ganz selten war eine Problembewältigung durch Erweiterung des Kenntnisstandes (n = 5) und wenig bedeutsam auch Hilfesuchen (n = 16).

Tätertypologische Beschreibung. In Anlehnung an die (weit verbreitete) Einteilung von Weinberg (1955) wurde auch hier die Zuordnung zu verschiedenen Formen des Inzestgeschehens versucht. Es fanden sich:

- 28 'Konstellationstäter':
  Diese sind gut integriert in einem abgeschlossenen, meist sozial unauffälligen Familiensystem; alle Bedürfnisse der einzelnen Familienmitglieder werden innerhalb dieser spezifischen familiären Konstellation abzudecken versucht (sogenannte 'endogame' Familienstruktur). Der Beginn inzestuöser Handlungen ist in der Regel schleichend; ohne Anwendung physischer Gewalt kommt es zu oft langen Mißbrauchszeiträumen (über Jahre).
- 11 'pädophil-motivierte' Täter:
  Das primäre Interesse gilt der erotischen Ausstrahlung des kindlichen Körpers (auch eigener Kinder); entsprechend fällt der Beginn der Inzesthandlungen in das vorpubertäre Alter der Opfer.
- 14 'promiske' Täter:
  Vor dem Hintergrund eines geringschätzigen Frauenbildes (Frau als 'Gebrauchsgegenstand') und allgemeiner Promiskuität werden auch Verwandte (in der Regel Tochter oder Stieftochter) zum Zielobjekt sexueller Bedürfnisse.
- 9 nicht-typologisierbare Täter
  (schwachsinnige Täter: n = 3; Schizophrenie: n = 1; Sohn-Mutter-Inzest: n = 1; jugendlicher, sexuell unerfahrener Täter: n = 2; echtes Liebesverhältnis zwischen Stiefschwester und Stiefbruder, bzw. Verlobtem und Tochter der Verlobten: n = 2).

4.1.2 Prognosekriterien 'erster Ordnung'

Verglichen wurden diejenigen Inzesttäter, die sich unabhängig von einer Strafverfolgung bereits vor dem Indexdelikt der Begutachtung dissexuell verhalten hatten (n = 19) mit den bisher noch nicht dissexuell in Erscheinung getretenen 'Ersttätern' (n = 43). Die dissexuell erneut aufgefallenen Inzesttäter stammten häufiger aus äusserlich intakten Herkunftsfamilien und waren sexuell erfahrener; allerdings ist die Gestaltung ihrer Partnerschaften öfter problematisch gewesen. Häufiger minderbegabt oder grenzdebil neigten sie zu (körperlich) gewalttätiger Tatgestaltung mit komplexem Handlungsablauf und lang hingezogenem Tatgeschehen, sowie zu durchschnittlich jüngeren Opfern und Bevorzugung oraler Praktiken bei der Tatdurchführung. Dazu paßt auch, daß der Anteil 'pädophil-motivierter' und 'promisker' Inzesttäter bei ihnen etwas größer war. Die erneut dissexuellen Täter zeigten darüber hinaus öfter eine nicht-sexuelle Delinquenz in der Vorgeschichte (vgl. Tab. 12).

4.1.3 Nachuntersuchungen

Von den 62 Inzesttätern konnten 37 nachuntersucht werden (60%). In 31 Fällen ist die Untersuchung persönlich erfolgt und in 6 Fällen waren Drittanamnesen Grundlage für ausreichende Informationen über die weitere Entwicklung des ehemaligen Gutachtenpatienten. Zwei dieser indirekten Katamnesen ergaben sich durch den zwischenzeitlichen Tod des Patienten.

Aufschluß über die Altersstruktur der Katamneseserie gibt Tabelle 13; im Todesfall wurde das Todesalter gezählt. Der durchschnittliche Katamnesezeitraum betrug 19 Jahre (vgl. Tab. 14).

Fast immer war die eigene Wohnung der Aufenthaltsort zum Katamnesezeitpunkt (n = 34), nur selten lebte der Betreffende in einem Alten- oder Pflegeheim (n = 2) sowie in einem Zimmer zur Untermiete (n = 1). Knapp die Hälfte waren bereits Rentner (n = 17), 15 noch berufstätig und 5 arbeitslos.

Entsprechend der Altersstruktur der Katamneseserie dominierten als psychosoziale Belastungen zum Katamnesezeitpunkt körperliche Krankheiten (n = 14), Finanzen (n = 12), Beschäftigung (n = 10) und Elternschaft (n = 10). Partnerschaftliche Probleme waren völlig in den Hintergrund getreten, wobei 27 der ehemaligen Gutachtenpatienten zum Katamnesezeitpunkt partnerschaftlich gebunden, nur wenige (n = 10) also alleinstehend gewesen sind.

Tabelle 12: Ausgangskollektiv Inzesttäter (n = 62); Prognosekriterien 'erster Ordnung' als Unterschiede zwischen erstmalig und erneut dissexuellen Tätern auf der Grundlage ausgewerteter Gutachten (stärkere Merkmalsausprägung hervorgehoben)

	erneut dissexuell (n = 19)		erstmalig dissexuell (n = 43)	
Sozialer Werdegang und Persönlichkeit des Täters	ja	ohne Angabe	ja	ohne Angabe
1. Bei zwei Elternteilen aufgewachsen	*16*	1	27	9
2. Koituserfahrung vor dem 19. Lebensjahr	9	8	13	9
3. Mehr als 5 Koitusbeziehungen	9	-	13	-
4. Überwiegende Gestaltung von Paarbeziehungen problematisch	*12*	-	20	5
5. Intelligenz - minderbegabt/grenzdebil	*13*	-	21	-
Tatphänomenologie				
1. Tatsituation durch Drohung herbeigeführt	*9*	-	7	1
2. Körperliche Gewalt bei Tatdurchführung	*10*	2	13	7
3. Tathergang: genito-genital	13	-	*33*	2
4. Tathergang: oral	*10*	1	7	9
5. Langhingezogenes Tatgeschehen	*9*	-	10	9
6. Komplexer Ablauf in Etappen	*12*	-	14	9
7. Opferalter < 12 Jahre	*11*	-	11	-
Tätertypologie				
1. 'Konstellationstäter'	8	- n.s.	20	-
2. 'Pädophil-motivierte' Täter	4	- n.s.	7	-
3. 'Promiske' Täter	7	- n.s.	7	-
4. Nicht-typologisierbar	0	- *	9	-
Zwischenanamnese				
1. Nicht-sexuelle Delinquenz	15	-	15	9
2. Aufbau von Partnerbeziehungen gelungen	*17*	-	11	19

n.s. = nicht signifikanter Unterschied
* = signifikanter Unterschied (p < .05)

Tabelle 13: Katamneseserie Inzesttäter (n = 37); Alter zum Katamnesezeitpunkt

	n
50 - 54 Jahre	9
55 - 59 Jahre	8
60 - 64 Jahre	8
65 - 69 Jahre	6
70 Jahre und älter	6
	37

Tabelle 14: Katamnesezeiträume bei den nachuntersuchten Inzesttätern

	n
zwischen 10 und 19 Jahren	23
zwischen 20 und 29 Jahren	9
zwischen 30 und 39 Jahren	4
40 Jahre und mehr	1
Katamnesezeitraum insgesamt (Jahre)	704 : 37
durchschnittliche Katamnesezeit (Jahre)	= 19

Weiterer sozialer Werdegang nach der Begutachtung. Über die Hälfte (n = 21) wurden zu Haftstrafen ohne Bewährung verurteilt und bei 2 Tätern ist zusätzlich die Sicherungsverwahrung (§ 66 StGB) angeordnet worden. In 10 Fällen erfolgte eine Trennung von Opfer und Täter auf behördliche Anordnung, in 3 Fällen durch Ehescheidung und bei 3 Tätern lagen besondere Verhältnisse vor (z.B. keine Wohngemeinschaft mit dem Opfer zum Tatzeitpunkt).

Bei den Nachuntersuchungen zeigten Wohn- und Beschäftigungsverhältnisse in den meisten Fällen eine gelungene soziale Integration: Eine eigene Wohnung konnte in allen Fällen unterhalten werden, wenn auch 7 der ehemaligen Gutachtenpatienten zeitweise in (erhebliche) finanzielle Schwierigkeiten geraten waren; eine zufriedenstellende berufliche Einbettung erreichten 22, während 9 Patienten die jeweilige Beschäftigung als sehr unbefriedigend empfanden und bei 6 weiteren der (versuchte) berufliche Anschluß scheiterte..

Der Aufbau psychosozialer Bindungen gelang in den meisten Fällen hinsichtlich einer partnerschaftlichen Beziehung (3/5 gelungen, 1/5 problematisch, 1/5 nicht gelungen). Die Vergleichszahlen fallen für verwandschaftliche Beziehungen deutlich schlechter aus (2/6 gelungen, 3/6 problematisch, 1/6 nicht gelungen),und nur 5 ehemalige Gutachtenpatienten bauten Außenbeziehungen (etwa zu Freunden) auf. Die Fähigkeit zur Gestaltung von Paarbeziehungen hatte sich mit steigendem Lebensalter deutlich gebessert - die Selbsteinschätzung im Vergleich zum Begutachtungszeitpunkt häufig nahezu umgekehrt: Während zum Katamnesezeitpunkt fast zwei Drittel (n = 26) auf personaler Ebene und mehr als die Hälfte (n = 18) auf sexueller Ebene mit ihrer Partnerin harmonisierten, waren zum Begutachtungszeitpunkt etwa zwei Drittel (n = 26) mit der personalen Beziehung und noch mehr (n = 27) mit der sexuellen Beziehung zu ihrer jeweiligen Partnerin unzufrieden gewesen.

13 der nachuntersuchten Inzesttäter sind therapeutisch begleitet worden: 4 ausschließlich medikamentös (Cyproteronacetat), 6 medikamentös unter psychagogischer Führung und 3 ausschließlich psychotherapeutisch. Ein weiterer Patient hatte sich nach erneuter Straffälligkeit im Katamnesezeitraum zu einer Kastration entschlossen. Bemerkenswert war, daß immerhin etwa ein Viertel (n = 10) der ehemaligen Gutachtenpatienten zwar die früheren dissexuellen Verhaltensweisen eingestanden, aber eine innere Problematik damit nicht in Zusammenhang bringen wollten, während die Hälfte damals bestehende (meist innerfamiliäre) Konflikte als längst überwunden ansahen; 7 Patienten räumten noch eine latente Gefährdung (vor allem aufgrund entsprechender Phantasieinhalte) ein und schließlich hielt ein Patient seine Anfälligkeit unter bestimmten situativen Bedingungen (jetzt bezogen auf Enkeltöchter) sogar für unvermindert, eine therapeutische Unterstützung jedoch für unnötig, weil er diese Situationen zu vermeiden wüßte.

Nach den Kriterien des DSM-III-R bestand bei 8 Patienten zum Katamnesezeitpunkt eine Alkoholabhängigkeit leichten Grades (zum Begutachtungszeitpunkt lag bei 17 Patienten eine leichtgradige und bei 3 Patienten eine schwergradige Alkoholabhängigkeit vor).

Psychischer Befund und typologische Persönlichkeitsbeschreibung nach DSM-III-R. Die in dieser Studie nachuntersuchten Inzesttäter boten einen meist unauffälligen psychischen Befund. Aufmerksamkeits-, Antriebs- und auch Affektstörungen kamen noch am häufigsten vor, betrafen aber nur etwa ein Viertel der Katamneseserie und waren leichten oder allenfalls mittleren Ausprägungsgrades.

Entsprechend den Kriterien des DSM-III-R waren 12 Patienten typologisierbar; dabei fanden sich hauptsächlich selbstunsichere Persönlichkeitsstörungen (n = 5). Nur 3 der ehemaligen Patienten waren zwischen Begutachtung und Katamnese stationär in psychiatrischer Behandlung (Schizophrenie: n = 1; Alkoholabhängigkeit: n = 1; Suizidversuch: n = 1), und die in 13 Fällen feststellbare zwischenzeitliche ambulante psychiatrische Behandlung erfolgte überwiegend wegen psycho-reaktiver Störungen (n = 4) oder einer Alkoholabhängigkeitsproblematik (n = 5). Pflegschaften oder Entmündigungen sind in keinem Fall angeordnet worden. Im Copingverhalten (fehlende Angaben in 4 Fällen) überwogen Schuldzuweisung (Hinweise dafür: n = 14) und Entlastung (Hinweise dafür: n = 13) als favorisierte, sowie Hilfesuchen (Hinweise dagegen: n = 16) und Vermeidung (Hinweise dagegen: n = 12) als wenig relevante Copingstile.

Tätertypologische Beschreibung und Partnerschaften. Den größten Anteil der Katamneseserie machten die 'Konstellationstäter' (n = 19) aus, gefolgt von den 'pädophil-motivierten' (n = 8), den 'promisken' (n = 7) und den nicht-typologisierbaren (n = 3) Tätern. Von besonderer Bedeutung ist in diesem Zusammenhang, daß die meisten 'Konstellationstäter', vor allem im Vergleich mit den 'pädophil-motivierten' Tätern ($p < .01$ **) meist mit der ehemaligen Partnerin noch zusammen

Tabelle 15: Katamneserie Inzesttäter (n = 37); tätertypologische Beschreibung und partnerschaftliche Beziehungen im Katamnesezeitraum; angegeben sind weitergeführte Partnerschaften ("alte Bez."), sofern zum Tatzeitpunkt eine solche bestand ("ehemals vorhanden"), sowie neu begründete ("neue Bez.") und fehlende ("keine Bez.") Paarbeziehungen

		alte Bez. n	/ /	ehemals vorhanden n	neue Bez. n	keine Bez. n
'Konstellationstäter'	(n = 19)	13	/	(17)	3	3
'Pädophil-motivierte' Täter	(n = 08)	1	/	(8)	3	4
'Promiske' Täter	(n = 07)	3	/	(6)	3	1
nicht-typologisierbar	(n = 03)	1	/	(3)	1	1
	(n = 37)					

lebten. Nur 3 'Konstellationstäter' und ein 'promisker', aber 4 (von 8) 'pädophil-motivierten' Tätern hatten keine partnerschaftliche Beziehung im Katamnesezeitraum aufbauen können (vgl. Tab. 15).

Dies spricht für die hohe Stabilität von 'endogamen' Familienstrukturen, bzw. eine 'persistierende' wechselseitige Abhängigkeit ihrer Mitglieder. Bei den persönlichen Gesprächen waren hierdurch zum Teil die methodischen Vorgaben für die Interviewdurchführung bedroht, weil die ehemaligen Gutachtenpatienten eine Anwesenheit der Ehefrauen oder auch ihrer Kinder, ja sogar der geschädigten Töchter von Beginn des Gespräches an wünschten. Es wurde trotzdem darauf bestanden, zunächst den ehemaligen Gutachtenpatienten allein im Schutzraum des Arzt-Patienten-Verhältnisses den Zweck der Nachuntersuchung darzulegen, um ihm angemessen Gelegenheit zu bieten, sich unabhängig entscheiden zu können.

4.1.4 Prognosekriterien nach der weiteren sozialen Entwicklung

Die Errechnung des 'Sozialintegrations-Scores' ergab in 14 Fällen einen ungünstigen (*Negative Entwicklung* = *NE*-Patienten) und in 23 Fällen einen günstigen Verlauf (*Positive Entwicklung* = *PE*-Patienten). Eine Partnerin zum Katamnesezeitpunkt hatten nur ein Drittel der NE-Patienten, aber drei Viertel der PE-Patienten; in etwa dem gleichen Verhältnis überwog bei den PE-Patienten auch die Zufriedenheit über eingegangene Partnerschaften. Bei den NE-Patienten fand sich wesentlich häufiger eine Alkoholabhängigkeit zum Katamnesezeitpunkt; auch wurde bei ihnen öfter eine Persönlichkeitsstörung festgestellt. Auffallend war ebenso ein unterschiedliches 'tätertypologisches' Profil: Es überwogen 'Konstellationstäter' in der Gruppe der PE-Patienten und die 'pädophil-motivierten' Inzesttätern in der Gruppe der NE-Patienten; letztere hatten im Katamnesezeitraum häufiger dissexuelle Handlungen begangen und neigten im Copingverhalten mehr zu Vermeidung und Verdrängung, während die PE-Patienten Erweiterung des Kenntnisstandes und Entlastung bevorzugten.

Darüber hinaus fanden sich bei den NE-Patienten häufiger Auffälligkeiten in der Primärfamilie (Alkoholmißbrauch bei einem oder zwei Elternteilen, Mißhandlungen durch die Eltern, Trennungen des Probanden von den Eltern zwischen dem 5. und 15. Lebensjahr); im Tatverhalten dominierten bei ihnen orale und manuelle Praktiken, der Handlungsablauf war meist komplex. Es ist überraschend, daß sie zum Zeitpunkt der Begutachtung seltener, im Katamnesezeitraum aber häufiger mit dissexuellen Verhaltensweisen aufgefallen waren (vgl. Tab. 16).

4.1.5 Prognosekriterien 'zweiter Ordnung'

Den Strafregisterauszügen zufolge sind lediglich 4 der 62 ehemals begutachteten Inzesttäter erneut dissexuell in Erscheinung getreten. In drei Fällen erfolgte die Verurteilung wegen sexuellen Mißbrauches von Kindern (§ 176 StGB) und in einem Fall wegen sexuellen Mißbrauchs von Schutzbefohlenen (§ 174 StGB). Zwei dieser (strafverfolgten) rückfälligen Täter waren jedoch katamnestisch nicht erfaßt und konnten deshalb zum Vergleich nicht herangezogen werden.

Hinzu kamen jedoch 6 ehemalige Gutachtenpatienten der Katamneseserie, bei denen dissexuelle Verhaltensweisen nach der letzten Begutachtung gegenüber dem Untersucher eingestanden wurden, welche aber nicht strafrechtlich verfolgt worden sind: In drei Fällen handelte es sich um Beischlaf zwischen Verwandten (§ 173 StGB), in zwei Fällen um sexuellen Mißbrauch von Kindern (§ 176 StGB) und in einem Fall um sexuellen Mißbrauch von Schutzbefohlenen (§ 174 StGB).

Über den Zeitpunkt der erneut dissexuellen Handlung nach der Begutachtung informiert Abbildung 6a; sie macht deutlich, daß die 'pädophil-motivierten' Inzesttäter sehr lange nach der Begutachtung erneut dissexuell auffielen, nicht jedoch die 'Konstellationstäter' und die 'promisken' Täter.

Vergleicht man die nach Strafregisterauszügen und Katamneseerkenntnissen erneut dissexuellen (n = 8) mit den nicht mehr dissexuellen Inzesttätern (n = 29) der Katamneseserie, finden sich folgende Unterschiede: Mutter-Proband- sowie auch Vater-Proband-Beziehung waren bei den dissexuell erneut aufgefallenen Inzesttätern häufiger auffällig oder gestört, Alkoholmißbrauch und Gewalttätigkeiten in der Primärfamilie kamen öfter vor. Vom Intelligenzniveau lagen sie deutlich niedriger als die dissexuell nicht mehr aufgefallenen Inzesttäter und wurden wesentlich seltener therapeutisch begleitet. Sowohl personal als auch sexuell war die Qualität ihrer Partnerbeziehungen bereits zum Begutachtungszeitpunkt, insbesondere aber auch im Katamnesezeitraum schlechter. Unter ihnen fanden sich weitaus mehr 'pädophil-motivierte' Inzesttäter und weniger 'Konstellationstäter'. In ihrem Tatanbahnungsverhalten häufiger drohend, bevorzugten sie Schuldzuweisung als Bewältigungsstrategie in problematischen Situationen (vgl. Tab. 17).

Tabelle 16: Katamneseserie Inzesttäter (n = 37); Prognosekriterien nach weiterer sozialer Entwicklung (Negative Entwicklung = NE-Pat., Positive Entwicklung = PE-Pat.; stärkere Merkmalsausprägung hervorgehoben)

Sozialer Werdegang und Persönlichkeit des Täters	NE-Pat. (n = 14) ja	ohne Angabe	PE-Pat. (n = 23) ja	ohne Angabe
1. Alkoholmißbrauch bei einem oder zwei Elternteilen	5	8	6	12
2. Gewalttätigkeit in der Primärfamilie	*8*	3	3	10
3. Trennung des Patienten von den Eltern zwischen 5 und 15 Jahren	5	2	6	4
4. Neurotische Primordialsymptomatik	5	7	6	9
5. Zufriedenstellende Partnerbeziehung im Katamnesezeitraum: a) personal	7	0	*19*	0
b) sexuell	4	1	*14*	0
6. Alkoholabhängigkeit zum Katamnesezeitpunkt	*6*	0	2	0
7. Persönlichkeitsstörung	*7*	4	5	2
Tatphänomenologie				
1. Tathergang: oral	5	2	7	2
2. Tathergang: manuell	*12*	2	*16*	2
3. Komplexer Ablauf in Etappen	*8*	2	*10*	2
Tätertypologie				
1. 'Konstellationstäter'	6	- n.s.	*13*	-
2. 'Pädophil-motivierte' Täter	4	- n.s.	4	-
Therapie				
1. medikamentös/psychagogisch/ psychotherapeutisch	3	-	*10*	-
Zwischenanamnese				
1. Dissexualität vor der Begutachtung ohne (Indexdelikt)	4	-	*11*	-
2. Dissexualität im Katamnesezeitraum	5	3	3	-
Copingverhalten				
1. Vermeidung	5	4	5	-
2. Verdrängung	5	4	2	-
3. Entlastung	2	5	*11*	1

n.s. = nicht signifikanter Unterschied

Abb. 6a: Katamneseserie Inzesttäter (n = 37); weiterhin dissexuelle Katamnesepatienten (n = 8) nach tätertypologischer Beschreibung und Zeitpunkt erneuter Dissexualität (jeweils ein Kreuz pro Patient für den zuletzt vorgekommenen Fall erneuter dissexueller Handlungen nach der Begutachtung in Jahren; Einkreisung bei Strafregisterauskunft)

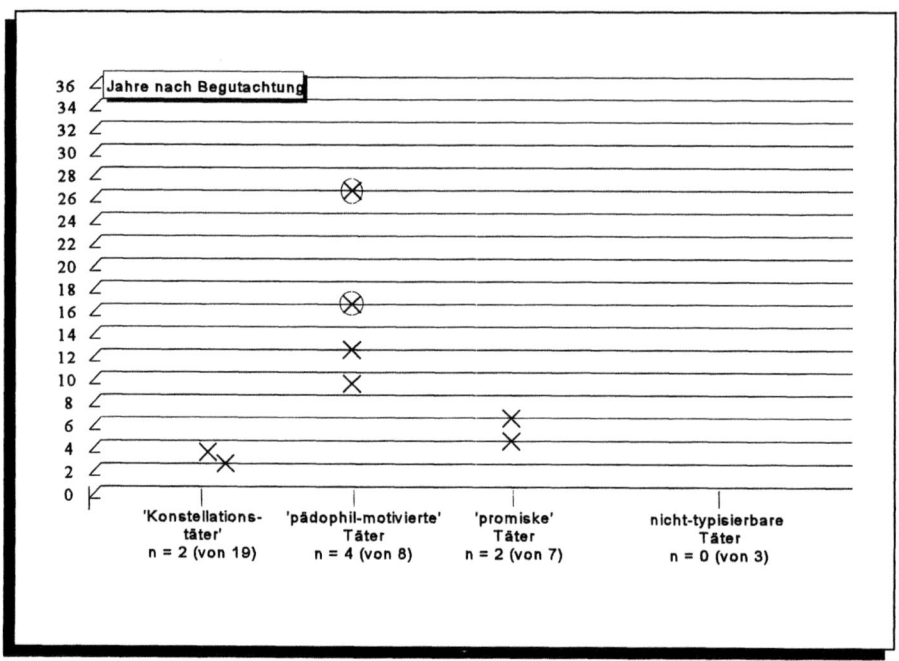

4.1.6 Zusammenfassung der Ergebnisse

Die Prognosekriterien 'erster Ordnung' zeigen, daß 'pädophil-motivierte' (jüngere Opfer, oraler Tathergang) und 'promiske' Inzesttäter (aggressive Tatdurchführung, zahlreiche Koitusbeziehungen in der Sexualanamnese) etwas häufiger erneut dissexuell wurden, 'Konstellationstäter' hingegen mehr Ersttäter waren. Nicht für die 'promisken', aber für die 'pädophil-motivierten' Inzesttäter und die 'Konstellationstäter' läßt sich dies durch die Prognosekriterien 'zweiter Ordnung' bestätigen. Große Gemeinsamkeiten weisen auch die Prognosekriterien 'zweiter Ordnung' mit den Prognosekriterien nach dem Verlauf der weiteren sozialen Entwicklung auf. Hiernach waren sowohl die (nur in einem Fall therapeutisch begleiteten) erneut dissexuellen Patienten der Katamneseserie, als auch diejenigen mit einer ungünstigen sozialen Entwicklung im Katamnesezeitraum in ihrer Herkunftsfamilie häufiger größeren Belastungen ausgesetzt, haben schlechtere berufliche Qualifikationen bei niedrigerer Intelligenz und sind in ihren Partnerbeziehungen weniger zufrieden gewesen. Auch zeigten die 'Konstellationstäter' hinsichtlich ihrer sozialen Entwicklung einen überwiegend günstigen, die 'pädophil-motivierten' Inzesttäter hingegen einen ungünstigen Verlauf (vgl. Abb. 6b).

Tabelle 17: Katamneseserie Inzesttäter (n = 37); Prognosekriterien 'zweiter Ordnung' als Unterschiede zwischen (im Katamnesezeitraum) weiterhin und nicht mehr dissexuellen Tätern (stärkere Merkmalsausprägung hervorgehoben)

Sozialer Werdegang und Persönlichkeit des Täters	weiterhin dissexuell (n = 8)		nicht mehr dissex. (n = 29)	
	ja	o. Angabe	ja	o. Angabe
1. Mutter-Pat.-Beziehung auffällig oder gestört	*4*	-	9	8
2. Vater-Pat.-Beziehung auffällig oder gestört	*4*	-	10	6
3. Gewalttätigkeiten in der Primärfamilie	3	4	8	9
4. Keine Berufsausbildung	7	-	*25*	1
5. Intelligenz (Gutachtenbefund) minderbegabt/grenzdebil	*7*	-	15	-
6. Zufriedenstellende personale Partnerbeziehung(en)				
a) zum Begutachtungszeitpunkt	1	-	*8*	2
b) im Katamnesezeitraum	1	-	*25*	-
7. Zufriedenstellende sexuelle Partnerbeziehung(en)				
a) zum Begutachtungszeitpunkt	1	-	*9*	3
b) im Katamnesezeitraum	1	-	*17*	1
8. Ungünstige soz. Entwicklung i. Katamnesezeitraum	*5*	-	9	-
Therapie				
1. medikamentös/psychagogisch/psychotherapeutisch	1	-	*13*	-
Tätertypologie				
1. 'Konstellationstäter'	2	- n.s.	*17*	-
2. 'Pädophil-motivierte' Täter	*4*	- T	4	1
Tatphänomenologie				
1. Verhalten vor der Tat drohend oder autoritär	*4*	-	8	1
Copingverhalten				
1. Schuldzuweisung	4	2	*10*	2

n. s. = nicht signifikanter Unterschied
T = tendenzieller Unterschied (p < .10)

Abb. 6b: Zusammenfassende Darstellung der Prognosekriterien 'erster', 'zweiter' Ordnung und der nach sozialer Entwicklung für die *Inzesttäter*

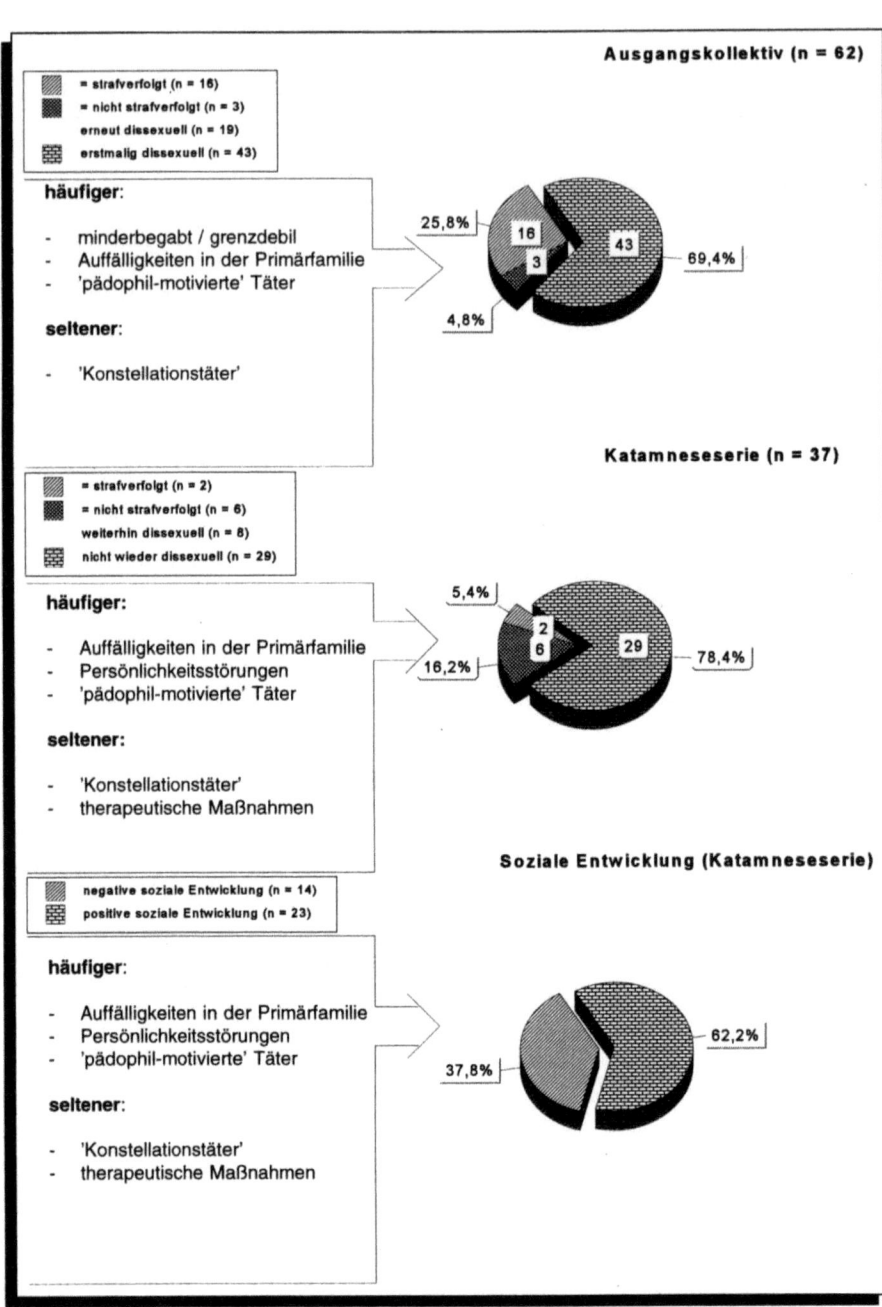

4.2 Dissexualität als Exhibitionismus

4.2.1 Aktenerhebungen

Als exhibitionistische Handlung wurde ein dissexuelles Verhalten gewertet, bei dem im Vordergrund des Tatgeschehens steht, einem 'Schaupartner' ohne dessen Einverständnis aus der Distanz das entblößte Genitale zu präsentieren, auch wenn eine Annäherung an das Opfer im weiteren Tatverlauf erkennbar wird - entweder durch sprachliche Kommunikation oder aber sogar den Versuch der körperlichen Kontaktaufnahme.

Die Altersverteilung der Täter zum Zeitpunkt der Begutachtung zeigt Tabelle 18; fast die Hälfte der Täter waren zwischen 20 und 29 Jahre und die meisten zwischen 20 und 39 Jahre alt.

Sozialer Werdegang und Persönlichkeit. Eine sehr niedrige Schulbildung (Sonder- oder Hilfsschule, bzw. Volksschule ohne Abschluß) wiesen nur gut ein Drittel (n = 33) der begutachteten Exhibitionisten auf. Die meisten hatten zumindest Volksschulabschluß (n = 38) oder eine mittlere (n = 11), nur selten allerdings höhere Schulbildung mit Abschluß (n = 2). Im Vergleich zu den anderen Hauptdeliktgruppen (Inzest, Vergewaltigung/ sexuelle Nötigung, Pädophilie) war ihr schulisches Ausbildungsniveau durchschnittlich am höchsten. Dasselbe gilt für die Intelligenzverteilung: Gut zwei Fünftel der Gutachtenpatienten (n = 42) waren überdurchschnittlich oder durchschnittlich intelligent und von den drei Fünftel der Fälle geringerer Intelligenzgrade die meisten minderbegabt (n = 38) und nicht stärker intellektuell eingeschränkt. Es ist daher etwas verwunderlich, daß fast die Hälfte (n = 45) eine Berufsausbildung nie begonnen haben oder eine Lehre nicht abschließen konnten; nur deutlich weniger als die Hälfte (n = 39) verfügten über eine abgeschlossene Berufsausbildung (bei Wille 1968 und Schorsch 1971 waren es mehr als die Hälfte).

Tabelle 18: Ausgangskollektiv Exhibitionisten (n = 95); Alter zum Tatzeitpunkt

	n	%
bis 19 Jahre	6	6
20 - 29 Jahre	42	44
30 - 39 Jahre	29	31
40 - 49 Jahre	15	16
50 Jahre und älter	3	3
	95	100

Zum überwiegenden Teil (n = 72) stammten sie aus äußerlich intakten familiären Verhältnissen; nur in wenigen Fällen fanden sich Hinweise auf innerfamiliäre Probleme, wie Gewalttätigkeiten (n = 9) oder Alkoholmißbrauch bei mindestens einem Elternteil (n = 11) sowie frühe Trennungsereignisse (der Eltern voneinander: n = 9; der Eltern vom Probanden: n = 6). Öfter hingegen war eine auffällige oder gestörte Beziehung zur Mutter (n = 26) oder zum Vater (n = 17), sowie frühere Störungen in der Entwicklung (statomotorische oder Sprachverzögerungen: n = 18) und eine neurotische Primordialsymptomatik (n = 23). Eher selten fanden sich in der Vorgeschichte ein sicheres Schädel-Hirntrauma (n = 7) oder Krankheiten mit ZNS-Beteiligung (Anfallsleiden: n = 2; hirnorganische Erkrankungen: n = 3). Stationäre psychiatrische Behandlungen ergab die Anamnese in 9 Fällen, davon hauptsächlich wegen einer Erkrankung aus dem schizophrenen Formenkreis (n = 4) oder eines Anfallsleidens (n = 2). Wesentlich häufiger waren anamnestische Hinweise auf eine Alkoholabhängigkeit (n = 25).

Knapp ein Drittel (n = 29) hatten bis zum 19. Lebensjahr das erste koitale Erlebnis und etwa die Hälfte (n = 47) zum Zeitpunkt der Tat eine Partnerin - von diesen aber wiederum war jeder zweite unzufrieden mit der personalen wie sexuellen Qualität seiner Partnerschaft. Mehr als die Hälfte (n = 52) fühlten sich in der sexuell-erotischen Kontaktaufnahme grundsätzlich gehemmt, selten aber wurde über sexuelle Dysfunktionen geklagt, am häufigsten noch über Ejakulationsstörungen (n = 7). Als psychosoziale Belastungen (mittlerer oder schwerer Ausprägung) zum Tatzeitpunkt wurden am häufigsten körperliche Krankheiten (n = 32), eine problematische berufliche Situation (n = 27) und Schwierigkeiten in der Partnerschaft (n = 24) angegeben.

Tatphänomenologie. In den meisten Fällen (n = 58) war eine Tatserie, d. h. mehrere exhibitionistische Handlungen (innerhalb der letzten Monate bis Jahre) eines Täters, Anlaß der Begutachtung. Der Tatablauf ist fast immer auf eine kurze Zeit beschränkt gewesen, weil das Opfer sich abwandte. In 5 Fällen ist vom Täter versucht worden, den Tathergang sprachlich zu begleiten (etwa mit obszönen Reden wie: "Komm mal her, mach es mal rauf und runter") und in 7 Fällen (darin enthalten: 2 der eben genannten 5 Fälle) wurde sogar die (körperliche) Distanz zum Opfer aufgegeben (Übergang zur sexuellen Nötigung, etwa durch Griff an die Brust oder zwischen die Beine des Opfers). In der Regel handelte es sich um fremde Opfer; nur selten ist es dem Täter entfernt bekannt gewesen (n = 9). 12 der Opfer waren offen empört (machten z.B. dem Täter Vorhaltungen oder beschimpften ihn), 4 zeigten sich neugierig interessiert und in einem Fall wurde duldendes Einverständnis signalisiert. Die meisten Opfer waren jünger als 18 Jahre (n = 75) und sehr viele (n = 38) jünger als 15 Jahre; allerdings ist dabei unbedingt zu berücksichtigen, daß in der Auswertung (nach den für alle Deliktgruppen einheitlichen Vorschriften) bei mehreren Opfern immer das jüngste gezählt werden mußte und in vielen Fällen Angaben fehlten (vgl. Tab. 19).

Tabelle 19: Ausgangskollektiv Exhibitionisten (n = 95); Opferalter zum Tatzeitpunkt

	n	%
zwischen 4 und 9 Jahren	11	12
zwischen 10 und 11 Jahren (Präadoleszenz)	12	13
zwischen 12 und 14 Jahren (frühe Adoleszenz)	15	16
zwischen 15 und 17 Jahren (späte Adoleszenz)	7	7
zwischen 18 und 25 Jahren	7	7
älter als 25 Jahre	7	7
keine Altersangaben	36	38
	95	100

Zwischenanamnese. Wegen dissexueller Verhaltensweisen waren über die Hälfte (n = 48) der Exhibitionisten bereits vor der Begutachtung strafverfolgt worden, davon in den meisten Fällen wegen exhibitionistischer Handlungen, wenn auch in 9 Fällen aufgrund des Opferalters wegen Mißbrauch von Kindern abgeurteilt wurde (nach § 176 StGB Abs. 5,1 wird strafverfolgt, "wer sexuelle Handlungen vor einem Kind vornimmt"). Ganz selten waren sexuelle Aggressionsdelikte (n = 2). In 12 weiteren Fällen sind frühere dissexuelle Verhaltensweisen nicht sanktioniert gewesen - auch überwiegend wegen exhibitionistischer Handlungen. Vorstrafen wegen anderer (nichtsexueller) Delikte waren hingegen seltener und betrafen etwa ein Drittel (n = 31) der Exhibitionisten, überwiegend wegen Diebstahl (17 Verurteilungen), Betrug (5 Verurteilungen) oder Körperverletzung (7 Verurteilungen).

Perspektiven. 37 der begutachteten Exhibitionisten hatten keine Partnerin und weitere 18 empfanden ihre aktuelle Paarbeziehung als sehr problematisch.
27 der Gutachtenpatienten waren ohne Arbeit und 14 in unsicherer beruflicher Anstellung beschäftigt.

Copingverhalten. Bei häufig fehlenden Angaben in den Akten wurden noch am meisten Hinweise auf Vermeidung (n = 29) oder Verdrängung (n = 22) gefunden. Ganz selten waren Entlastung (n = 3) oder Erweiterung des Kenntnisstandes (n = 3).

Tätertypologische Beschreibung. In Übereinstimmung mit den Ergebnissen von Wille (1968) und Schorsch (1971) lassen sich trotz des einheitlichen und eintönigen Tatverhaltens bei der Dissexualität als Exhibitionismus drei unterschiedliche 'Tätertypen' beschreiben, die sich in folgender Verteilung fanden:

- 38 'typische' Exhibitionisten:
  Sie sind am häufigsten mittleren Alters, stehen in der dritten oder vierten Lebensdekade, stammen aus geordneten und sozial integrierten Familien ohne erkennbare Auffälligkeiten. Als Kind angepaßt, eher zurückgezogen und isoliert, fehlt oppositionelles Verhalten gegen Bezugspersonen - die soziale Entwicklung ist unscheinbar und unauffällig. Mitunter kann das dissexuelle Verhalten (als exhibitionistische Handlung) bereits in der späten Adoleszenz beginnen.
- 27 'atypische' Exhibitionisten:
  Diese stammen meist aus einem sozial ungünstigerem Milieu, stehen in einer Außenseiterposition, z. T. belastet durch auffallende Körpermängel. Nicht selten finden sich hirnorganisch bedingte Defizite des psychischen Apparates, entweder post-traumatischer oder alkoholischer Genese. Das spezielle Sozialversagen im Sexuellen ist häufig Teil eines allgemeinen Sozialversagens, also einer Dissozialität. Im Gegensatz zum 'typischen' ist der 'atypische' Exhibitionist daher sozial gerade auffällig und unangepaßt - er 'erregt' auch anderweitiges 'Ärgernis'.
- 23 'pädophil-orientierte' Exhibitionisten:
  Nicht die soziale Entwicklung und Integration (wie bei den 'typischen' und 'atypischen' Tätern) ist hier Leitgesichtspunkt der Zuordnung, sondern einzig das Tatmerkmal, daß (bei Serientaten überwiegend) Kinder als Opfer gewählt werden.
- 7 Täter waren nach diesen Beschreibungen nicht typologisierbar (telefonischer Exhibitionismus: n = 1, Erotographomanie, hier als Verfassen von sexuell erregenden Briefen mit exhibitionistischen Inhalten, dem Opfer persönlich angetragen: n = 1, Situationsverkennung bei Adoleszenten: n = 3, dementiver Abbau und Anfallsleiden: n = 1, Schizophrenie: n = 1).

4.2.2 Prognosekriterien 'erster Ordnung'

Die dissexuell erneut aufgefallenen (n = 60) wiesen häufiger als die erstmalig dissexuellen Exhibitionisten (n = 35) ein auffälliges oder gestörtes Verhältnis zur Mutter auf. Sie hatten öfter partnerschaftliche Erfahrung und zum Tatzeitpunkt eine Partnerin. Es überwog bei ihnen der Anteil der 'typischen', während sich bei den erstmalig dissexuellen Tätern häufiger 'atypische' Exhibitionisten fanden. Die 'Ersttäter' waren meist jünger (bis 19 Jahre) oder mittleren Alters (30-39 Jahre). Bei den erneut dissexuellen Exhibitionisten dominierten ferner Serientäter; in ihrer Gruppe fanden sich auch alle diejenigen, welche im Tatverlauf durch körperliche Kontaktaufnahme die Distanz zum Opfer aufgaben (n = 7) und die meisten wegen anderweitiger (nicht-sexueller) Delikte vorbestraften Täter. Im Copingverhalten neigten erneut Dissexuelle darüber hinaus mehr zu Schuldzuweisung und Verminderung (vgl. Tab. 20).

Tabelle 20: Ausgangskollektiv Exhibitionisten (n = 95); Prognosekriterien 'erster Ordnung' als Unterschiede zwischen erstmalig und erneut dissexuellen Tätern auf der Grundlage ausgewerteter Gutachten (stärkere Merkmalsausprägung hervorgehoben)

	erneut dissexuell (n = 60)		erstmalig dissexuell (n = 35)	
Sozialer Werdegang und Persönlichkeit des Täters	ja	ohne Angabe	ja	ohne Angabe
1. Mutter-Patient-Beziehung auffällig oder gestört	*20*	17	6	20
2. Keine partnerschaftliche Beziehung zum Tatzeitpunkt	19	9	*17*	3
3. Bisher keine Paarbeziehung	6	24	*10*	15
Tatphänomenologie				
1. Alter zum Tatzeitpunkt:				
bis 19 Jahre	1	-	*5*	-
30 - 39 Jahre	16	-	*13*	-
2. Serientat	*42*	-	16	-
3. Übergang zur sexuellen Nötigung (Festhalten)	*7*	4	0	-
Tätertypologie				
1. 'Typische' Exhibitionisten	*26*	- n.s.	12	-
2. 'Atypische' Exhibitionisten	14	- n.s.	*13*	-
Zwischenanamnese				
1. Nicht-sexuelle Delinquenz	*25*	2	6	3
Perspektiven				
1. Keine oder problematische Partnerschaft	*31*	8	*24*	4
Copingverhalten				
1. Schuldzuweisung	*16*	10	4	-
2. Verminderung	*10*	10	2	-

n.s. = nicht signifikanter Unterschied

4.2.3. Nachuntersuchungen

Von den 95 Exhibitionisten konnten 54 (57%) nachuntersucht werden; bei 53 Tätern erfolgte ein persönliches Gespräch (davon in 8 Fällen telefonisch durchgeführt), während in einem Fall durch den zwischenzeitlichen Tod des ehemaligen Patienten die Informationen von der Ehefrau stammten. Die meisten der nachuntersuchten Exhibitionisten waren zwischen 50 und 64 Jahre alt (vgl. Tab. 21). Durchschnittlich betrug der Katamnesezeitraum 25 Jahre (vgl. Tab. 22).

Tabelle 21: Katamneseserie Exhibitionisten (n = 54); Alter zum Katamnesezeitpunkt

	n
bis 49 Jahre	6
50 - 54 Jahre	16
55 - 59 Jahre	9
60 - 64 Jahre	12
65 - 69 Jahre	7
70 Jahre und älter	4
	54

Tabelle 22: Katamnesezeiträume bei den nachuntersuchten Exhibitionisten

	n
zwischen 10 und 19 Jahren	22
zwischen 20 und 29 Jahren	10
zwischen 30 und 39 Jahren	14
40 Jahre und mehr	8
Katamnesezeitraum insgesamt (Jahre)	1351 : 54
durchschnittliche Katamnesezeit (Jahre)	= 25

Größtenteils lebten die nachuntersuchten Exhibitionisten in eigener Wohnung (n = 45), 4 zur Untermiete, 3 in einem Alten- oder Pflegeheim, einer war obdachlos und ein weiterer schon seit Jahren auf Entscheidung des Vormundes in einem psychiatrischen Krankenhaus.

Weniger als die Hälfte waren voll berufstätig (n = 22), etwa ebensoviele bereits berentet (n = 23), 7 arbeitslos und 2 teilzeitbeschäftigt.

Die häufigsten psychosozialen Belastungen (mittleren oder schweren Ausprägungsgrades) waren soziale Vereinsamung (n = 15) - d. h. ein Leben ohne nähere Bezugspersonen (also auch ohne Partnerin) -, finanzielle Schwierigkeiten (n = 14) oder körperliche Erkrankungen (n = 13). Insbesondere wurde nur in 8 Fällen eine belastende partnerschaftliche Problematik angegeben, also nur von wenigen, die zum Nachuntersuchungszeitpunkt eine Partnerin hatten (n = 32).

Weiterer sozialer Werdegang. Lediglich ein kleiner Teil der nachuntersuchten Exhibitionisten mußten wegen des Indexdeliktes eine Haftstrafe verbüßen (n = 12); 3 Täter sind allerdings in einem psychiatrischen Krankenhaus untergebracht worden (Jahr der Aburteilungen: 1952, 1953 und 1961) - wenn auch bei allen (zwischen 6 und 9 Jahre später) die Maßregel wieder aufgehoben wurde. Die soziale Integration im Katamnesezeitraum war gemessen an den Wohnverhältnissen in 9 Fällen, und gemessen an den Beschäftigungsverhältnissen in 16 Fällen problematisch verlaufen, wobei in 4 Fällen überhaupt kein beruflicher Anschluß gelang. Nur 11 ehemalige Gutachtenpatienen hatten im Katamnesezeitraum keine Paarbeziehung aufbauen und von den verbleibenden (n = 43) waren wiederum die meisten (n = 28) sowohl auf personaler als auch auf sexueller Ebene mit ihren Partnerschaften zufrieden; für die Zeit vor der Begutachtung ist hingegen ein höherer Anteil entweder ohne partnerschaftliche Erfahrung (n = 19) oder aber innerhalb einer Paarbeziehung personal (n = 27) und sexuell (n = 24) enttäuscht gewesen. Gleichwohl zeigte die Binnenstruktur der Beziehungen zum Katamnesezeitpunkt die von früher bekannte Rollenverteilung: Der ehemalige Gutachtenpatient passiv, schüchtern-unbeholfen und gehemmt, meist nur unangefochten in einem eigenen Betätigungsfeld (z.B. ein Hobby), während die Ehefrau sich aktiv, organisierend und zupackend (meist auch zusätzlich berufstätig) einzubringen verstand; allerdings schien die emotionale Störbarkeit der ehemaligen Patienten durch diese Paardynamik geringer. Hierzu paßt auch, daß die häufig explorierbaren sexuellen Dysfunktionen (Erektionsstörung: n = 6; kombinierte Erektions- und Ejakulationsstörung: n = 15) nur in 2 Fällen als problematisch erlebt wurden.

19 der nachuntersuchten Exhibitionisten sind therapeutisch begleitet worden: 2 ausschließlich medikamentös (Cyproteronacetat), 8 medikamentös unter psychagogischer Führung und 9 ausschließlich psychotherapeutisch.

Die meisten (n = 41) hielten die ehemalige dissexuelle Problematik für überwunden (d. h. hatten nicht mehr den Wunsch zu exhibieren) und nur bei 4 Patienten lagen Impulse in ungeschwächter sowie bei 3 in abgeschwächter Intensivität vor (4 weitere machten indifferente Angaben). Allerdings fand sich in 11 Fällen zum Katamnesezeitpunkt eine Alkoholabhängigkeitsproblematik (nach den Kriterien des DSM-III-R leichten Grades: n = 7, schweren Grades: n = 4).

Psychischer Befund und typologische Persönlichkeitsbeschreibung nach DSM-III-R. Zwei Patienten mit gravierenden formalen Denkstörungen, erheblichen Affekt- und Antriebsstörungen standen in psychiatrischer Behandlung, davon einer stationär. Bei 15 Patienten, die im Katamnesezeitraum ambulant psychiatrisch behandelt worden sind, war der Grund meist entweder eine psychoreaktive Störung (n = 6) oder eine Suchtproblematik (n = 6) gewesen. Nach den Kriterien des DSM-III-R waren 13 Patienten typologisch beschreibbar, wobei selbstunsichere (n = 6) und antisoziale (n = 3) Persönlichkeitsstörungen am häufigsten vorkamen. Die meisten (n = 39) der nachuntersuchten Exhibitionisten boten einen unauffälligen psychischen Befund; Selbstmordversuche sind in keinem Fall berichtet worden und 3 Patienten standen unter Vormundschaft. Im Copingverhalten (fehlende Angaben in 11 Fällen) überwogen Verminderung (Hinweise dafür: n = 17) und Entlastung (Hinweise dafür: n = 17) als bevorzugte, sowie Hilfesuchen (Hinweise dagegen: n = 20) und Verdrängung (Hinweise dagegen: n = 18) als wenig relevante Bewältigungsstrategien.

Tätertypologische Beschreibung und Partnerschaften. Nachuntersucht wurden 22 'typische', 15 'pädophil-orientierte', 12 'atypische' Exhibitionisten sowie 5 nicht typologisierbare Täter. Dabei fiel auf, daß die 'typischen' Exhibitionisten sowohl

58   Ergebnisse

Tabelle 23: Katamneseserie Exhibitionisten (n = 54); tätertypologische Beschreibung und partnerschaftliche Beziehungen im Katamnesezeitraum; angegeben sind weitergeführte Partnerschaften ("alte Bez."), sofern zum Tatzeitpunkt eine solche bestand ("ehemals vorhanden"), sowie neu begründete ("neue Bez.") und fehlende ("keine Bez.") Paarbeziehungen

		alte Bez. n	/ /	ehemals vorhanden n	neue Bez. n	keine Bez. n
'Typische' Exhibitionisten	(n = 22)	13	/	(16)	8	1
'Atypische' Exhibitionisten	(n = 12)	0	/	(5)	3	9
'Pädophil-orientierte' Exh.	(n = 15)	4	/	(8)	5	6
nicht typologisierbare	(n = 05)	0	/	(1)	3	2
	(n = 54)					

im Vergleich zu den 'atypischen' Tätern (p < .001 ***) als auch im Vergleich zu den 'pädophil-orientierten' Exhibitionisten (p < .01 **) häufiger in der ehemaligen Beziehung lebten oder eine neue Partnerin gefunden hatten (vgl. Tab. 23).

4.2.4 Prognosekriterien nach der weiteren sozialen Entwicklung

Nach dem 'Sozialintegrations-Score' zeigten 17 Exhibitionisten eine ungünstige weitere soziale Entwicklung (*N*egative *E*ntwicklung = *NE*-Patienten) und 37 eine günstige (*P*ositive *E*ntwicklung = *PE*-Patienten). So gelang den meisten der PE-Patienten (n = 23) der Aufbau einer (subjektiv zufriedenstellenden) partnerschaftlichen Beziehung, aber nur wenigen der NE-Patienten (n = 4). Darüber hinaus waren mehr als ein Drittel (n = 7) der NE-Patienten im Katamnesezeitraum arbeitslos oder überwiegend beruflich ungesichert und verfügten auch nicht über eine eigene Wohnung als psychosoziale Entfaltungsmöglichkeit. Bei den zum Begutachtungszeitpunkt häufiger als minderbegabt oder grenzdebil eingeschätzten NE-Patienten fand sich seltener eine auffällig oder gestörte Beziehung zur Mutter und öfter einer Persönlichkeitsstörung. Nach der tätertypologischen Differenzierung überwogen die 'pädo-phil-orientierten' Exhibitionisten deutlich in der Gruppe der PE-Patienten, während die 'atypischen' Exhibitionisten den größten Anteil der NE-Patienten ausmachten. Letztere neigten in ihren Bewältigungsstrategien weniger zu Entlastung oder Hilfesuchen (vgl. Tab. 24).

Tabelle 24: Katamneseserie Exhibitionisten (n = 54); Prognosekriterien nach weiterer sozialer Entwicklung (Negative Entwicklung = NE-Pat., Positive Entwicklung = PE-Pat.; stärkere Merkmalsausprägung hervorgehoben)

	NE-Pat. (n = 17)		PE-Pat. (n = 37)	
Sozialer Werdegang und Persönlichkeit des Täters	ja	ohne Angabe	ja	ohne Angabe
1. Mutter-Patient-Beziehung auffällig oder gestört	3	5	*10*	11
2. Trennung des Patienten von den Eltern zwischen 5 und 15 Jahren	1	1	*7*	9
3. Intelligenz (Gutachtenbefund) minderbegabt / grenzdebil	*6*	2	11	1
4. Hilfs-, Sonderschule oder Volksschule ohne Abschluß	*7*	1	12	2
5. Persönlichkeitsstörung	*5*	3	7	6
6. Zufriedenheit mit bisherigen Partnerbeziehungen auf sexueller Ebene (im Katamnesezeitraum)	2	5	*11*	15
Tätertypologie				
1. 'Pädophil-orientierte' Exhibitionisten	3	-	n.s. *12*	-
2. 'Atypische' Exhibitionisten	*7*	-	* 5	-
Copingverhalten				
1. Hilfesuchen (Hinweise dagegen)	*8*	3	12	8
2. Entlastung (Hinweise dafür)	3	3	*14*	8

n.s. = nicht signifikanter Unterschied
* = signifikanter Unterschied (p < .05)

4.2.5 Prognosekriterien 'zweiter Ordnung'

Nach den Strafregisterauskünften waren 18 der 95 ehemals begutachteten Exhibitionisten erneut dissexuell aufgefallen, davon 15 wegen exhibitionistischer Handlungen und 3 wegen sexuellen Mißbrauchs von Kindern.

Einer dieser (strafverfolgten) rückfälligen Täter war katamnestisch nicht erfaßt und wurde deshalb nicht berücksichtigt.

Weitere 8 der nachuntersuchten Exhibitionisten haben allerdings dissexuelle Handlungen gegenüber dem Untersucher eingeräumt, wenn diese auch nie Anlaß einer strafrechtlichen Verfolgung waren. Alle diese Patienten hatten erneut exhibiert, in 2 Fällen vor Kindern.

Abb. 7a: Katamneseserie Exhibitionisten (n = 54); weiterhin dissexuelle Katamnesepatienten (n = 25) nach tätertypologischer Beschreibung und Zeitpunkt erneuter Dissexualität (jeweils ein Kreuz pro Patient für den zuletzt vorgekommenen Fall erneuter dissexueller Handlungen nach der Begutachtung in Jahren; Einkreisung bei Strafregisterauskunft)

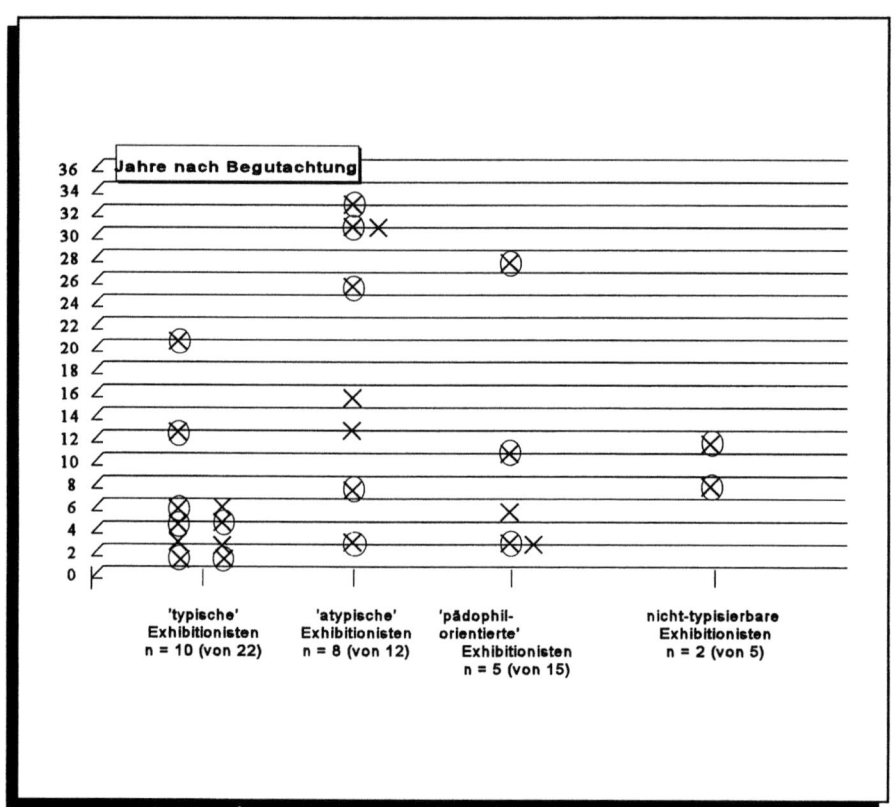

Der Zeitpunkt erneut dissexueller Handlungen lag bei den 'typischen' und 'pädophilorientierten' Exhibitionisten überwiegend innerhalb der ersten 5 Jahre nach Begutachtung, bei den 'atypischen' Exhibitionisten fast ausschließlich später (bis zu 32 Jahre nach der Begutachtung; vgl. Abb. 7a).

Ein Vergleich der nach Strafregisterauszügen und Katamneseerkenntnissen erneut dissexuellen (n = 25) mit den nicht mehr dissexuellen Exhibitionisten (n = 29) ergab folgende Trends:

Die erneut dissexuellen Exhibitionisten waren häufiger bei (beiden) Eltern aufgewachsen, von geringerer Intelligenz und entsprechend schlechter schulischer Ausbildung, sowie zum Zeitpunkt der Tat ohne Partnerin.

Dissexualität als Exhibitionismus 61

Auch im Katamnesezeitraum gelang ihnen seltener der Aufbau einer Partnerschaft, psychosoziale Belastungen waren durchschnittlich größer (finanziell, krankheitsbedingt, Wohnverhältnisse, soziale Vereinsamung) und Persönlichkeitsstörungen nach DSM-III-R fanden sich häufiger. Der Anteil an 'atypischen' Exhibitionisten war bei ihnen größer, der an 'pädophil-orientierten' hingegen geringer. Im Copingverhalten neigten die erneut dissexuellen Exhibitionisten eher zur Entlastung und weniger zu Hilfesuchen oder Gegensteuerung (vgl. Tab. 25).

4.2.6 Zusammenfassung der Ergebnisse

Während die erneut dissexuellen Täter zum Begutachtungszeitpunkt (Prognosekriterien 'erster Ordnung') häufiger 'typische' (und nicht 'atypische') Exhibitionisten waren, hatte sich das Bild nach den Erkenntnissen der Katamnesen verändert: Einen ungünstigen Verlauf in der weiteren sozialen Entwicklung und auch der legalen Bewährung, bzw. eine weiterhin auftretende Dissexualität zeigten überwiegend die 'atypischen' Exhibitionisten. Dies kommt auch dadurch zum Ausdruck, daß in der Gruppe der weiterhin dissexuellen Exhibitionisten zum Katamnesezeitpunkt, genauso wie in der Gruppe ehemals begutachteter Exhibitionisten mit ungünstiger sozialer Entwicklung häufiger eher unterdurchschnittliche Intelligenz und geringere Schulbildung gefunden wurde; in diesen beiden Gruppen sind auch öfter Persönlichkeitsstörungen nach DSM-III-R festgestellt worden (vgl. Abb. 7b). Auffällig war ferner, daß die meisten 'atypischen' Täter im gesamten Nachuntersuchungszeitraum ohne Partnerin gelebt hatten. Festzuhalten ist darüber hinaus, daß die 'pädophil-orientierten' Exhibitionisten nach der Begutachtung meist nicht mehr dissexuell waren und eine günstige weitere soziale Entwicklung zeigten, wenn sie auch im Vergleich zu den 'typischen' Exhibitionisten weniger häufig bestehende Paarbeziehungen festigen oder neue aufbauen konnten.

Tabelle 25: Katamneseserie Exhibitionisten (n = 54); Prognosekriterien 'zweiter Ordnung' als Unterschiede zwischen (im Katamnesezeitraum) weiterhin und nicht mehr dissexuellen Täter (stärkere Merkmalsausprägung hervorgehoben)

	weiterhin dissexuell (n = 25)			nicht mehr dissexuell (n = 29)		
Sozialer Werdegang und Persönlichkeit des Täters	ja	ohne Angabe		ja	ohne Angabe	
1. Bei zwei Elternteilen aufgewachsen	22	-		19	2	
2. Intelligenz (Gutachtenbefund) minderbegabt / grenzdebil	*16*	-		12	-	
3. Hilfs-, Sonderschule oder Volksschule ohne Abschluß	*13*	-		6	2	
4. Keine Paarbeziehung bis zur Indexbegutachtung	7	6		3	14	
5. Aufbau von Partnerschaften im Katamnesezeitraum nicht gelungen	*12*	-		3	-	
6. Psychosoziale Belastungen im Katamnesezeitraum:						
a) Finanzen	*10*	-		4	1	
b) Krankheiten	*8*	1		6	-	
c) soziale Vereinsamung	*11*	-		4	-	
7. Persönlichkeitsstörung	*9*	2		3	2	
8. Zufriedenstellende Partnerbeziehungen im Katamnesezeitraum:						
a) personal	8	1		*21*	-	
b) sexuell	7	1		*20*	2	
Tätertypologie						
1. 'Atypische' Exhibitionisten	*8*	-	T	4	-	
2. 'Pädophil-orientierte' Exhibitionisten	5	-	n.s.	*10*	-	
Therapie						
1. medikamentös / psychagogisch / psychotherapeutisch	*13*	-		6	-	
Copingverhalten						
1. Hilfesuchen (Hinweise dagegen)	*12*	4		8	7	
2. Gegensteuerung (Hinweise dagegen)	*12*	4		6	7	
3. Entlastung (Hinweise dafür)	*10*	4		7	7	

n.s. = nicht signifikanter Unterschied
T = tendenzieller Unterschied (p <. 10)

Abb. 7b: Zusammenfassende Darstellung der Prognosekriterien 'erster', 'zweiter' Ordnung und der nach sozialer Entwicklung für die *Exhibitionisten*

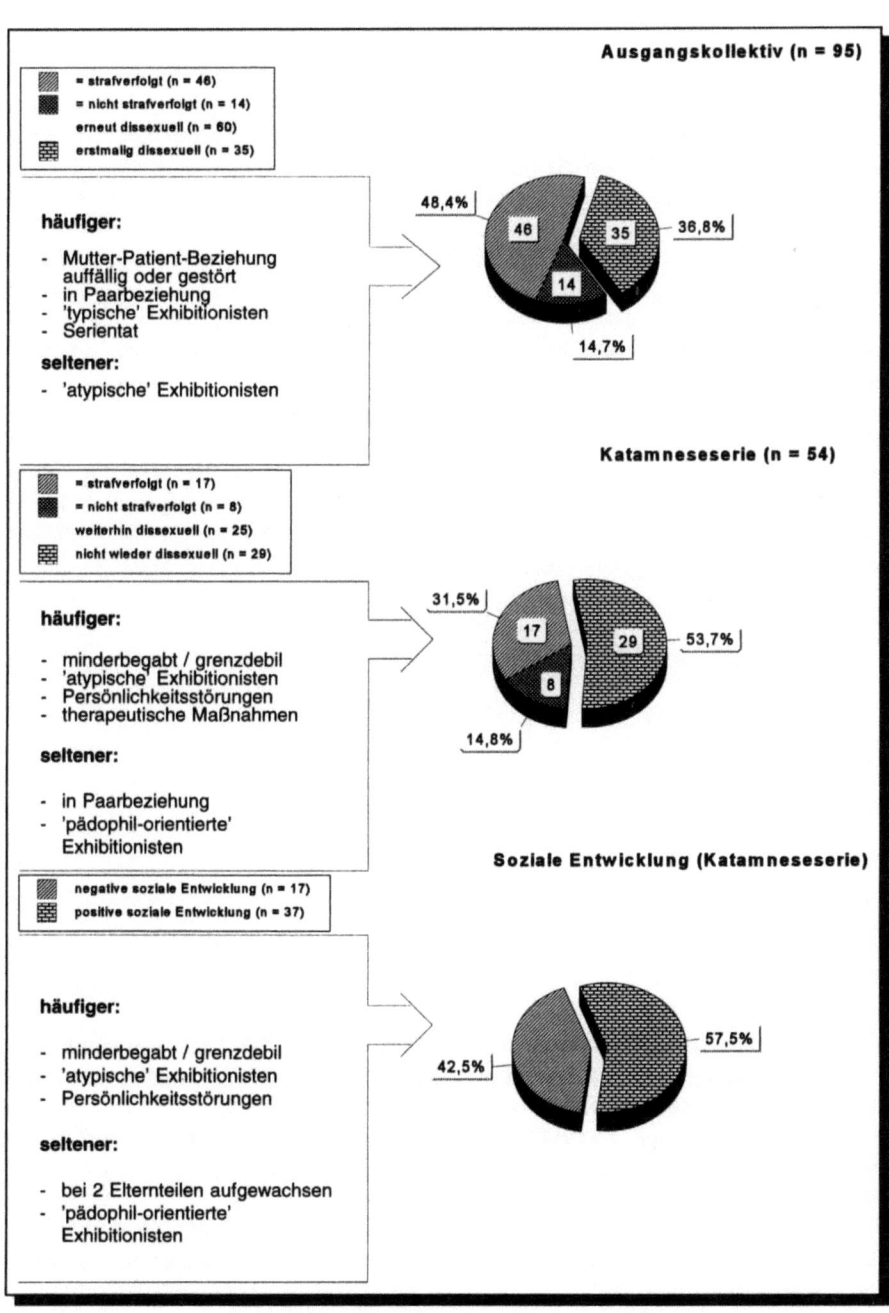

4.3 Dissexualität als sexuelle Aggressivität

4.3.1 Aktenerhebungen

Eine dissexuelle Handlung wurde dann als sexuelle Aggressivität gewertet, wenn der Täter unter Einsatz von Gewalt (nicht nur im Sinne einer körperlichen Überwältigung, sondern auch durch ein die psychische Verfassung des Opfers beeinträchtigendes Verhalten, z.B. Einschüchterungen oder Drohungen, welche die Frau zu einem Duldungsentschluß bringen) den Geschlechtsverkehr erzwang oder dies zumindest versuchte, oder aber, wenn nicht der Koitus als Endzweck erkennbar gewesen ist, die Durchsetzung sexuell motivierter Wünsche ebenfalls mit einer Gewaltanwendung verbunden war. Dies entspricht den Definitionen des Strafgesetzbuches für Vergewaltigung (§ 177 StGB) und sexuelle Nötigung (§ 178 StGB). Eine Zusammenfassung beider Gruppen erfolgte deshalb, weil ihnen die aggressive Tatdurchführung gemeinsam ist und sie als die beiden Haupterscheinungsformen aggressiver Dissexualität gelten dürfen.

Die Altersverteilung des Ausgangskollektivs (vgl. Tab. 26) zeigt einen Gipfel für die Täter in der dritten Lebensdekade; einen großen Anteil machen aber ebenso die jüngeren (bis 19jährigen: 28%) sowie die nächst ältere Gruppe der 30-39jährigen (29%) aus. Noch ältere Täter (über 40jährige) spielen so gut wie keine Rolle.

Tabelle 26: Ausgangskollektiv dissexueller Gewalttäter (n = 114); Alter der Täter zum Tatzeitpunkt

	n	%
bis 19 Jahre	32	28
20 - 29 Jahre	42	37
30 - 39 Jahre	33	29
40 - 49 Jahre	7	6
	114	100

Sozialer Werdegang und Persönlichkeit. Mehr als ein Drittel (n = 44) wiesen eine sehr niedrige Schulbildung auf; annähernd die Hälfte (n = 55) hatten aber zumindest die Volksschule und einige die Mittelschule abgeschlossen (n = 6). Dies paßt gut zur Intelligenzverteilung: Die Hälfte (n = 58) waren überdurchschnittlich intelligent, ein Viertel (n = 27) minderbegabt und ein Viertel (n = 29) grenzdebil oder noch stärker intellektuell eingeschränkt. Nur ein kleiner Teil (n = 27) verfügte zum Begutachtungszeitpunkt über eine abgeschlossene Berufsausbildung, was auch nicht mit ungünstigen Rahmenbedingungen der sozialen Entwicklung erklärt werden kann: Die meisten (n = 82) waren bei beiden Eltern aufgewachsen; frühe Trennungsereignisse (innerhalb der ersten 5 Lebensjahre) fanden sich eher selten (der Eltern voneinander in 18 Fällen, der Eltern vom Probanden in 9 Fällen) und etwas häufiger

Hinweise für eine auffällige oder gestörte Beziehung zur Mutter (n = 24) oder zum Vater (n = 28). Über die Situation der Primärfamilien lassen sich darüber hinaus allerdings keine weiteren Auskünfte geben, da zu wichtigen Merkmalen (etwa Gewalttätigkeit oder Alkoholmißbrauch der Eltern) in fast drei Viertel der Fälle Angaben fehlen. Während frühe Entwicklungsstörungen selten waren (wie statomotorische oder Sprachverzögerungen in 13 Fällen), konnte eine neurotische Primordialsymptomatik in über einem Viertel der Fälle (n = 33) festgestellt werden.

Bei 11 Gutachtenpatienten war ein früheres Schädelhirntrauma gesichert und 17 wiesen in der Vorgeschichte frühere Krankheiten mit ZNS-Beteiligung auf, davon in 4 Fällen wegen eines Anfallsleidens und in den verbleibenden 13 Fällen aufgrund einer hirnorganischen Erkrankung. Vor der Begutachtung waren 11 Gutachtenpatienten in stationärer psychiatrischer Behandlung gewesen, davon noch am häufigsten wegen einer Persönlichkeitsstörung (n = 3) oder Alkoholabhängigkeit (n = 4). Hinweise auf Alkoholmißbrauchsphasen in der Vorgeschichte fanden sich jedoch bei fast einem Viertel (n = 27) des Ausgangskollektiv. Etwa die Hälfte der Täter (n = 54) hatten bis zum 19. Lebensjahr das erste koitale Erlebnis, aber nur ein Drittel (n = 40) zum Zeitpunkt der Tat eine Partnerin. Etwa ebensoviele (n = 42) fühlten sich in der sexuell-erotischen Kontaktaufnahme gehemmt und 18 beklagten Erektions- (n = 10) oder Ejakulationsstörungen (n = 9); in einem Fall lag eine kombinierte Erektions- und Ejakulationsstörung vor. Psychosoziale Belastungen zum Tatzeitpunkt betrafen am häufigsten den beruflichen Bereich (n = 48), soziale Vereinsamung (n = 24) sowie partnerschaftliche Probleme (n = 24).

Tatphänomenologie. In mehr als zwei Drittel der Fälle (n = 79) war eine einzige Tat, sonst mehrere (mindestens 2 eines Täters) Anlaß für die Begutachtung. Eine gemeinschaftliche Tatbegehung fand sich bei 18 Tätern. In 23 Fällen erfolgte eine gewaltsame Durchsetzung der Tat unter Verwendung von Gegenständen (Stock, Messer, Pistole); in weniger als der Hälfte der Fälle (n = 55) kam es zu einem genito-genitalen Kontakt, in 10 Fällen zu Oralkontakten und in 1 Fall ist Analverkehr ausgeführt worden. Bei eher seltener aggressiven Handlungen in der Tatanlaufzeit (n = 15) war die Gestaltung des Tatablaufes meist zielgerichtet (n = 81), nicht lang hingezogen (n = 73) und nicht komplex strukturiert (n = 67). Häufig fehlten Angaben (n = 51) zum Ausmaß der Trunkenheit, wobei in diesen Fällen allerdings die Annahme einer tatsächlich nicht gegebenen Alkoholisierung des Täters eher naheliegt; für die verbleibenden Fälle läßt sich sagen, daß bei 13 Tätern zum Tatzeitpunkt keine, bei 14 eine leichte (Blutalkoholkonzentration, sofern gegeben > 0,8‰), bei 23 eine mittlere (BAK > 1,3‰) und bei 11 Tätern eine schwere (BAK > 2,0‰) Trunkenheit festgestellt wurde.
Meist kannte der Täter das Opfer nicht (n = 58) oder es war ihm nur entfernt (n = 37), in wenigen Fällen (n = 13) gut bekannt. Bei den Widerstand leistenden Opfern (n = 83) kamen lebensgefährliche oder schwere (körperliche) Verletzungen in 11 Fällen vor und bei weiteren 20 Opfern leichte. Allerdings fanden sich zu diesem Punkt häufig (n = 66) keine Angaben. 35 und damit die meisten Opfer waren zwischen 15 und 25 Jahren alt (vgl. Tab. 27).

Tabelle 27: Ausgangskollektiv dissexuelle Gewalttäter (n = 114); Opferalter zum Tatzeitpunkt

	n	%
zwischen 12 und 14 Jahren (frühe Adoleszenz)	10	9
zwischen 15 und 17 Jahren (späte Adoleszenz)	19	17
zwischen 18 und 25 Jahren	35	31
zwischen 26 und 45 Jahren	14	12
älter als 45 Jahre	9	8
keine Altersangaben	27	23
	114	100

Zwischenanamnese. Weniger als ein Drittel (n = 34) der dissexuellen Gewalttäter waren bereits vor der Begutachtung wegen anderer dissexueller Verhaltensweisen strafverfolgt worden; fast immer (mehr als 80% der Fälle) erging die Verurteilung wegen Vergewaltigung oder sexueller Nötigung, während die übrigen Fälle sich auf Mißbrauch von Kindern oder exhibitionistische Handlungen verteilten. Eine nicht strafverfolgte Dissexualität in der Vorgeschichte fand sich aber noch in 8 weiteren Fällen (auch überwiegend als Vergewaltigung oder sexuelle Nötigung). Vorbestraft wegen anderer (nicht-sexueller) Delikte waren mehr: Fast die Hälfte der Gutachtenpatienten dieser Deliktgruppe mußten sich früher wegen Diebstahl (3/5 der Verurteilungen), Betrug (1/5 der Verurteilungen) oder Körperverletzung (1/5 der Verurteilungen) vor Gericht verantworten. Von allen vorbestraften Tätern (n = 59) gelang nur wenigen der Aufbau einer partnerschaftlichen Bindung (n = 15) oder einer näheren Beziehung zu Verwandten (n = 8).

Perspektiven. Ohne Partnerin waren die meisten (n = 69) der Gutachtenpatienten und die Hälfte der partnerschaftlich gebundenen empfanden ihre aktuelle Paarbeziehung als problematisch (n = 20). Weit geringer war der Teil der Täter ohne Beschäftigung (n = 25) und Wohnung (n = 3) zum Tatzeitpunkt.

Copingverhalten. Bevorzugte Copingstrategien waren Schuldzuweisung (n = 53) und Verminderung (n = 41), während sich besonders wenig Hinweise für Hilfesuchen (n = 7) oder Erweiterung des Kenntnisstandes (n = 3) fanden.

Tätertypologische Beschreibung. Erkenntnisse aus einschlägigen Vorarbeiten (Wille 1968, Schorsch 1971, Wille und Kröhn 1990) und den ausgewerteten Gutachtenunterlagen entnehmbare Befunde legten nahe, für die dissexuellen Gewalttäter 4 verschiedene 'Typen' zu unterscheiden, die sich in folgender Verteilung fanden:

- 38 dissoziale Täter:
  In ihrer Herkunft meist aus der sozialen Unterschicht beginnt bereits früh eine soziale Randständigkeit: Bei niedrigem Bildungsniveau ist ihre Lern- und Leistungsmotivation eher gering und die Lebensführung von einer unsteten

Arbeitsanamnese sowie auch einem Muster wenig dauerhafter partnerschaftlicher Beziehungen gekennzeichnet. Neben geringer Zielstrebigkeit im sozialen Bereich besteht eine Neigung zur Verwahrlosung und zu stärkerem Alkoholkonsum bis zum Abusus. Die Dissexualität ist hier Teil einer Dissozialität, die auch durch Eigentums- und/oder andere (nicht-sexuelle) Aggressionsdelikte (nicht selten unter Alkohol) zum Ausdruck kommt.
- 25 jugendliche, sexuell unerfahrene Täter:
Der familiäre Hintergrund ist häufig eher günstig und wirkt intakt. Auffälligkeiten treten erst im Rahmen der Pubertätsentwicklung auf und stehen im Zusammenhang mit einer erschwerten Verarbeitung neuer Körpererfahrungen in der Adoleszenz, die in der Gleichaltrigengruppe nicht genügend aufgefangen werden können. Häufig bietet sich das äußere Bild eines schüchternen Einzelgängers.
- 31 'symbolisch-agierende' Täter:
Meist gut sozial integriert und ohne (äußere) Auffälligkeiten in der frühen kindlichen und pubertären Entwicklung sind bei ihnen die (stets vorhandenen) Partnerschaftserfahrungen emotional höchst ambivalent besetzt. Es fehlt die innere Übereinstimmung mit Verlauf und Rollenteilung in einer bisherigen oder der aktuellen Beziehung, was aber in erster Linie mit dem eigenen Unvermögen des Täters zusammenhängt, Wünsche und Bedürfnisse der Partnerin zu erkennen und/oder mit den eigenen Interessen abzustimmen. Nicht selten kommt es zu einer langfristigen projektiven Verkennung des eigenen Anteils an der (als sehr unbefriedigend erlebten) Beziehungskonstellation mit Schuldzuweisungen und zunehmender (uneingestandener) Feindseligkeit (auch als Reaktion auf starke Unterlegenheitsbefürchtungen) gegenüber der aktuellen oder einer ehemaligen Partnerin, für die sich aber innerhalb der Beziehung keine Regulationsmöglichkeiten finden (oder fanden). Das sexuelle Aggressionsdelikt gegenüber einer (in der Regel) nicht bekannten Frau ist dann sexueller Ausdruck von Aggressionen gegenüber 'der' (symbolisch gemeinten) Frau.
- 11 schwachsinnige Täter:
Während bei den drei bisher genannten tätertypologischen Beschreibungen ein Integrierungsdefizit im Vordergrund steht, ist das gemeinsame Merkmal dieser Gruppe ein Differenzierungsmangel von erheblichem Ausprägungsgrad (mindestens einer Debilität) als vordergründiger Störaspekt, der die gesamte Biographie umfaßt.
- 9 Täter waren nach dieser Einteilung nicht typologisierbar
(2 Täter mit stark ausgeprägter sexueller Dysfunktion; 2 schwer persönlichkeitsgestörte Täter mit polymorph-perverser Symptombildung und 5 Täter, die aufgrund hirnorganischen Abbaus und zusätzlicher Alkoholisierung in ihrer Erlebensstruktur zum Tatzeitpunkt erheblich zerfallen waren).

4.3.2 Prognosekriterien 'erster Ordnung'

Ein Vergleich der wegen Vergewaltigung oder sexueller Nötigung begutachteten Täter, die sich bereits vor dem Indexdelikt dissexuell verhalten hatten (n = 42), mit den 'Ersttätern' (n = 72) bestätigte zunächst die erwartbaren Unterschiede in der

68 Ergebnisse

Altersverteilung: Die erstmalig dissexuellen Täter waren häufiger jünger, während in den anderen Altersgruppen die erneut dissexuellen Täter dominierten. Bei letzteren fanden sich häufiger eine auffällige oder gestörte Beziehung zu Vater und Mutter, eine neurotische Primordialsymptomatik und Trennungsereignisse zwischen 5. und 15. Lebensjahr (des Patienten von den Eltern und der Eltern voneinander). Die erneut dissexuellen Gewalttäter wiesen darüber hinaus öfter eine geringere Intelligenz (minderbegabt/ grenzdebil) auf und hatten entsprechend häufiger geringere Schul-, bzw. keine Berufsausbildung. Ihre ersten koitalen Erfahrungen fanden durchschnittlich früher statt: Über die Hälfte hatten vor dem 19. Lebensjahr ihr erstes Koituserlebnis und zum Zeitpunkt der Begutachtung mehr als fünf Koitusbeziehungen geführt. Die Gestaltung von Partnerbeziehungen war bei ihnen allerdings überwiegend problematisch. Auffallend war ebenso, daß sie öfter Opfer aus der jüngsten (zwischen 12 und 14 Jahren) oder der ältesten Altersgruppe (über 45 Jahre) wählten und die Gestaltung des Tatablaufes meist zielgerichtet war. Nach der tätertypologischen Beschreibung überwogen in der Gruppe der erneut dissexuellen Gewalttäter die dissozialen Täter, während bei den erstmalig Dissexuellen jugendliche und 'symbolisch-agierende' Täter stärker vertreten waren. Eine nicht-sexuelle Delinquenz in der Vorgeschichte wiesen deutlich mehr erneut dissexuelle Gewalttäter auf, von denen nur sehr wenige zum Zeitpunkt der Begutachtung nicht vorbestraft waren. Im Copingverhalten neigten diese mehr zur Verdrängung und eine Alkoholabhängigkeit in der Vorgeschichte war bei ihnen häufiger (vgl. Tab. 28).

4.3.3 Nachuntersuchungen

Von den 114 begutachteten dissexuellen Gewalttätern konnten 60 (53%) nachuntersucht werden; bei 51 Tätern erfolgte ein persönliches Gespräch (in 7 Fällen telefonisch). In 9 Fällen waren Drittanamnesen Grundlage für ausreichende Information über die weitere Entwicklung des ehemaligen Gutachtenpatienten; 7 dieser indirekten Katamnesen ergaben sich durch den zwischenzeitlichen Tod des Patienten.

Aufschluß über die Altersstruktur der Katamneseserie gibt Tabelle 29; der durchschnittliche Katamnesezeitraum betrug 28 Jahre (vgl. Tab. 30)

Tabelle 28: Ausgangskollektiv dissexueller Gewalttäter (n = 114); Prognosekriterien 'erster Ordnung' als Unterschiede zwischen erstmalig und erneut dissexuellen Tätern auf der Grundlage ausgewerteter Gutachten (stärkere Merkmalsausprägung hervorgehoben)

	erneut dissexuell (n = 42)		erstmalig dissexuell (n = 72)	
Sozialer Werdegang und Persönlichkeit des Täters	ja	ohne Angabe	ja	ohne Angabe
1. Mutter-Patient-Beziehung auffällig oder gestört	*11*	11	13	30
2. Vater-Patient-Beziehung auffällig oder gestört	*15*	12	13	28
3. Trennung des Patienten von den Eltern zwischen 5 - 15 Lebensjahr	*12*	3	12	6
4. Scheidung der Eltern zwischen 5 - 15 Lebensjahr	*13*	5	17	13
5. Neurotische Primordialsymptomatik	*19*	13	14	31
6. Alkoholismus-Anamnese	*12*	22	15	41
7. Intelligenz - minderbegabt/grenzdebil	*21*	-	27	-
8. Sehr niedrige Schulbildung	*21*	-	23	3
9. Ohne Berufsausbildung	*33*	-	37	3
10. Koituserfahrung vor dem 19. Lebensjahr	*27*	3	27	14
11. Mehr als 5 Koitusbeziehungen bis zur Begutachtung	*25*	1	21	8
12. Überwiegende Gestaltung von Paarbeziehungen problematisch	9	14	9	20
Tatphänomenologie				
1. Alter bis zum Tatzeitpunkt:				
bis 19 Jahre	5	-	27	-
20 bis 29 Jahre	*19*	-	23	-
30 bis 39 Jahre	*17*		16	
2. Zielgerichtete Gestaltung des Tatablaufes	*38*	-	43	3
3. Opferalter:				
zwischen 12 - 14 Jahren	5	8	5	19
älter als 45 Jahre	*5*	8	4	19
4. Opfer war gut bekannt	2	1	*11*	4
Tätertypologie				
1. Dissoziale Täter	*19*	- T	19	-
2. Jugendliche, sexuell unerfahrene Täter	3	- **	*22*	-
3. 'Symbolisch-agierende' Täter	9	- n.s.	*22*	-
Zwischenanamnese				
1. Nicht-sexuelle Delinquenz in der Vorgeschichte	*30*	1	23	1
2. Nicht vorbestraft	3	-	*48*	-
Copingverhalten				
1. Verdrängung (Hinweise dafür)	*16*	7	14	13

n.s. = nicht signifikanter Unterschied
T = tendenzieller Unterschied (p < .10)
** = sehr signifikanter Unterschied (p < .01)

70　Ergebnisse

Tabelle 29: Katamneseserie dissexuelle Gewalttäter (n = 60); Alter zum Katamnesezeitpunkt

	n
40 - 44 Jahre	2
45 - 49 Jahre	6
50 - 54 Jahre	27
55 - 59 Jahre	13
60 - 64 Jahre	10
65 - 69 Jahre	2
	60

Tabelle 30: Katamnesezeiträume bei den nachuntersuchten dissexuellen Gewalttätern

	n	
zwischen 10 und 19 Jahren	14	
zwischen 20 und 29 Jahren	13	
zwischen 30 und 39 Jahren	29	
40 Jahre und mehr	4	
Katamnesezeitraum insgesamt (Jahre)	1706	: 60
durchschnittliche Katamnesezeit (Jahre)		= 28

Die meisten der nachuntersuchten dissexuellen Gewalttäter lebten in eigener Wohnung (n = 41), 7 zur Untermiete, 6 in einem Alten- oder Pflegeheim, 2 in beschützter Wohnung, einer befand sich freiwillig im psychiatrischen Krankenhaus, ein weiterer war nach § 63 StGB untergebracht und 2 befanden sich in Sicherungsverwahrung (§ 66 StGB).

Gut die Hälfte (n = 31) waren zum Katamnesezeitpunkt berufstätig, die andere Hälfte arbeitslos (n = 13) oder bereits berentet (n = 16). Als psychosoziale Belastungen (mittleren oder schweren Ausprägungsgrades) dominierten soziale Vereinsamung (n = 19) und finanzielle (n = 18) oder berufliche Schwierigkeiten (n = 15). Mehr als zwei Drittel der nachuntersuchten Gutachtenpatienten dieser Deliktgruppe gaben somit keine oder nur leichte psychosoziale Belastungen zum Katamnesezeitpunkt an; insbesondere wurde nur von 6 der 36, die eine Partnerin hatten, die Partnerschaft als problematisch und belastend angeführt.

Weiterer sozialer Werdegang nach der Begutachtung. Etwas mehr als die Hälfte (n = 33) mußten wegen des Indexdeliktes eine Haftstrafe verbüßen; bei 6 von diesen wurde zusätzlich die Unterbringung in einem psychiatrischen Krankenhaus angeordnet. Gute Wohnverhältnisse im Katamnesezeitraum waren bei 20 und eine gelungene berufliche Integration bei 26 ehemaligen Gutachtenpatienten festzustellen.

Im gesamten, durchschnittlich fast drei Jahrzehnte (28 Jahre) umfassenden Nachuntersuchungszeitraum waren nur 16 Täter ohne Partnerin geblieben, und von den anderen (n = 44) die meisten sowohl im personalen (n = 32) als auch im sexuellen Bereich (n = 30) mit ihren zwischenzeitlichen Beziehungen zufrieden. Vor der Begutachtung hingegen hatten über die Hälfte der Katamneseserie (n = 33) noch keine Partnerin gehabt und von den verbleibenden (n = 27) waren die meisten auf personaler (n = 20) oder auf sexueller Ebene (n = 16) mit der partnerschaftlichen Situation unzufrieden gewesen. Darüber hinaus ergaben die katamnestischen Erhebungen Hinweise auf sexuelle Dysfunktionen, die bereits zum Begutachtungszeitpunkt vorgelegen haben sollen, aber nicht erörtert wurden: In 5 Fällen habe damals eine kombinierte Erektions- und Ejakulationsstörung, in 4 Fällen eine Ejakulationsstörung und in einem Fall eine Erektionsstörung vorgelegen; zum Katamnesezeitpunkt fühlte sich allerdings nur einer von diesen durch eine weiterhin bestehende (kombinierte) Funktionsstörung in seinem sexuellen Erleben beeinträchtigt.

Auffällig war, daß insgesamt nur 8 ehemalige Gutachtenpatienten behandelt worden sind: einer hatte eine (ausschließlich) medikamentöse Therapie (Cyproteronacetat) erhalten und 5 (ausschließlich) Psychotherapie; in 2 Fällen wurde eine antiandrogene Medikation (Cyproteronacetat) psychagogisch begleitet.

Immerhin 11 Täter sahen auch zum Katamnesezeitpunkt (wie bereits bei der Begutachtung) keinen Grund, die damalige Dissexualität mit einer inneren Konfliktsituation in Verbindung zu bringen. Bemerkenswert waren aber auch jene Selbstberichte, wonach bei 4 Patienten (mit der Sexualität verknüpfte) aggressive Impulse in ungeschwächter und bei 3 Patienten in abgeschwächter Intensität (verglichen mit der Situation zum Begutachtungszeitpunkt) vorlagen. Mehr als die Hälfte (n = 35) jedoch hielten ihr Problem für überwunden und 7 wollten hierzu keine Angaben machen.

Eine Alkoholabhängigkeit leichten Grades (nach DSM-III-R) lag in 5 (zum Begutachtungszeitpunkt in 24 Fällen) und eine schwergradige in 4 Fällen (zum Begutachtungszeitpunkt auch in 4 Fällen) vor.

Psychischer Befund und typologische Persönlichkeitsbeschreibung nach DSM-III-R. Psychopathologische Auffälligkeiten betrafen lediglich ein Fünftel des Kollektivs und waren überwiegend leichten, nur selten mittleren Ausprägungsgrades; am häufigsten waren noch Aufmerksamkeits-, Antriebs- und Affektstörungen. Im gesamten Katamnesezeitraum wurden nur 5 ehemalige Gutachtenpatienten dieser Deliktgruppe stationär behandelt (Suizidversuch: n = 2; Persönlichkeitsstörung: n = 2; Alkoholabhängigkeit: n = 1). Eine bei insgesamt 14 ehemaligen Patienten notwendig gewordene ambulante psychiatrische Behandlung betraf überwiegend eine Alkoholabhängigkeitsproblematik (n = 8) oder eine Persönlichkeitsstörung (n = 4). In 6 Fällen stand der nachuntersuchte Patient unter Vormundschaft und in 3 Fällen lag eine Pflegschaft vor.

Entsprechend den Kriterien des DSM-III-R fanden sich in 15 Fällen Persönlichkeitsstörungen; dabei dominierten typologische Beschreibungen als antisozial (n = 6) und schizoid (n = 3).

Im Copingverhalten (fehlende Angaben in 21 Fällen) wurden direkt problemmindernde oder -lösende Aktivitäten (i. e. 'Entlastung'; Hinweise dafür: n = 24) und Verminderung (Hinweise dafür: n = 14) am häufigsten gefunden; selten hingegen waren Hilfesuchen (Hinweise dagegen: n = 23) oder eine offensive Entgegnung auf Probleme (i. e. 'Gegensteuerung'; Hinweise dagegen: n = 18).

Tätertypologische Beschreibung und Partnerschaften. In der Katamneseserie fanden sich 21 dissoziale und 20 'symbolisch-agierende' Täter sowie 10 sexuell unerfahrene Jugendliche und 7 Schwachsinnige; zwei weitere Fälle betrafen eine schwere Persönlichkeitsstörung mit perverser Symptombildung und eine sexuelle Dysfunktion. Es war auffällig, daß die zum Tatzeitpunkt (des Indexdeliktes) ausnahmslos nicht partnerschaftlich gebundenen jugendlichen Täter im Katamnesezeitraum alle eine Beziehung aufbauen konnten, während der Mehrzahl der dissozialen Täter dies nicht gelang ($p < .01$ **). Geht man allerdings von der Kontaktstörung als einem hervorragenden Merkmal dissozialer Persönlichkeiten aus, dann ist es doch überraschend, daß immerhin 9 der dissozialen Täter eine neue Beziehung gründen konnten und einer sogar noch mit der ehemaligen Partnerin zusammenlebte, wenn auch die Qualität dieser Beziehungen - jedenfalls nach dem Eindruck aus den Nachuntersuchungen - durch ein (vermutlich nur scheinbar) geringes affektives Engagement gekennzeichnet war. Die 'symbolisch-agierenden' Täter wiederum, die zum Tatzeitpunkt zumeist bereits eine Partnerin hatten, waren auch im Katamnesezeitraum überwiegend partnerschaftlich gebunden - davon häufig in einer neuen Beziehung (n = 12), nur wenige in der alten (n = 3). Bemerkenswert war auch, daß von den schwachsinnigen Tätern immerhin zwei die Gestaltung einer Beziehung gelang, davon einem sogar als Weiterführung der ehemaligen Partnerschaft (vgl. Tab. 31).

4.3.4 Prognosekriterien nach der weiteren sozialen Entwicklung

Die Ermittlung des 'Sozialintegrations-Scores' ergab in 25 Fällen eine ungünstige weitere soziale Entwicklung (*Negative Entwicklung* = *NE*-Patienten) und in 35 Fällen eine günstige (*Positive Entwicklung* = *PE*-Patienten). Ein Vergleich dieser beiden Gruppen zeigte eine Häufung älterer Täter (Altersgruppe 30-39 Jahre) bei den NE-Patienten und jüngerer (20 bis 29 Jahre) bei den PE-Patienten. Auffälligkeiten in der Primärfamilie, bzw. gestörte Mutter-/Vater-Patient-Beziehungen fanden sich häufiger bei den NE-Patienten, genauso wie eine frühere Alkoholabhängigkeit. Öfter minderbegabt oder grenzdebil hatten letztere durchschnittlich früher als die PE-Patienten ihre ersten koitalen Erfahrungen gesammelt; allerdings gelang ihnen der Aufbau zufriedenstellender partnerschaftlicher Bindungen im Katamnesezeitraum deutlich seltener, während sich psychosoziale Belastungen sowie Persönlichkeitsstörungen nach DSM-III-R häufiger fanden. Bei der Tatdurchführung waren die NE-Patienten häufiger alkoholisiert und wählten öfter ältere Opfer (älter als 45 Jahre). Unter ihnen fanden sich mehr dissoziale und schwachsinnige, aber in keinem Fall jugendliche Täter (vgl. Tab. 32).

Tabelle 31: Katamneseserie dissexuelle Gewalttäter (n = 60); tätertypologische Beschreibung und partnerschaftliche Beziehungen im Katamnesezeitraum; angegeben sind weitergeführte Partnerschaften ("alte Bez."), sofern zum Tatzeitpunkt eine solche bestand ("ehemals vorhanden"), sowie neu begründete ("neue Bez.") und fehlende ("keine Bez.") Paarbeziehungen

		alte Bez. n	/ /	ehemals vorhanden n	neue Bez. n	keine Bez. n
Dissoziale Täter	(n = 21)	1	/	(4)	9	11
Sexuell unerfahrene Jugendliche	(n = 10)	0	/	(0)	10	-
'Symbolisch-agierende' Täter	(n = 20)	3	/	(12)	12	5
Schwachsinnige	(n = 07)	1	/	(2)	1	5
nicht-typologisierbar	(n = 02)	0	/	(0)	1	1
	(n = 60)					

4.3.5 Prognosekriterien 'zweiter Ordnung'

Nach den Strafregisterauszügen waren 8 der 60 katamnestisch erfaßten dissexuellen Gewalttäter wegen einer Sexualstraftat nach der Begutachtung wieder strafverfolgt worden: 5 wegen Vergewaltigung (§ 177 StGB) und 3 wegen sexuellen Mißbrauchs von Kindern (§ 176 StGB). Hinzu kamen 10 ehemalige Gutachtenpatienten, von denen dissexuelle Handlungen im Nachuntersuchungszeitraum bekannt wurden, welche aber hierfür nicht gerichtlich belangt worden waren (Vergewaltigung: n = 8; sexueller Mißbrauch von Kindern: n = 2).

Abgesehen davon, daß fast alle Fälle erneuter Dissexualität bei den dissozialen Tätern festgestellt wurden, lag der Zeitpunkt der dissexuellen Handlungen stets zwischen 5 und 30 Jahren nach der Begutachtung (vgl. Abb. 8a).

Ein Vergleich der nach Strafregisterauszügen und Katamneseerkenntnissen weiterhin dissexuellen (n = 18) mit den nicht mehr dissexuellen Gewalttätern (n = 42) ergab folgende Trends: Die erneut Dissexuellen lagen nach dem Tatalter beim begutachteten Indexdelikt häufiger in der dritten Lebensdekade und seltener in der vierten; ihre Opfer waren häufiger sehr jung (12-14 Jahre) oder älter als 45 Jahre. Auffälligkeiten in der Primärfamilie fanden sich bei ihnen öfter. Häufiger minderbegabt oder grenzdebil hatten sie früher erste koitale Erfahrungen gesammelt. Der Aufbau zufriedenstellender Partnerbeziehungen im Katamnesezeitraum gelang ihnen deutlich seltener und sie waren stärker psychosozial belastet. Nach der tätertypologischen Beschreibung dominierten eindeutig die dissozialen Täter unter den erneut dissexuellen Gewalttätern, während die jugendlichen, sowie die 'symbolisch-agierenden' Täter ausnahmslos überhaupt nicht mehr dissexuell waren (vgl. Tab. 33).

Tabelle 32: Katamneseserie dissexuelle Gewalttäter (n = 60); Prognosekriterien nach weiterer sozialer Entwicklung (Negative Entwicklung = NE-Patienten; Positive Entwicklung = PE-Patienten; stärkere Merkmalsausprägung hervorgehoben)

Sozialer Werdegang und Persönlichkeit des Täters	NE-Patient (n = 25) ja	NE-Patient ohne Angabe	PE-Patient (n = 35) ja	PE-Patient ohne Angabe
1. Mutter-Patient-Beziehung auffällig oder gestört	*5*	9	6	11
2. Vater-Patient-Beziehung auffällig oder gestört	*8*	10	7	11
3. Alkoholismus-Anamnese (Gutachtenbefund)	*7*	13	5	24
4. Intelligenz (Gutachtenbefund) minderbegabt / grenzdebil	*13*	-	13	-
5. Koituserfahrung vor dem 19. Lebensjahr	14	4	*15*	4
6. Mehr als 5 Koitusbeziehungen bis zur Begutachtung	*10*	2	9	3
7. Psychosoziale Belastung im Katamnesezeitraum: a) Finanzen	*11*	1	7	1
b) soziale Vereinsamung	*13*	-	6	-
8. Zufriedenstellende Partnerbeziehung(en) im Katamnesezeitraum: a) auf personaler Ebene	5	-	*27*	-
b) auf sexueller Ebene	4	1	*26*	2
9. Aufbau von Verwandtschaftsbeziehungen im Katamnesezeitraum gelungen	5	1	*17*	3
10. Persönlichkeitsstörung	*9*	9	6	6
Tatphänomenologie				
1. Alter bis zum Tatzeitpunkt: bis 19 Jahre	2	-	*15*	-
30 bis 39 Jahre	*10*	-	5	-
2. Alkoholisierung bei der Tat mehr als leicht	*13*	10	13	19
3. Opferalter: älter als 45 Jahre	*5*	4	2	8
Tätertypologie				
1. Dissoziale Täter	*12*	- n.s.	9	-
2. Jugendliche, sexuell unerfahrene Täter	0	- **	*10*	-
3. Schwachsinnige Täter	*4*	- n.s.	3	-

n.s. = nicht signifikanter Unterschied
** = sehr signifikanter Unterschied (p < . 01)

Abb. 8a: Katamneseserie dissexuelle Gewalttäter (n = 60); weiterhin dissexuelle Katamnesepatienten (n = 18) nach tätertypologischer Beschreibung und Zeitpunkt erneuter Dissexualität (jeweils ein Kreuz pro Patient für den zuletzt vorgekommenen Fall erneuter dissexueller Handlungen nach der Begutachtung in Jahren; Einkreisung bei Strafregisterauskunft)

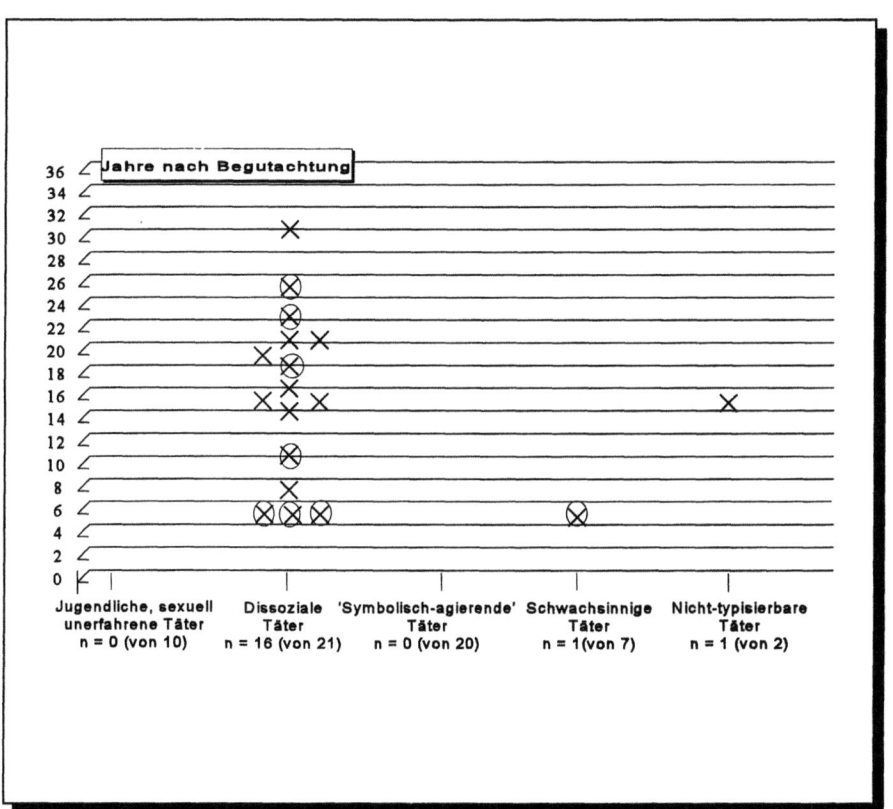

4.3.6 Zusammenfassung der Ergebnisse

Die Merkmalshäufungen bei den erneut dissexuellen Gewalttätern zum Begutachtungszeitpunkt (Prognosekriterien 'erster Ordnung') gleichen fast völlig denen für die weiterhin dissexuellen Gewalttäter der Katamneseserie (Prognosekriterien 'zweiter Ordnung'): Gleichermaßen dominierten Minderbegabung oder Grenzdebilität, frühe Koituserfahrung, Alkoholabhängigkeit in der Vorgeschichte und problematische Paarbeziehungen. Vom Täteralter häufiger in der dritten Lebensdekade, wählten die erneut dissexuellen Gewalttäter öfter sehr junge oder sehr alte Opfer. Nach der tätertypologischen Beschreibung neigten vor allem dissoziale Täter zu erneuter Dissexualität, während die jugendlichen, die schwachsinnigen und auch die 'symbolisch-agierenden' Täter seltener, bzw. sogar überhaupt nicht mehr dissexuell waren.

Tabelle 33: Katamneseserie dissexuelle Gewalttäter (n = 60); Prognosekriterien 'zweiter Ordnung' als Unterschiede zwischen (im Katamnesezeitraum) weiterhin und nicht mehr dissexuellen Tätern (stärkere Merkmalsausprägung hervorgehoben)

	weiterhin dissexuell (n = 18)		nicht mehr dissex. (n = 42)	
Sozialer Werdegang und Persönlichkeit des Täters	ja	o. Angabe	ja	o. Angabe
1. Alkoholismus-Anamnese (Gutachtenbefund)	6	11	6	26
2. Intelligenz (Gutachtenbefund) minderbegabt / grenzdebil	*12*	-	14	-
3. Koituserfahrung vor dem 19. Lebensjahr	11	3	18	5
4. Psychosoziale Belastung im Katamnesezeitraum:				
a) Finanzen	*9*	1	9	1
b) soziale Vereinsamung	*9*	-	10	-
5. Zufriedenstellende Partnerbeziehung(en) im Katamnesezeitraum:				
a) auf personaler Ebene	4	-	*28*	-
b) auf sexueller Ebene	5	-	*25*	3
6. Aufbau von Verwandtschaftsbeziehungen im Katamnesezeitraum gelungen	3	1	*19*	3
Tatphänomenologie				
1. Alter bis zum Tatzeitpunkt:				
20 bis 29 Jahre	*9*	-	15	-
30 bis 39 Jahre	3	-	*12*	-
2. Opfer war gut bekannt	1	-	5	3
3. Opferalter:				
zwischen 12 und 14 Jahren	*3*	4	3	8
zwischen 18 und 25 Jahren	4	4	*17*	8
älter als 45 Jahre	3	4	4	8
Tätertypologie				
1. Dissoziale Täter	*16*	- ***	5	-
2. Jugendliche, sexuell unerfahrene Täter	0	- *	*10*	-
3. 'Symbolisch-agierende' Täter	0	- **	*20*	-
4. Schwachsinnige Täter	1	- n.s.	6	-
Zwischenanamnese				
1. Nicht-sexuelle Delinquenz (zum Begutachtungszeitpunkt)	11	-	*18*	1
Copingverhalten				
1. Gegensteuerung (Hinweise dagegen)	7	8	*11*	13

n.s. = nicht signifikanter Unterschied
* = signifikanter Unterschied (p < . 05)
** = sehr signifikanter Unterschied (p < . 01)
*** = äußerst signifikanter Unterschied (p < .001)

Dissex. als sexuelle Aggressivität   77

Abb. 8b: Zusammenfassende Darstellung der Prognosekriterien 'erster', 'zweiter' Ordnung und der nach sozialer Entwicklung für die *dissexuellen Gewalttäter*

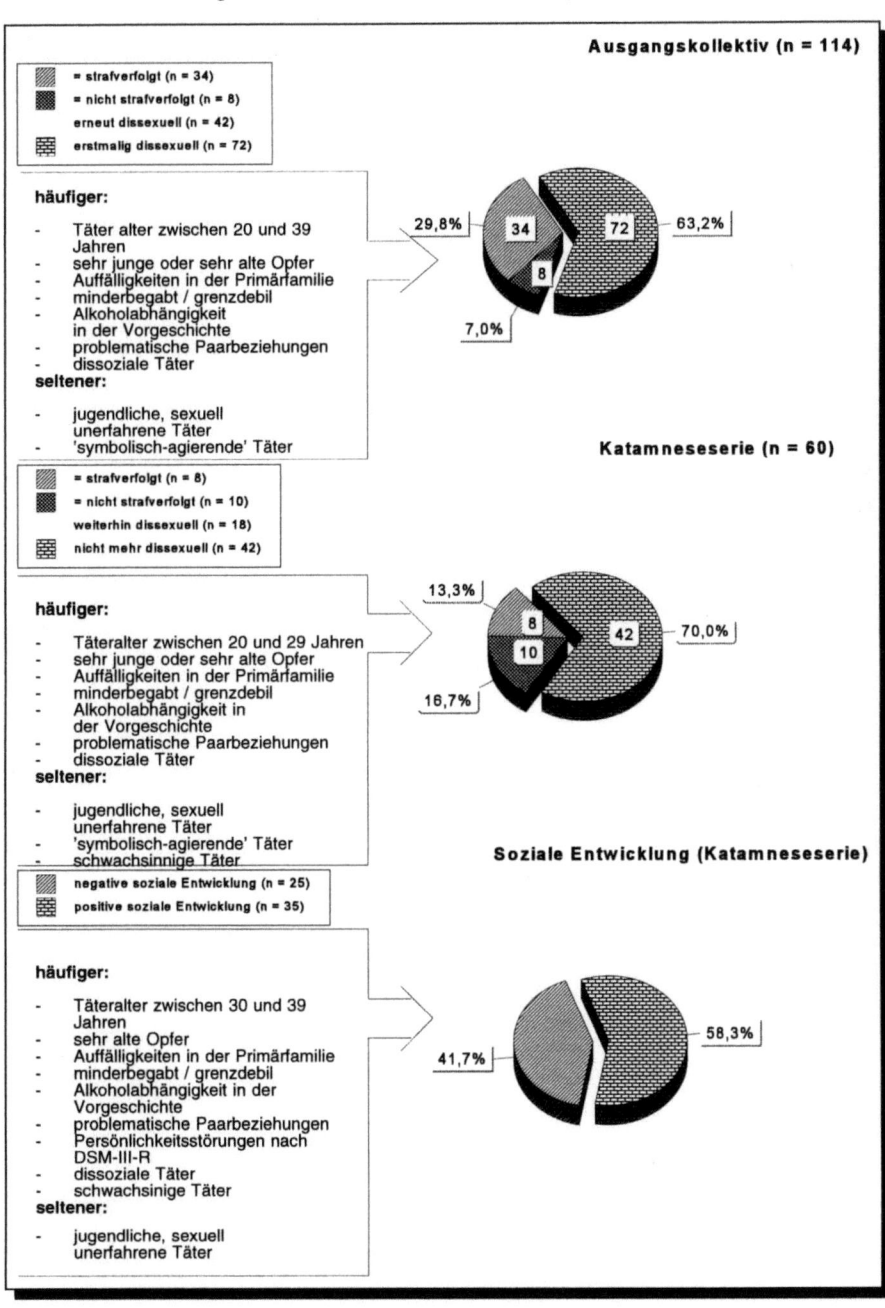

Ein ganz ähnliches Bild ergeben die Prognosekriterien nach der weiteren sozialen Entwicklung: Auch hier fand sich eine Häufung der dissozialen Täter in der Gruppe der Katamnesepatienten mit ungünstiger sozialer Entwicklung. Darüber hinaus ließen sich in dieser Gruppe deutlich öfter Persönlichkeitsstörungen feststellen. Während der schwachsinnige Täter ebenfalls eine eher ungünstige Sozialentwicklung nahm, läßt sich dies vom jugendlichen in keinem Fall sagen, während die 'symbolisch-agierenden' Täter in Bezug auf die weitere soziale Entwicklung gleich verteilt waren (vgl. Abb. 8b).

4.4 Dissexualität als Mißbrauch von Kindern

4.4.1 Vorbemerkung

Der Begriff Pädophilie wird im folgenden in einem zweifachen Sinne verwendet: Zum einen substantivisch als Oberbegriff und Sammelbezeichnung für die gesamte Deliktgruppe (also die Hinwendung zu Kindern aus sexuellen Motiven, die im Tatgeschehen zum Ausdruck kommen); zum anderen adjektivisch für eine genauere tätertyplogische Beschreibung, also der Kennzeichnung von Untergruppen, in denen ein primäres (und kein 'ersatzweises', sekundäres) Interesse am Kind besteht (sog. pädophile Haupt- oder Nebenströmung s.u.).

Ganz im Einklang mit der einschlägigen Literatur (Barylla 1965, Wille 1968, Schorsch 1971, Witter 1972, Heim und Morgner 1985, Fehlow 1986) hat auch die Durchsicht der in dieser Studie zugrundegelegten Gutachten über Täter, welche Kinder sexuell mißbrauchten, deutlich gemacht, wie unberechtigt die Erwartung von Aussagen über 'die' Pädophilen sein würde: Schon die Verteilung der Grundhäufigkeiten - z. B. etwa in Bezug auf Intelligenz der Täter - zeigte die Heterogenität dieser Deliktgruppe und damit die Notwendigkeit von Unterteilungen, welche in dieser Studie nach zwei Kriterien vorgenommen wurden:

- 1. Der sexuellen Orientierung
- 2. Der tätertypologischen Beschreibung.

Sexuelle Orientierung. Von den 186 begutachteten Pädophilen hatten 108 ein Mädchen mißbraucht (heterosexuelle Orientierung) - und zwar auch, sofern sie erneut dissexuell waren - bei früheren einschlägigen Sexualstraftaten. 78 der Täter begingen die dissexuellen Handlungen an einem Jungen (homosexuelle Orientierung: n = 63) oder an Jungen und Mädchen (bisexuelle Orientierung: n = 15); auch hier erfolgte die Zuordnung gegebenenfalls unter Berücksichtigung ihrer Opfergeschlechtspräferenzen bei früheren (also vor der Indexbegutachtung liegenden) dissexuellen Handlungen: War beispielsweise beim Indexdelikt ein Mädchen betroffen, durch frühere sexuelle Übergriffe aber ein Junge, wurde eine bisexuelle Orientierung angenommen. Der entscheidende Grund für eine gemeinsame Betrachtung bi- und homosexuell orientierter Täter bestand darin, daß für die Täter beider Gruppen mit der Wahl gleichgeschlechtlicher 'Partner' (bzw. Opfer) eine zusätzliche soziale Stigmatisierung verbunden ist - und zwar bedauerlicherweise auch für das Opfer (vgl. Krück 1991).

Tätertypologische Beschreibung. Gleich geltend für die nach der sexuellen Orientierung aufgeteilten beiden Gruppen wurden 5 tätertypologische Beschreibungen unterschieden:

1. Jugendliche, sexuell unerfahrene Täter:
Meist aus unauffälligen familiären Verhältnissen stammend, sind sie in der Gleichaltrigengruppe wenig integrierte Einzelgänger ohne ausreichende Kontaktmöglichkeit bei starken Kontaktwünschen und in der Regel intellektuell aus-

reichender Ausstattung für die Beziehungsaufnahme zum weiblichen Geschlecht. In Schule und Berufsausbildung gut eingeordnet, wirken sie ausdrucksgehemmt und gehen in der psychosexuellen Erfahrungsbildung den 'Weg des geringsten Widerstandes', indem mit Kindern sexuelle Kontakte versucht werden - 'Ersatzhandlungen' für die eigentlich gewünschten sexuellen Beziehungen mit gleichaltrigen Mädchen.

2. Dissoziale Täter:
Sozial randständig und in der Lebensführung unstet, dominiert hier die Herkunft aus auffälligen familiären Verhältnissen mit häufig niedriger Schul- und fehlender Berufsausbildung bei unterdurchschnittlicher Intelligenz. Sie verfügen über sexuelle Vorerfahrungen und zeigen in der Lebensgestaltung ein Muster instabiler Beziehungen (zu Partnern im Erwachsenenalter). Die dissexuellen Handlungen an Kindern sind Teil ihrer Dissozialität und 'Ersatzhandlungen' für (eigentlich gewünschte, aber aktuell nicht erreichbare) sexuelle Vollzüge mit einer altersentsprechenden Frau.

3. Täter mit pädophiler Nebenströmung:
Aus einem unauffälligen sozialen Milieu mit ausreichender Schul- und Berufsausbildung in allen Lebensbereichen gut integriert, z. T. verheiratet und selbst Vater von Kindern, kommt es, für die soziale Umgebung meist völlig überraschend, zu dissexuellen Handlungen an Kindern. Dabei haben die nicht-aggressiven Taten insofern einen pädophilen Gehalt, als sie stark dem Wunsch des Täters entsprechen, an der Kinderwelt zu partizipieren. Der sexuelle Anteil der Beziehungsaufnahme zum Kind spielt hier nicht die vordergründige Rolle, zumal das sexuelle Erleben mit gleichaltrigen, bzw. erwachsenen Partnern als zufriedenstellend geschildert wird. Nicht selten läßt sich eine lebensgeschichtliche Bedingtheit der Taten, bzw. ein Zusammenhang zu lebenskritischen Ereignissen nachweisen.

4. Täter mit pädophiler Hauptströmung:
Nach den Grunddaten (also Familie, Elternhaus, Kindheit, sozialer Werdegang usw.) eine sehr heterogene Gruppe mit minderbegabten und auch hochintelligenten Tätern, die in ihrer Biographie aber keine oder nur brüchige Beziehungsaufnahmen zu erwachsenen Sexualpartnern aufweisen. In ihren personalen und nachfolgend sexuellen partnerschaftlichen Interessen sind sie ausschließlich auf Partner kindlichen Alters orientiert, wenn auch dieses Interesse z. T. der Exploration schwer zugänglich sein mag, weil es im Persönlichkeitsgefüge 'ich-dyston' (ich-fremd) eingebaut ist; eine 'ich-syntone' (ich-nahe) Verarbeitung ist eher selten.

5. Schwachsinnige Täter:
Im Vordergrund steht hier ein Differenzierungsmangel im Sinne einer intellektuellen Schwachbegabung von erheblichem Ausprägungsgrad (mindestens aber einer Debilität) als dem hauptsächlichen Störaspekt, der die gesamte Biographie umfaßt.

4.4.2 Bi- und homosexuell orientierter Mißbrauch von Kindern

4.4.2.1 Aktenerhebungen

Die juristisch vorgesehene Schutzaltersgrenze für Kinder (jünger als 14 Jahre) blieb im Falle der bi- und homosexuell orientierten Pädophilie unberücksichtigt, sofern (ausschließlich) gleichgeschlechtlich orientierte (sogenannte ephebophile) Täter zwar beim Indexdelikt Jugendliche in der späten Adoleszenz (also zwischen 14 und 17 Jahren) mißbraucht, in frühere dissexuelle Handlungen aber auch jüngere Opfer einbezogen hatten.

Nach der Altersverteilung am stärksten vertreten waren die zum Tatzeitpunkt 30-39 Jahre alten Täter, gefolgt von den 20-29jährigen (vgl. Tab. 34).

Tabelle 34: Ausgangskollektiv bi- und homosexuell orientierter Pädophiler (n = 78); Alter zum Tatzeitpunkt

	n
bis 19 Jahre	7
20 bis 29 Jahre	23
30 bis 39 Jahre	28
40 bis 49 Jahre	14
50 Jahre und älter	6
	78

Sozialer Werdegang und Persönlichkeit. Knapp die Hälfte (n = 36) der bi- und homosexuell orientierten Pädophilen haben nur sehr niedrige Schulbildung (Sonder- oder Hilfsschule, bzw. Volksschule ohne Abschluß); die andere Hälfte die Volksschule mit Abschluß besucht (n = 27) oder darüber hinausgehende abgeschlossene Schulausbildung (in 6 Fällen Abitur). Ganz entsprechend sind die Zahlen für die Berufsausbildung: Ebenfalls etwa die Häfte (n = 38) haben eine Berufsausbildung nie begonnen bzw. eine Lehre nicht abschließen können, während die meisten (n = 31) der anderen Hälfte über eine abgeschlossene Berufsausbildung verfügten. Nur selten fanden sich Hinweise auf innerfamiliäre Probleme, wie Gewalttätigkeiten in der Primärfamilie (n = 8), Alkoholmißbrauch bei 1 oder 2 Elternteilen (n = 10) oder frühe Trennungsereignisse (der Eltern voneinander: n = 12; des Patienten von den Eltern: n = 10). Die meisten (n = 46) waren bei beiden Eltern aufgewachsen und nur ganz wenige Täter (n = 5) boten Hinweise für eine auffällige Beziehung zur Mutter oder zum Vater, während sich eine neurotische Primordialsymptomatik in der Vorgeschichte häufiger (n = 23) fand. Frühere Krankheiten mit ZNS-Beteiligung betrafen in einem Fall ein Anfallsleiden und in 8 Fällen sonstige hirnorganische Erkrankungen. Stationäre psychiatrische Behandlungen waren der Begutachtung in 10 Fällen vorausgegangen, davon in 2 Fällen wegen einer Erkrankung aus dem schizophrenen Formenkreis und in einem Fall wegen einer endogenen Depression. Hinweise auf eine Alkoholabhängigkeitsproblematik in der Vorgeschichte fanden sich bei 20 Gutachtenpatienten. Die Intelligenzverteilung entsprach den Angaben über die schulische und berufliche Ausbildung: 31 Täter waren von überdurchschnittlicher (n = 4) oder durchschnittlicher Intelligenz (n = 27), die meisten lagen aber darunter (minderbegabt: n = 21; grenzdebil/debil: n = 26).

In der sexuell-erotischen Kontaktaufnahme (zu altersentsprechenden Partnerinnen) fühlten sich fast alle (n = 69) gehemmt, wobei aber immerhin ein Viertel (n = 18) vor dem 19. Lebensjahr erste Koituserfahrungen sammeln konnten und fast ebenso viele (n = 16) vor der Begutachtung mehr als 5 Koitusbeziehungen unterhalten hatten; auch waren 17 der Gutachtenpatienten dieser Deliktgruppe zum Zeitpunkt der Tat partnerschaftlich gebunden. Psychosoziale Belastungen (mittleren oder schweren Ausprägungsgrades) wurden eher selten angegeben: Der berufliche Bereich (n = 24) und körperlicher Krankheiten (n = 16) dabei noch am häufigsten.

Tatphänomenologie. Serientaten (n = 69) überwogen deutlich vor Einzeltaten (n = 9), eine gemeinschaftliche Tatbegehung dagegen fand sich nur in zwei Fällen. Vorbereitungshandlungen für die Tat waren häufig (n = 43), die Gestaltung des Tatablaufes fast immer zielgerichtet (n = 72), der Ablauf wenig komplex (n = 46) und die Introspektionsfähigkeit des Täters meist erhalten (n = 67). Körperliche Gewalt ist in 12 und verbale Gewalt (Drohungen, Einschüchterungen) in 6 Fällen zur Tatdurchsetzung angewendet worden, d. h. meist fehlte eine aggressive Komponente und der Täter suchte (und fand) betont gewaltlos, mehr spielerisch-anbändelnd den Zugang zum Opfer. Der Tathergang beschränkte sich fast immer auf Berührungen im Genitalbereich (n = 71), wenn auch zum Teil orale (n = 17) oder anale (n = 18) Praktiken mit einbezogen wurden; in 6 Fällen (von den insgesamt 12 weiblichen Opfern) kam es zu genito-genitalen Vollzügen und hierbei in 2 Fällen zu leichten Verletzungen. In 32 Fällen war das Opfer dem Täter gut und in 13 Fällen entfernt bekannt. Bedenkt man, daß in 22 Fällen keine Angaben vorlagen und nur in 9 Fällen die Opfer dem Täter gänzlich unbekannt waren, so ist der Schluß naheliegend, daß mit der Tat überwiegend an bereits bestehende Beziehungen zum Opfer angeknüpft wurde. Dafür spricht auch, daß sich 30 Opfer von Tatbeginn an duldend verhielten, 6 neugierig interessiert und 10 auffordernd. Über das Ausmaß der Trunkenheit des Täters zum Tatzeitpunkt fehlten bei drei Viertel der Fälle (n = 56) Angaben, so daß sich zu diesem Punkt weitere Aussagen verbieten.

Die meisten Opfer waren zum Tatzeitpunkt noch nicht 10 Jahre (n = 29) oder in der Präadoleszenz (zwischen 10 und 11 Jahren). Entsprechend den methodischen Vorgaben (vgl. 4.2.1) sind auch Opfer aufgeführt, die nach der juristischen Definition keine Kinder mehr waren (jünger als 14 Jahre), weil die Täter bei früheren dissexuellen Handlungen auch Kinder mit einbezogen hatten und aus diesem Grund zur Pädophilie gerechnet wurden (vgl. Tab. 35).

Tabelle 35: Ausgangskollektiv bi- und homosexuell orientierter Pädophiler (n = 78); Opferalter zum Tatzeitpunkt

	n
zwischen 3 und 9 Jahren	29
zwischen 10 und 11 Jahren (Präadoleszenz)	24
zwischen 12 und 14 Jahren (frühe Adoleszenz) (davon 14 Jahre: n = 2)	19
zwischen 15 und 17 Jahren (späte Adoleszenz)	4
keine genauen Altersangaben	2
	78

Zwischenanamnese. Wegen dissexueller Verhaltensweisen waren 33 (von 78) der bi- oder homosexuell orientierten Pädophilen bereits vor der Begutachtung strafverfolgt worden, davon überwiegend wegen Mißbrauchs von Kindern (23 Verurteilungen) und homosexuellen Handlungen (17 Verurteilungen). Dies ist ein weiterer Hinweis auf den Zusammenhang zwischen Pädophilie und Ephebophilie (noch bis zur gesetzlichen Neuregelung im April 1994 wurden Taten an gleichgeschlechtlichen Opfern zwischen 14 und 17 Jahren aus strafrechtlicher Sicht als homosexuelle Handlungen bewertet). In 4 weiteren Fällen waren frühere dissexuelle Verhaltensweisen bekannt, die nicht strafverfolgt wurden - in allen Fällen handelte es sich um sexuellen Mißbrauch von Kindern (Mädchen: n = 1; Jungen: n = 3). Nicht wesentlich seltener war eine frühere Strafverfolgung wegen anderer (nicht-sexueller) Delikte: 28 Täter dieser Deliktgruppe waren vor der Begutachtung überwiegend wegen Diebstahl (22 Verurteilungen), Betrug (8 Verurteilungen) oder Körperverletzung (6 Verurteilungen) rechtlichen Sanktionen ausgesetzt.

Perspektiven. Nur die wenigsten weisen zum Begutachtungszeitpunkt günstig zu beurteilende psychosoziale Entfaltungsmöglichkeiten auf: In 4 Fällen bestand eine stabile Partnerbeziehung (zu einer Partnerin, in keinem Fall zu einem Mann), in weiteren 4 Fällen lagen intakte Verwandtschaftsbeziehungen, in 10 Fällen gute Wohn- und in 19 Fällen unproblematische berufliche Verhältnisse vor.

Copingverhalten. Als favorisierte Bewältigungsmechanismen überwogen Schuldzuweisung (Hinweise dafür: n = 52) und ein Umgehen von Problemen, um der Auseinandersetzung auszuweichen (i.e. 'Vermeidung'; Hinweise dafür: n = 42). Ganz selten waren Entlastung (Hinweise dafür: n = 5) oder Gegensteuerung (Hinweise dafür: n = 5).

84 Ergebnisse

Tätertypologische Beschreibung. Entsprechend der bereits erläuterten, für alle in dieser Studie untersuchten Pädophilen geltende Einteilung (vgl.4.4.1.) wurden für die Gruppe der bi- und homosexuell orientierten Pädophilen folgende Häufigkeiten festgestellt:

- 10 jugendliche, sexuell unerfahrene Täter
- 12 dissoziale Täter
- 18 Täter mit pädophiler Nebenströmung
- 23 Täter mit pädophiler Hauptströmung
- 13 schwachsinnige Täter
- 2 Täter, die diesem Schema nicht zuzuordnen waren (Anfallsleiden: n = 1; dementiver Abbau und hochgradige Körperbehinderung: n = 1).

4.4.2.2 Prognosekriterien 'erster Ordnung'

Ein Vergleich derjenigen bi- oder homosexuell orientierten Pädophilen, die sich unabhängig von einer Strafverfolgung bereits vor der Indexbegutachtung dissexuell verhalten hatten (n = 37), mit den bis zu diesem Zeitpunkt noch nicht dissexuell in Erscheinung getretenen 'Ersttätern' (n = 41) ergab folgendes: Die erstmalig dissexuellen Täter waren häufiger stärker intellektuell eingeschränkt mit entsprechend auch öfter schlechter Schul-, bzw. ohne Berufsausbildung. Sie waren seltener koituserfahren und tendierten häufiger zu sehr jungen Opfern (zwischen 3 und 9 Jahren), während die erneut dissexuellen Täter öfter Kinder im Alter zwischen 12 und 14 Jahren (frühe Adoleszenz) mißbrauchten und ihnen das Opfer auch häufiger nicht bekannt war. In der Gruppe der erstmalig Dissexuellen waren sehr junge (bis 19 Jahre) und in der Gruppe der erneut Dissexuellen die Altersgruppe der 40 - 49 jährigen stärker vertreten. Nach der tätertypologischen Beschreibung dominierten in der Gruppe der Ersttäter sexuell unerfahrene Jugendliche sowie Schwachsinnige, während Täter mit pädophiler Neben- oder Hauptströmung häufiger erneut dissexuell waren. Darüber hinaus fand sich eine nicht-sexuelle Delinquenz öfter in der Vorgeschichte der erneut Dissexuellen, die in ihrem Copingverhalten stärker zur Verdrängung neigten (vgl. Tab. 36).

4.4.2.3 Nachuntersuchungen

Von den insgesamt 78 bi- und homosexuell orientierten Pädophilen konnten 59 (76%) nachuntersucht werden; 49 wurden in einem persönlichen Gespräch zu ihrer weiteren Entwicklung befragt (in 3 Fällen telefonisch), während sich in 10 Fällen ausreichende Informationen durch Befragung Dritter ergaben - davon in 5 Fällen aufgrund des zwischenzeitlichen Todes des Patienten. Die meisten der nachuntersuchten Gutachtenpatienten dieser Deliktgruppe waren älter als 60 Jahre (vgl. Tab. 37), was allerdings bei einem durchschnittlichen Katamnesezeitraum von 26 Jahren kaum verwundert (vgl. Tab. 38).

Tabelle 36: Ausgangskollektiv bi- und homosexuell orientierter Pädophiler (n = 78); Prognosekriterien 'erster Ordnung' als Unterschiede zwischen erstmalig und erneut dissexuellen Tätern auf der Grundlage ausgewerteter Gutachten (stärkere Merkmalsausprägung hervorgehoben)

	erneut dissexuell (n = 37)			erstmalig dissexuell (n = 41)		
Sozialer Werdegang und Persönlichkeit des Täters	ja	ohne Angabe		ja	ohne Angabe	
1. Intelligenz - grenzdebil / debil	7	-		*19*	-	
2. sehr niedrige Schulbildung (Sonder-, Hilfsschule oder Volksschule ohne Abschluß)	11	3		*25*	1	
3. Keine Berufsausbildung	13	3		*25*	1	
4. Koituserfahrung vor dem 19. Lebensjahr	*11*	9		7	10	
5. Keine Koituserfahrung	10	-		*24*	-	
Tatphänomenologie						
1. Alter bis zum Tatzeitpunkt:						
bis 19 Jahre	1	-		*6*	-	
40 bis 49 Jahre	*9*	-		5	-	
2. Opferalter:						
zwischen 3 und 9 Jahren	11	1		*18*	1	
zwischen 12 und 14 Jahren	*11*	1		8	1	
3. Opfer nicht bekannt	7	18		2	29	
Tätertypologische Beschreibung						
1. Jugendliche, sexuell unerfahrene Täter	2	-	T	*8*	-	
2. Täter mit pädophiler Nebenströmung	*11*	-	n.s.	7	-	
3. Täter mit pädophiler Hauptströmung	*13*	-	n.s.	10	-	
4. Schwachsinnige Täter	3	-	T	*10*	-	
Zwischenanamnese						
1. Nicht-sexuelle Delinquenz	*21*	1		7	1	
Copingverhalten						
1. Verdrängung (Hinweise dafür)	*20*	-		9	3	

n.s. = nicht signifikanter Unterschied
T = tendenzieller Unterschied (p < .10)

86 Ergebnisse

Tabelle 37: Katamneseserie bi- und homosexuell orientierter Pädophiler (n = 59); Alter zum Katamnesezeitpunkt

	n
bis 49 Jahre	7
50 - 54 Jahre	10
55 - 59 Jahre	9
60 - 64 Jahre	8
65 - 69 Jahre	18
70 Jahre und älter	7
	59

Tabelle 38: Katamnesezeiträume bei den nachuntersuchten bi- und homosexuell orientierten Pädophilen (n = 59)

		n	
bis 9 Jahre		4	
zwischen 10 und 19 Jahren		18	
zwischen 20 und 29 Jahren		12	
zwischen 30 und 39 Jahren		11	
40 Jahre und mehr		14	
Katamnesezeitraum insgesamt (Jahre)	1527	:	59
durchschnittliche Katamnesezeit (Jahre		=	26

Die meisten der nachuntersuchten Gutachtenpatienten dieser Deliktgruppe lebten in eigener Wohnung (n = 34), 6 zur Untermiete, 13 in einem Alten- oder Pflegeheim, einer in beschützter Wohnung, einer war obdachlos; 3 weitere waren inhaftiert und einer befand sich nach § 63 StGB in der Unterbringung. Entsprechend der Altersstruktur der Katamneseserie waren über die Hälfte bereits berentet (n = 32), die anderen noch berufstätig (n = 18) oder arbeitslos (n = 9).

Da nur gut ein Drittel (n = 21) zum Nachuntersuchungszeitpunkt partnerschaftlich gebunden waren (zu einem erwachsenen Partner, wobei es sich ausschließlich um gegengeschlechtliche Partner handelte) wird nachvollziehbar, daß als psychosoziale Belastung (mittleren oder schweren Ausprägungsgrades) soziale Vereinsamung deutlich dominierte (n = 24), gefolgt von körperlichen Krankheiten (n = 17) und fehlender beruflicher Einbettung (n = 13).

Weiterer sozialer Werdegang nach der Begutachtung. Knapp die Häfte (n = 26) waren wegen des begutachteten Indexdeliktes zu einer Haftstrafe ohne Bewährung verurteilt und 4 weitere Täter nach § 63 StGB (bzw. § 42 b der alten Fassung) in einem psychiatrischen Krankenhaus auf gerichtlichen Beschluß untergebracht worden. Mehr als ein Drittel (n = 21) lebten im Katamnesezeitraum in ungünstigen Wohnverhältnissen und etwa ebensoviele erreichten keine zufriedenstellende berufliche Situation (n = 25).

Trotz der langen Katamnesezeit von durchschnittlich 26 Jahren, ist die Anzahl der Täter ohne partnerschaftliche Erfahrung fast gleich geblieben: Zum Begutachtungszeitpunkt hatten 32, und zum Katamnesezeitpunkt 28 Täter noch nie eine Paarbeziehung gestaltet. Von den verbleibenden, die über partnerschaftliche Erfahrung verfügten (n = 31), waren nicht wenige im personalen (n = 10) oder im sexuellen Bereich (n = 13) mit ihrer(n) Beziehung(en) überwiegend unzufrieden. Nur in 2 Fällen lag zum Begutachtungszeitpunkt eine als beeinträchtigend empfundene Ejakulations- (n = 1) bzw. Erektionsstörung (n = 1) vor, während (altersbedingt) zum Katamnesezeitpunkt eine deutliche Zunahme festgestellt werden konnte (kombinierte Erektions- und Ejakulationsstörung: n = 14, Erektionsstörung: n = 2); lediglich in 2 Fällen wurde die Funktionsstörung allerdings auch als problematisch erlebt. Nur ein kleiner Teil (n = 18) ist therapeutisch begleitet worden: 5 ausschließlich medikamentös (Cyproteronacetat), 8 medikamentös unter psychagogischer Führung und 5 ausschließlich psychotherapeutisch. In dieser Gruppe von behandelten Patienten befand sich einer, der noch zum Zeitpunkt der katamnestischen Erhebungen wegen einschlägiger Straffälligkeit (im Alter von 49 Jahren) erneut inhaftiert einen Antrag auf Kastration gestellt hatte und (nach dessen Bewilligung) den Eingriff wenig später auch durchführen ließ. Von zwei weiteren ehemaligen Gutachtenpatienten wurde durch die Katamnese bekannt, daß sie sich nach der Begutachtung zu einer Kastration entschieden haben, bzw. in einem Fall der Vater bei dem erneut dissexuellen schwachsinnigen Täter den Eingriff befürwortete (die Operation wurde 1951 durchgeführt).

Nur 17 der ehemaligen Gutachtenpatienten gaben an, daß die ehemalige Bereitschaft für dissexuelles Verhalten überwunden sei, während ebenso viele eine abgeschwächte und 13 eine ungeschwächte Intensität dissexueller Impulse verspürten (4 Patienten wollten hierzu keine Angaben machen und 8 räumten zwar die begangenen Taten ein, konnten damit aber keine Hintergrundproblematik in Verbindung bringen). Nach den Kriterien des DSM-III-R bestand zum Katamnesezeitpunkt bei 2 Patienten eine Alkoholabhängigkeit leichten Grades (zum Begutachtungszeitpunkt: n = 11) und bei weiteren 5 eine schwergradige Alkoholabhängigkeit (zum Begutachtungszeitpunkt: n = 2).

Psychischer Befund und typologische Persönlichkeitsbeschreibung nach DSM-III-R. Psychopathologische Auffälligkeiten betrafen etwa ein Drittel des Kollektivs und waren überwiegend leichten oder mittleren Ausprägungsgrades. Bei insgesamt 8 ehemaligen Gutachtenpatienten ist im Katamnesezeitraum eine stationäre psychiatrische Behandlung notwendig geworden, davon in 4 Fällen wegen einer Erkrankung aus dem schizophrenen Formenkreis, in 3 Fällen wegen einer endogenen Depression, und in einem Fall wegen chronischem Alkoholismus. 3 Patienten hatten im Katamnesezeitraum einen Selbstmordversuch unternommen. Immerhin 13 der

88 Ergebnisse

ehemaligen Gutachtenpatienten standen zum Katamnesezeitpunkt unter Vormundschaft und ein weiterer hatte einen Gebrechlichkeitspfleger. Entsprechend den Kriterien des DSM-III-R waren 21 Patienten der Katamneseserie typologisch beschreibbar, wobei am häufigsten eine selbstunsichere Persönlichkeitsstörung (n = 6) festgestellt werden konnte. Am zweithäufigsten und in jeweils 3 Fällen fanden sich eine paranoide, eine schizotypische und eine antisoziale Persönlichkeitsstörung.

Im Copingverhalten (fehlende Angaben in 18 Fällen) waren Vermeidung (Hinweise dagegen: n = 21) und Verdrängung (Hinweise dagegen: n = 18) besonders wenig benutzte Bewältigungsstrategien, während Entlastung (Hinweise dafür: n = 18) eher bevorzugt wurde.

Tätertypologische Beschreibung und Partnerschaften. Nachuntersucht wurden 19 Täter mit pädophiler Haupt- sowie 13 mit pädophiler Nebenströmung, 12 schwachsinnige, 7 dissoziale, 7 jugendliche, sexuell unerfahrene und ein nicht typologisierbarer Täter. Bemerkenswerterweise lebten die meisten Täter mit pädophiler Nebenströmung - im Gegensatz zu den Tätern mit pädophiler Hauptströmung - entweder mit der ehemaligen Partnerin oder hatten eine neue gefunden (p < .01 **). Sonst waren nur noch die sexuell unerfahrenen Jugendlichen überwiegend partnerschaftlich gebunden, alle anderen tätertypologisch beschriebenen Gruppen hingegen nicht (vgl. Tab. 39).

Tabelle 39: Katamneseserie bi- und homosexuell orientierter Pädophiler (n = 59); tätertypologische Beschreibung und partnerschaftliche Beziehungen im Katamnesezeitraum; angegeben sind weitergeführte Partnerschaften ("alte Bez."), sofern zum Tatzeitpunkt eine solche bestand ("ehemals vorhanden"), sowie neu begründete ("neue Bez.") und fehlende ("keine Bez.") Paarbeziehungen

	alte Bez. n	/ /	ehemals vorhanden n	neue Bez. n	keine Bez. n
Jugendliche, sexuell unerfahrene Täter	(n = 07)	0 /	(0)	5	2
Dissoziale Täter	(n = 07)	0 /	(2)	2	5
Täter mit pädophiler Nebenströmung	(n = 13)	6 /	(8)	4	3
Täter mit pädophiler Hauptströmung	(n = 19)	0 /	(1)	4	15
Schwachsinnige Täter	(n = 12)	0 /	(0)	1	11
nicht-typologisierbar	(n = 01)	0 /	(0)	0	1
	(n = 59)				

4.4.2.4 Prognosekriterien nach der weiteren sozialen Entwicklung

Auf der Grundlage des 'Sozialintegrations-Scores' wurde bei 14 der nachuntersuchten bi- und homosexuell orientierten Pädophilen eine ungünstige weitere soziale Entwicklung (*Negative* Entwicklung = *NE*-Patienten), bei allen anderen (n = 45) eine günstige (*Positive* Entwicklung = *PE*-Patienten) festgestellt.

Ein Vergleich dieser beiden Gruppen zeigte einen höheren Anteil der wenig intelligenten Täter bei den NE-Patienten, wo sich entsprechend niedrige Schulbildung oder fehlende Berufsausbildung auch häufiger fand. In der psychosexuellen Entwicklung deutlich retardierter und meist ohne Koituserfahrung wählten die NE-Patienten häufiger sehr junge oder präadoleszente Opfer, die ihnen bereits bekannt waren und denen sie nach der Tat Schweigegebot erteilten. Nach der tätertypologischen Differenzierung dominierten entsprechend auch in der Gruppe der NE-Patienten die schwachsinnigen Täter, wobei auffiel, daß Behandlungsversuche (auch medikamentöse) deutlich seltener vorgenommen wurden. Dies ist auch insofern bemerkenswert, als der überwiegende Teil der NE-Patienten im Katamnesezeitraum keine Paarbeziehung aufbauen konnte und stärker psychosozial belastet war. Auch fanden sich bei ihnen häufiger Persönlichkeitsstörungen nach DSM-III-R (vgl. Tab. 40).

4.4.2.5 Prognosekriterien 'zweiter Ordnung'

Nach den Auskünften des Bundeszentralregisters waren 15 der 59 katamnestisch erfaßten bi- und homosexuell orientierten Pädophilen wegen einer Sexualstraftat nach der ehemaligen Begutachtung wieder strafverfolgt worden: Alle wegen erneuten sexuellen Mißbrauchs von Kindern, wobei in 8 Fällen zusätzlich homosexuelle Handlungen abgeurteilt wurden. Dazu kamen 15 weitere nachuntersuchte ehemalige Gutachtenpatienten, die im Nachuntersuchungszeitraum nicht strafverfolgte dissexuelle Handlungen begangen hatten: Auch alle wegen erneuten sexuellen Mißbrauchs von Kindern, davon 5 einschließlich homosexueller Handlungen (mit Jugendlichen unter 18 Jahren), in einem Fall in Verbindung mit exhibitionistischen und in einem weiteren Fall in Verbindung mit inzestuösen Handlungen. Überwiegend waren die Fälle erneuter Dissexualität im Katamnesezeitraum lange Zeit (mehr als 10 Jahre) nach der Begutachtung aufgetreten - aufgrund der hohen Fallzahlen wurde dies besonders deutlich bei den Tätern mit pädophiler Hauptströmung (vgl. Abbildung 9a).

Die erneut dissexuellen Täter (n = 30) unterschieden sich von den nicht mehr dissexuellen (n = 29) Tätern der Katamneseserie in folgenden Merkmalen: Erstere waren häufiger durchschnittlich oder überdurchschnittlich intelligent und hatten früher erste Koituserfahrung sammeln können. Zum Tatzeitpunkt (des Indexdeliktes) waren sie überwiegend mittleren Alters (30-39 Jahre) und wählten (früh-)adoleszente Opfer (12-14 Jahre). Es überwogen deutlich die Täter mit pädophiler Hauptströmung unter den erneut Dissexuellen, die darüber hinaus häufiger eine soziale Vereinsamung im Katamnesezeitraum aufwiesen und bei denen der Befund einer Persönlichkeitsstörung zum Katamnesezeitpunkt öfter erhoben wurde. Die sexuell unerfahrenen Jugendlichen hingegen waren stärker in der Gruppe der nicht mehr dissexuellen Katamnesepatienten vertreten (vgl. Tab. 41).

Ergebnisse

Tabelle 40: Katamneseserie bi- und homosexuell orientierter Pädophiler (n = 59); Prognosekriterien nach weiterer sozialer Entwicklung (Negative Entwicklung = NE-Pat., Positive Entwicklung = PE-Pat.; stärkere Merkmalsausprägung hervorgehoben)

	NE-Pat. (n = 14)		PE-Pat. (n = 45)	
Sozialer Werdegang und Persönlichkeit des Täters	ja	ohne Angabe	ja	ohne Angabe
1. Neurotische Primordialsymptomatik	1	8	*16*	19
2. Heimaufenthalte > 1 Jahr bis 15. Lebensjahr	1	-	*8*	7
3. Intelligenz (Gutachtenbefund)				
überdurchschnittlich / durchschnittlich	3	-	*18*	-
grenzdebil / debil	*8*	-	16	-
4. Sehr niedrige Schulbildung (Sonder-, Hilfsschule oder Volksschule ohne Abschluß)	*9*	-	21	3
5. Keine Berufsausbildung	*9*	-	21	4
6. Koituserfahrung vor dem 19. Lebensjahr	2	6	*12*	9
7. Keine Koituserfahrung (zum Begutachtungszeitpunkt)	*8*	-	17	-
8. Psychosoziale Belastung im Katamnesezeitraum:				
a) körperliche Krankheit	*9*	1	9	3
b) soziale Vereinsamung	*8*	-	16	-
9. Keine Paarbeziehung im Katamnesezeitraum	*11*	-	17	-
10. Persönlichkeitsstörung	*6*	6	15	11
Tatphänomenologie				
1. Alter bis zum Tatzeitpunkt: 20 bis 29 Jahre	3	-	*14*	-
2. Einzeltat	0	-	*9*	-
3. Anwendung körperlicher Gewalt	1	10	*9*	29
4. Schweigegebot an Opfer	7	5	*11*	18
5. Opferalter: zwischen 3 und 9 Jahren	7	-	*13*	2
zwischen 10 und 11 Jahren	7	-	*11*	2
zwischen 12 und 14 Jahren	1	-	*14*	2
6. Opfer nicht bekannt	0	5	*7*	10
Tätertypologie				
1. Schwachsinnige Täter	*6*	- *	6	-
2. Täter mit pädophiler Nebenströmung	1	- n.s.	*12*	-
Therapie				
1. medikamentös/psychagogisch/psychotherapeutisch	3	-	*15*	-
Copingverhalten				
1. Entlastung (Hinweise dafür)	3	5	*15*	13
2. Verdrängung (Hinweise dagegen)	2	5	*16*	13

n.s. = nicht signifikanter Unterschied
* = signifikanter Unterschied (p < .05)

Dissex. als Mißbrauch von Kindern 91

Abb. 9a: Katamneseserie bi- und homosexuell orientierter Pädophiler (n = 59); weiterhin dissexuelle Katamnesepatienten (n = 30) nach tätertypologischer Beschreibung und Zeitpunkt erneuter Dissexualität (jeweils ein Kreuz pro Patient für den zuletzt vorgekommenen Fall erneuter dissexueller Handlungen nach der Begutachtung in Jahren; Einkreisung bei Strafregisterauskunft)

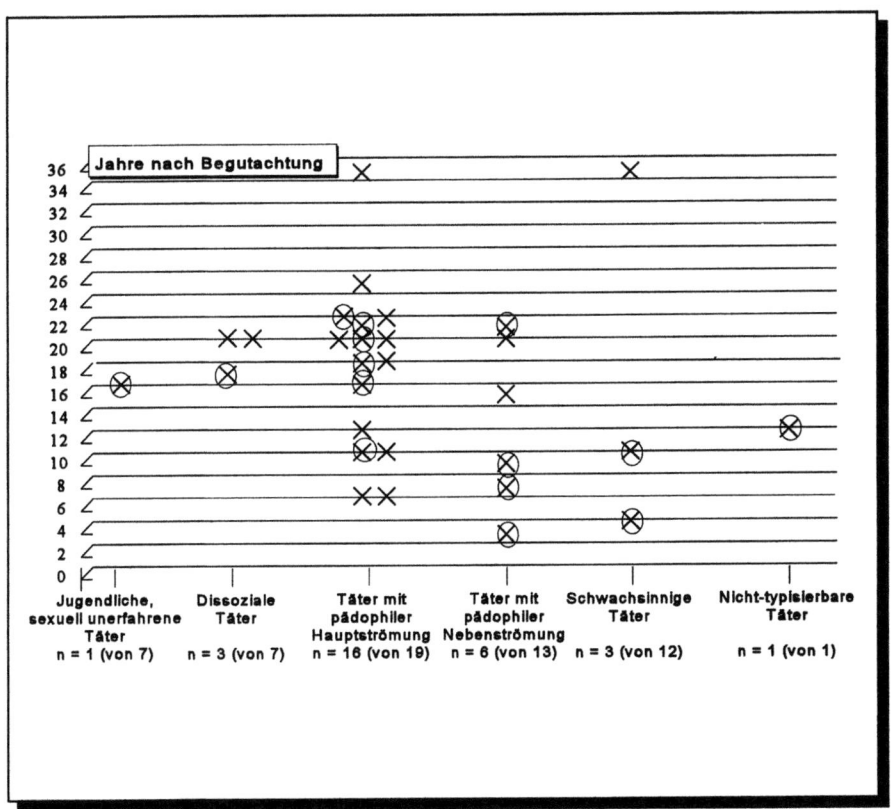

Tabelle 41: Katamneseserie bi- und homosexuell orientierter Pädophiler (n = 59); Prognosekriterien 'zweiter Ordnung' als Unterschiede zwischen (im Katamnesezeitraum) weiterhin und nicht mehr dissexuellen ehemaligen Gutachtenpatienten (stärkere Merkmalsausprägung hervorgehoben)

	weiterhin dissexuell (n = 30)		nicht mehr dissex. (n = 29)	
Sozialer Werdegang und Persönlichkeit des Täters	ja	ohne Angabe	ja	ohne Angabe
1. Intelligenz (Gutachtenbefund)				
durchschnittlich / überdurchschnittlich	*15*	-	6	-
grenzdebil / debil	7	-	*17*	-
2. Sehr niedrige Schulbildung (Sonder-, Hilfsschule oder Volksschule ohne Abschluß	8	2	*22*	1
3. Keine Berufsausbildung	9	2	*21*	2
4. Koituserfahrung vor dem 19. Lebensjahr	*10*	7	3	8
5. Soziale Vereinsamung im Katamnesezeitraum	*15*	-	9	-
6. Alkoholabhängigkeit zum Katamnesezeitpunkt	*6*	-	1	-
7. Persönlichkeitsstörung	*14*	6	7	11
Tatphänomenologie				
1. Alter bis zum Tatzeitpunkt:				
30 bis 39 Jahre	*14*	-	8	-
40 bis 49 Jahre	3	-	*7*	-
2. Opferalter:				
zwischen 3 und 9 Jahren	8	1	*14*	1
zwischen 12 und 14 Jahren	*9*	1	6	1
Tätertypologie				
1. Jugendliche, sexuell unerfahrene Täter	1	- T	*6*	-
2. Täter mit pädophiler Hauptströmung	*16*	- **	3	-
3. Schwachsinnige Täter	3	- T	*9*	-

T = tendenzieller Unterschied
** = sehr signifikanter Unterschied ($p < .01$)

Abb. 9b: Zusammenfassende Darstellung der Prognosekriterien 'erster', 'zweiter' Ordnung und der nach sozialer Entwicklung für die *bi- und homosexuell orientierten Pädophilen*

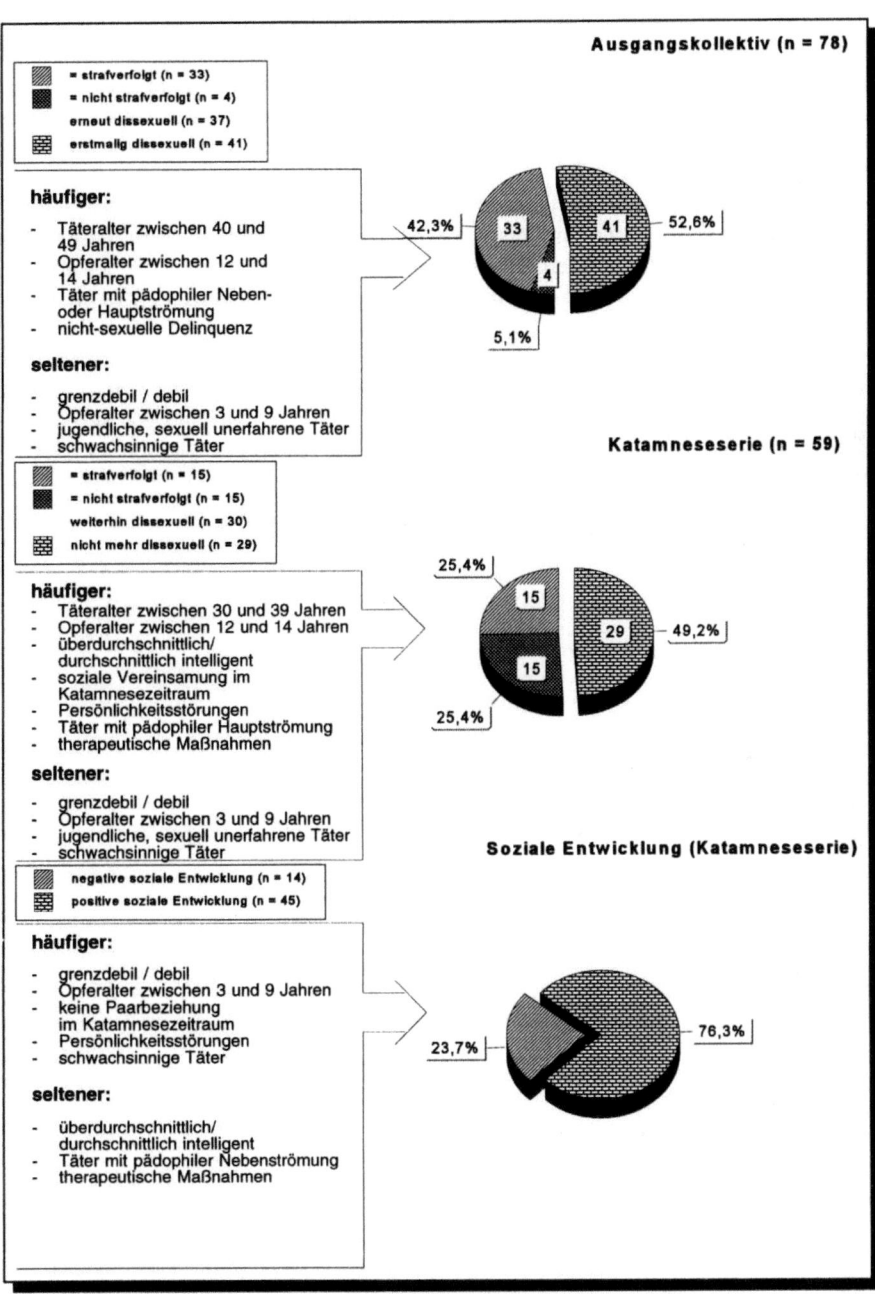

4.4.2.6 Zusammenfassung der Ergebnisse

Die Merkmalshäufungen für die erneut dissexuellen bi- und homosexuell orientierten Pädophilen zum Begutachtungszeitpunkt (Prognosekriterien 'erster Ordnung') gleichen in folgenden Punkten denen für die erneut dissexuellen Täter der Katamneseserie (Prognosekriterien 'zweiter Ordnung'): Eine Bevorzugung von Opfern im Alter der frühen Adoleszenz (zwischen 12 und 14 Jahren) bei Tätern älter als 30 Jahren, die nach der täter-typologischen Beschreibung häufiger Täter mit pädophiler Hauptströmung waren.

Große Übereinstimmung zeigen auch die Merkmalshäufungen bei den Ersttätern zum Begutachtungszeitpunkt und den im Katamnesezeitraum nicht mehr dissexuellen ehemaligen Gutachtenpatienten: Die hier stärker vertretenen sexuell unerfahrenen Jugendlichen sowie die schwachsinnigen Täter bevorzugten häufiger jüngere Opfer (zwischen 3 und 9 Jahren).

Darüber hinaus fiel auf, daß gerade die durch ihre mangelnde Intelligenz benachteiligten schwachsinnigen Täter sich überwiegend in der Gruppe der Katamnesepatienten mit ungünstiger sozialer Entwicklung fanden. Überraschend war ferner eine zumeist günstige weitere soziale Entwicklung der Täter mit pädophiler Nebenströmung (vgl. Abbildung 9b).

4.4.3 Heterosexuell orientierter Mißbrauch von Kindern

4.4.3.1 Aktenerhebungen

Mehr als die Hälfte der Täter (n = 62) waren zum Tatzeitpunkt jünger als 30 Jahre, weniger als ein Viertel (n = 24) im Alter zwischen 30 und 39 Jahren und gerade ein Fünftel der Täter noch älter (vgl. Tab. 4.3.1); damit waren sie durchschnittlich deutlich jünger als die bi- und homosexuell orientierten Täter.

Tabelle 42: Ausgangskollektiv heterosexuell orientierter Pädophiler (n = 108); Alter der Täter zum Tatzeitpunkt

	n
bis 19 Jahre	27
20 bis 29 Jahre	35
30 bis 39 Jahre	24
40 bis 49 Jahre	15
50 Jahre und älter	7
	108

Sozialer Werdegang und Persönlichkeit. Die meisten (n = 60) hatten sehr niedrige Schulbildung (Sonder- oder Hilfsschule, bzw. Volksschule ohne Abschluß) und deutlich weniger zumindest die Volksschule mit Abschluß besucht (n = 32). Insgesamt verfügte nur ein kleiner Teil (n = 29) über eine abgeschlossene Berufsausbildung (von den bi- und homosexuell orientierten Pädophilen hatten deutlich mehr eine höhere Schulbildung und eine abgeschlossene Berufsausbildung). Mehr als die Hälfte (n = 60) waren bei beiden Eltern aufgewachsen; nur selten fanden sich Heimaufenthalte (n = 13), Pflegeeltern als Erziehungspersonen (n = 11) sowie frühe Trennungsereignisse (der Eltern voneinander: n = 11; des Patienten von den Eltern: n = 11). Etwas häufiger allerdings waren frühe Entwicklungsauffälligkeiten wie statomotorische oder Sprachverzögerungen (n = 19) und eine neurotische Primordialsymptomatik (n = 19). Die Beziehung zur Mutter erschien in 17 Fällen auffällig oder gestört, die Beziehung zum Vater in 16 Fällen. Frühere Krankheiten mit ZNS-Beteiligung waren genauso Ausnahmen (n = 7) wie stationäre psychiatrische Behandlungen vor der Begutachtung (n = 3). Hinweise auf eine Alkoholabhängigkeit in der Vorgeschichte boten ebenfalls nur wenige (n = 15). Die Intelligenzverteilung nach den Gutachtenbefunden zeigte bei mehr als einem Drittel der Täter überdurchschnittliche (n = 10) oder durchschnittliche (n = 30) Begabung. In 26 Fällen lag Minderbegabung, in 13 Fällen Grenzdebilität und in den verbleibenden 29 Fällen eine noch niedrigere Intelligenz vor. Während sich in den bisher genannten Merkmalen die heterosexuell orientierten Pädophilen von den bi- und homosexuell orientierten kaum unterscheiden, ist wenig überraschend, daß nur 42 (von 108) heterosexuell orientierte, aber 69 (von 78) bi- und homosexuell orientierte Täter sich in der sexuell-erotischen Kontaktaufnahme (zu altersentsprechenden Partnerinnen) gehemmt fühlten. Bemerkenswert ist allerdings, daß in beiden Gruppen der Anteil koitus- und partnerschaftlich erfahrener Täter etwa gleich groß war.

Psychosoziale Belastungen (mittleren oder schweren Ausprägungsgrades) zum Tatzeitpunkt betraf bei den heterosexuell orientierten Pädophilen nicht mehr als ein Drittel des Ausgangskollektives: Entwicklungsprobleme (Adoleszenz) in 36 Fällen, berufliche Schwierigkeiten in 34 Fällen und körperliche Krankheiten in 28 Fällen.

Tatphänomenologie. Es fanden sich gleichhäufig Einzeltaten (n = 53) und Serientaten (n = 55; von 78 bi- und homosexuell orientierten Pädophilen waren hingegen 69 Serientäter). Vorbereitungshandlungen für die Tat waren genauso selten (n = 5) wie ein lang hingezogenes Tatgeschehen (n = 4), das in der Regel bei erhaltener Introspektionsfähigkeit des Täters (n = 78) zielgerichtet gestaltet war (n = 102) und in weniger als der Hälfte der Fälle (n = 46) unter Anwendung körperlicher Gewalt vollzogen wurde (bei den bi- und homosexuell orientierten Pädophilen gingen allerdings lediglich 12 von 78 gewalttätig vor). Bei immerhin 40 Opfern kam es zu einer genito-genitalen Tatgestaltung, in 27 Fällen zu einem oralen und in 5 Fällen zu einem analen Kontakt. Hinsichtlich der Trunkenheit des Täters zum Tatzeitpunkt fehlten in vielen Fällen Angaben in den Gutachten (n = 86); in den 22 verbleibenden Fällen lag bei 13 Tätern eine mittlere (Blutalkoholkonzentration > 1,3‰) oder schwere (Blutalkoholkonzentration > 2,0‰) Trunkenheit vor. In 26 Fällen war das Opfer dem Täter gut und in 35 Fällen zumindest entfernt bekannt. Nur in 19 Fällen wählten die Täter ein fremdes Opfer, so daß auch hier (wie bei den bi- und homosexuell orientierten Pädophilen) meistens mit der Tat an bereits bestehende Beziehungen zum Opfer angeknüpft wurde; im Gegensatz zu den Opfern der bi- und homosexuell orientierten Pädophilen (vgl. 4.4.2) allerdings dominierte im Opferverhalten Widerstand (n = 46). Sofern in den Gutachten Angaben vorlagen (in 43 Fällen) war der Verletzungsgrad der Opfer nur in einem Fall gravierend (lebensgefährlich verletzt) und in allen anderen Fällen geringfügig (n = 19) oder (körperlich) unversehrt (n = 23). Die meisten Opfer (n = 67) waren zum Tatzeitpunkt noch nicht 10 Jahre und überwiegend (n = 49) zwischen 6 und 9 Jahren alt (vgl. Tab. 43). Damit lag das durchschnittliche Alter der Opfer niedriger als in der Untersuchung von Wille (1968), was sich mit einem Anstieg aufgedeckter Sexualstraftaten bei jüngeren Opfern erklären ließe, denn in die hier vorgelegte Studie wurden Fälle bis zum Jahre 1981 (einschließlich) berücksichtigt, bei Wille (1968) hingegen bis 1965. Ein solcher Unterschied fand sich übrigens nicht bei den bi- und homosexuell orientierten Pädophilen: Hier waren die meisten Opfer älter als 10 Jahre (vgl. Tab. 35).

Tabelle 43: Ausgangskollektiv heterosexuell orientierter Pädophiler (n = 108); Opferalter zum Tatzeitpunkt

	n
zwischen 3 und 5 Jahren	18
zwischen 6 und 9 Jahren	49
zwischen 10 und 11 Jahren (Präadoleszenz)	24
zwischen 12 und 13 Jahren (frühe Adoleszenz)	15
keine Angaben	2
	108

Zwischenanamnese. Wegen dissexueller Handlungen waren mehr als ein Drittel (n = 31) der heterosexuell orientierten Pädophilen vorbestraft, davon überwiegend wegen Mißbrauchs von Kindern (24 Verurteilungen) und exhibitionistischen Handlungen (7 Verurteilungen). In 4 weiteren Fällen waren frühere dissexuelle Verhaltensweisen bekannt, die nicht strafverfolgt worden waren - in 3 Fällen wegen sexuellen Mißbrauchs von Kindern und in einem Fall wegen fetischistischer und voyeuristischer Aktivitäten. Wegen nicht-sexueller Delikte waren 35 Täter vorbestraft, überwiegend wegen Diebstahls- (24 Verurteilungen) und Betrugsdelikten (7 Verurteilungen).

Perspektiven. Nur etwa ein Drittel der begutachteten heterosexuell orientierten Pädophilen wiesen zum Begutachtungszeitpunkt günstige psychosoziale Entfaltungsmöglichkeiten auf: In 33 Fällen lagen gute Wohnverhältnisse und in 35 Fällen eine stabile berufliche Integration vor; der 'soziale Empfangsraum' war in 26 Fällen durch intakte verwandschaftliche Beziehungen und in 15 Fällen durch eine feste Partnerbeziehung günstig vorstrukturiert.

Copingverhalten. Als favorisierte Bewältigungsmechanismen überwogen Schuldzuweisung (n = 47) und Verminderung (n = 30), während Hilfesuchen (n = 5) oder Erweiterung des Kenntnisstandes (n = 0) wenig relevante Copingstile waren.

Tätertypologische Beschreibung. Bei den heterosexuell orientierten Pädophilen fand sich folgende Verteilung:

- 24 jugendliche sexuell unerfahrene Täter
- 16 dissoziale Täter
- 29 schwachsinnige Täter
- 27 Täter mit pädophiler Nebenströmung
- 4 Täter mit pädophiler Hauptströmung
- 8 Täter, die diesem Schema nicht zuzuordnen waren (Situationsverkennung bei extremer Alkoholisierung: n = 5; Anfallsleiden: n = 1; Schizophrenie: n = 1; dementiver Abbau und hochgradige Körperbehinderung: n = 1).

98   Ergebnisse

4.4.3.2 Prognosekriterien 'erster Ordnung'

Ein Vergleich der heterosexuell orientierten Pädophilen, die sich unabhängig von einer Strafverfolgung bereits vor dem Indexdelikt der Begutachtung dissexuell verhalten hatten (n = 35) mit den bis zu diesem Zeitpunkt noch nicht dissexuell in Erscheinung getretenen 'Ersttätern' (n = 73) ergab folgende Unterschiede: Die erneut dissexuellen Täter boten mehr Hinweise für Auffälligkeiten in der Primärfamilie und waren vom Intelligenzniveau überdurchschnittlich oder durchschnittlich begabt. Häufiger koituserfahren vor dem 19. Lebensjahr sind sie zum Tatzeitpunkt überwiegend älter als 30 Jahre gewesen. Bei den erstmalig dissexuellen Tätern hingegen waren die jüngeren Altersgruppen stärker vertreten und eine z. T. erhebliche Intelligenzminderung häufiger - verbunden mit entsprechend auch öfter schlechter Schul-, bzw. keiner Berufsausbildung. Es überrascht daher nicht, daß nach der tätertypologischen Beschreibung die sexuell unerfahrenen Jugendlichen und die schwachsinnigen Täter in der Gruppe der erstmalig Dissexuellen klar dominierten. Alle anderen Tätertypen (der dissoziale Täter sowie Täter mit pädophiler Neben- oder Hauptströmung) waren unter den erneut Dissexuellen stärker vertreten. Deutlich häufiger wählten die erneut dissexuellen Gutachtenpatienten ein fremdes Opfer und benutzten körperliche Gewalt zur Tatdurchsetzung. Hinsichtlich nicht-sexueller Delinquenz stärker vorbelastet, wiesen sie seltener günstige Perspektiven auf (vgl. Tab. 44).

4.4.3.3 Nachuntersuchungen

Von den ehemals begutachteten 108 heterosexuell orientierten Pädophilen konnten 62 (57%) nachuntersucht werden; in 51 Fällen erfolgte ein persönliches Gespräch (in einem Fall telefonisch), während in weiteren 11 Fällen durch Befragung Dritter ausreichende Informationen über die weitere Entwicklung der Patienten gesammelt werden konnten (davon war in 6 Fällen der Patient zwischenzeitlich verstorben). Der überwiegende Teil der nachuntersuchten Gutachtenpatienten dieser Deliktgruppe war noch nicht älter als 60 Jahre (vgl. Tab. 45), was mit dem relativ hohen Anteil nachuntersuchter jugendlicher Täter zusammenhängen dürfte, denn der Katamnesezeitraum betrug immerhin durchschnittlich 28 Jahre (vgl. Tab. 46).

Dissex. als Mißbrauch von Kindern

Tabelle 44: Ausgangskollektiv heterosexuell orientierter Pädophiler (n = 108); Prognosekriterien 'erster Ordnung' als Unterschiede zwischen erstmalig und erneut dissexuellen Tätern auf der Grundlage ausgewerteter Gutachten (stärkere Merkmalsausprägung hervorgehoben)

	erneut dissexuell (n = 35)		erstmalig dissexuell (n = 73)	
Sozialer Werdegang und Persönlichkeit des Täters	ja	ohne Angabe	ja	ohne Angabe
1. Überwiegend bei 2 Elternteilen aufgewachsen	13	2	*47*	9
2. Trennung von den Eltern zwischen 5. und 15. Lebensjahr	*13*	5	9	11
3. Überwiegend im Heim aufgewachsen	*8*	2	5	9
4. Intelligenz überdurchschnittlich/durchschnittlich	*16*	-	24	-
grenzdebil / debil	11	-	*28*	-
5. Sehr niedrige Schulbildung	18	2	*42*	2
6. Keine Berufsausbildung	23	-	*52*	1
7. Koituserfahrung vor dem 19. Lebensjahr	*13*	8	17	16
8. Keine Koituserfahrung	7	8	*34*	16
9. Psychosoziale Belastung zum Tatzeitpunkt:				
a) Entwicklungsphase	6	2	*30*	5
b) Körperliche Krankheit	6	9	*22*	11
Tatphänomenologie				
1. Alter zum Tatzeitpunkt:				
bis 19 Jahre	3	-	*24*	-
20 bis 29 Jahre	8	-	*27*	-
30 bis 39 Jahre	*14*	-	10	-
40 bis 49 Jahre	*7*	-	8	-
2. Opfer nicht bekannt	*15*	9	4	19
3. Körperliche Gewalt zur Tatdurchsetzung	*19*	13	27	36
Tätertypologische Beschreibung				
1. Jugendliche, sexuell unerfahrene Täter	2	- *	*22*	-
2. Dissoziale Täter	*8*	- n.s.	8	-
3. Täter mit pädophiler Nebenströmung	12	- n.s.	*15*	-
4. Täter mit pädophiler Hauptströmung	*4*	- **	0	-
5. Schwachsinnige Täter	6	- n.s.	*23*	-
Zwischenanamnese				
1. Nicht-sexuelle Delinquenz in der Vorgeschichte	*19*	-	16	3
Perspektiven				
1. Wohnsituation stabil	8	14	*25*	22
2. Berufliche Situation stabil	9	4	*26*	7
3. Intakte Verwandtschaftsbeziehungen	4	6	*22*	14

n.s. = nicht signifikanter Unterschied
* = signifikanter Unterschied (p < . 05) ** = sehr signifikanter Unterschied (p < . 01)

Tabelle 45: Katamneseserie heterosexuell orientierter Pädophiler (n = 62); Alter zum Katamnesezeitpunkt

	n
bis 49 Jahre	9
50 - 54 Jahre	15
55 - 59 Jahre	13
60 - 64 Jahre	13
65 - 69 Jahre	7
70 Jahre und älter	5
	62

Tabelle 46: Katamnesezeiträume bei den nachuntersuchten heterosexuell orientierten Pädophilen (n = 62)

		n
bis 9 Jahre		2
zwischen 10 und 19 Jahren (davon 1 Patient nie in Freiheit)		16
zwischen 20 und 29 Jahren		16
zwischen 30 und 39 Jahren		18
40 Jahre und mehr		10
Katamnesezeitraum insgesamt (Jahre)	1726 :	62
durchschnittliche Katamnesezeit (Jahre	=	28

In einem Fall - zugleich einer von insgesamt 2 Fällen aller in dieser Studie nachuntersuchten ehemaligen Gutachtenpatienten (n = 302) - befand sich der Betreffende seit der Begutachtung ununterbrochen in Haft (zusätzlich zur ausgeworfenen Freiheitsstrafe war Sicherungsverwahrung angeordnet worden). Nicht in Freiheit zum Katamnesezeitpunkt waren 3 weitere ehemalige Gutachtenpatienten. In diesen Fällen dauerte der Freiheitsentzug aber nicht den ganzen Katamnesezeitraum: 2 waren nach § 63 StGB in einem psychiatrischen Krankenhaus untergebracht, einer verbüßte eine Freiheitsstrafe in der Justizvollzugsanstalt. Die meisten (n = 44) hingegen lebten in eigener Wohnung, 5 zur Untermiete, einer in beschützter Wohnung, 7 in einem Alten- oder Pflegeheim, einer war obdachlos. 27 ehemalige Gutachtenpatienten waren noch berufstätig, weitere 25 bereits berentet und 9 arbeitslos (in einem Fall fehlten zu diesem Punkt Angaben). Bei den überwiegend (n = 38) partnerschaftlich gebundenen ehemaligen Gutachtenpatienten waren psychosoziale Belastungen zum Katamnesezeitpunkt (mittleren oder schweren Ausprägungsgrades) eher selten und betrafen noch am häufigsten körperliche Krankheiten (n = 25), soziale Vereinsamung (n = 18) oder finanzielle Schwierigkeiten (n = 13).

Weiterer sozialer Werdegang nach der Begutachtung. 17 der 62 nachuntersuchten heterosexuell orientierten Pädophilen waren wegen des Indexdeliktes zu einer Haftstrafe ohne Bewährung verurteilt worden - deutlich weniger als bei den bi- und homosexuell orientierten Pädophilen (26 von 59).

3 weitere Täter sind nach § 63 StGB in einem psychiatrischen Krankenhaus untergebracht worden und 4 der Gutachtenpatienten befanden sich bereits zum Begutachtungszeitpunkt auf dieser Rechtsgrundlage in einem psychiatrischen Krankenhaus - entsprechend bezog sich die Gutachtenfrage hauptsächlich auch auf die Entlassungsprognose.

Eher wenige (n = 15) klagten über unzureichende Wohnverhältnisse im Katamnesezeitraum und deutlich mehr (n = 29) über eine nicht zufriedenstellende berufliche Entwicklung. Stabile psychosoziale Bindungen sind in ungefähr der Hälfte der Fälle zu Verwandten (n = 33) und zu Partnerinnen (n = 30) entstanden; die restlichen hatten entweder keine Paarbeziehung aufbauen können (n = 18) oder die Partnerschaft(en) als nicht zufriedenstellend (n = 14) erlebt. Damit stieg allerdings der Anteil der mit ihrer Paarbeziehung zufriedenen Patienten von etwa 50% zum Begutachtungszeitpunkt auf 75% zum Katamnesezeitpunkt; auch waren insgesamt nur noch die wenigsten (n = 18) zum Katamnesezeitpunkt ohne partnerschaftliche Erfahrung, zum Begutachtungszeitpunkt waren es die meisten (n = 36) gewesen. Im Gegensatz dazu hatte sich die partnerschaftliche Situation bei den bi- und homosexuell orientierten Pädophilen meist nicht verändert (vgl. Kap. 4.4.2.3). Als beeinträchtigend empfundene sexuelle Dysfunktionen waren zum Begutachtungszeitpunkt genauso selten (kombinierte Ejakulations- und Erektionsstörung: n = 1; Erektionsstörung: n = 1; Ejakulationsstörung: n = 1) wie zum Katamnesezeitpunkt (kombinierte Ejakulations- und Erektionsstörung: n = 3; Ejakulationsstörung: n = 2). Gleichwohl war ein Nachlassen der Libido deutlich feststellbar: 2 Patienten berichteten entsprechendes zum Begutachtungszeitpunkt und 20 zum Katamnesezeitpunkt.

Nur ein kleiner Teil (n = 17) der Katamneseserie ist therapeutisch begleitet worden: 2 ausschließlich medikamentös (Cyproteronacetat), 9 weitere medikamentös unter psychagogischer Führung und 6 ausschließlich psychotherapeutisch. Von einem weiteren ehemaligen Gutachtenpatienten wurde erst durch die Katamnese bekannt, daß er sich später zu einer Kastration entschieden hatte und die Operation (nach Bewilligung des Antrages) auch durchführen ließ.

Die meisten (n = 40) hielten die ehemalige dissexuelle Verhaltensbereitschaft für völlig überwunden (bei den bi- und homosexuell orientierten Pädophilen waren es nur 17 von 59), während sie bei 2 nach eigener Einschätzung in ungeschwächter und bei 6 in abgeschwächter Intensität noch bestand. 9 weitere räumten zwar die ehemals begangenen dissexuellen Handlungen ein, sahen aber keinen Zusammenhang zu einer (wie auch immer beschaffenen) Hintergrundproblematik und 5 wollten zu diesem Punkt keine Angaben machen. Nach den Kriterien des DSM-III-R bestand bei 5 ehemaligen Gutachtenpatienten zum Katamnesezeitpunkt eine Alkoholabhängigkeit (leichten Grades); zum Begutachtungszeitpunkt waren es 19 (davon 16 leichten und 3 schweren Grades) gewesen.

Psychischer Befund und typologische Persönlichkeitsbeschreibung nach DSM-III-R. Psychopathologische Auffälligkeiten betrafen etwa ein Viertel des Kollektivs und waren überwiegend nur leichten Ausprägungsgrades. Die bei insgesamt 6 ehemaligen Gutachtenpatienten im Katamnesezeitraum notwendig gewordenen stationären Behandlungen hingen alle mit einer Alkoholabhängigkeitsproblematik zusammen. Ein Selbstmordversuch im Katamnesezeitraum wurde von 2 Patienten berichtet. Bei 5 der nachuntersuchten heterosexuell orientierten Pädophilen bestand zum Katamnesezeitpunkt eine Vormundschaft, bei weiteren 3 eine Gebrechlichkeitspflegschaft.

Entsprechend den Kriterien des DSM-III-R waren 12 der nachuntersuchten Gutachtenpatienten typologisch beschreibbar, wobei am häufigsten eine antisoziale (n = 4), eine schizotypische (n = 3) und eine selbstunsichere (n = 3) Persönlichkeitsstörung festgestellt werden konnte. Alle der bisher genannten Merkmale (psychopathologische Auffälligkeiten, stationäre psychiatrische Behandlungen, Selbstmordversuche, Entmündigungen, Persönlichkeitsstörungen) waren bei den bi- und homosexuell orientierten Pädophilen häufiger vorgekommen. Im Copingverhalten (fehlende Angaben in 18 Fällen) näherten sich allerdings die heterosexuell orientierten weitgehend den bi- und homosexuell orientierten Pädophilen an: Es überwogen Entlastung (Hinweise dafür: n = 22) als favorisierter und Hilfesuchen (Hinweise dagegen: n = 18) sowie Vermeidung (Hinweise dagegen: n = 17) als wenig relevante Bewältigungsstrategien.

Tätertypologische Beschreibung und Partnerschaften. Nachuntersucht werden konnten 18 sexuell unerfahrene Jugendliche, 12 schwachsinnige und 6 dissoziale Täter, 17 Täter mit pädophiler Neben-, 3 mit pädophiler Hauptströmung sowie 6 nicht typologisierbare Täter.

Auch bei den heterosexuell orientieren Pädophilen lebten die Täter mit pädophiler Nebenströmung entweder in der ehemaligen partnerschaftlichen Beziehung oder hatten eine neue aufgebaut. Darüber hinaus hatte sich nicht nur bei den jugendlichen, sexuell unerfahrenen, sondern auch bei den dissozialen und den schwachsinnigen Tätern der Anteil von ehemaligen Gutachtenpatienten mit Partnerschaftserfahrung im Katamnesezeitraum deutlich erhöht. Wenn auch die Täter mit pädophiler Hauptströmung in keinem Fall eine Partnerin gefunden hatten, so lebten doch 2 der insgesamt 3 nicht allein, sondern in Wohngemeinschaft mit einer wesentlich (über 20 Jahre) älteren, deutlich 'bemutternden' Frau, mit der es auch nie zu sexuellen Kontakten gekommen war. Die nicht typologisierbaren Täter waren ohnehin alle mit dem ehemaligen Partner noch zusammen, sofern zum Tatzeitpunkt eine Partnerschaft bestanden hatte (vgl. Tab. 47).

Tabelle 47: Katamneseserie heterosexuell orientierter Pädophiler (n = 62); tätertypologische Beschreibung und partnerschaftliche Beziehungen im Katamnesezeitraum; angegeben sind weitergeführte Partnerschaften ("alte Bez."), sofern zum Tatzeitpunkt eine solche bestand ("ehemals vorhanden"), sowie neu begründete ("neue Bez.") und fehlende ("keine Bez.") Paarbeziehungen

		alte Bez. n	/ /	ehemals vorhanden n	neue Bez. n	keine Bez. n
Jugendliche, sexuell unerfahrene Täter	(n = 18)	0	/	(0)	9	9
Dissoziale Täter	(n = 06)	1	/	(2)	3	2
Täter mit pädophiler Nebenströmung	(n = 17)	7	/	(12)	6	4
Täter mit pädophiler Hauptströmung	(n = 03)	0	/	(0)	0	3
Schwachsinnige Täter	(n = 12)	0	/	(0)	5	7
nicht-typologisierbar	(n = 06)	5	/	(5)	0	1
	(n = 62)					

4.4.3.4 Prognosekriterien nach der weiteren sozialen Entwicklung

Bei 22 der nachuntersuchten heterosexuell orientierten Pädophilen wurde auf der Grundlage des 'Sozialintegrations-Scores' eine ungünstige weitere soziale Entwicklung (*Negative Entwicklung = NE*-Patienten) und bei 40 eine günstige (*Positive Entwicklung = PE*-Patienten) festgestellt. Die NE-Patienten waren häufiger überdurchschnittlich oder durchschnittlich intelligent, bei beiden Eltern aufgewachsen und früh koituserfahren. Zum Tatzeitpunkt öfter älter als 40 Jahre, waren ihnen die Opfer häufiger nicht bekannt und im Alter zwischen 10 und 11 Jahren. Täter mit pädophiler Nebenströmung überwogen in der Gruppe der NE-Patienten und die sexuell unerfahrenen Jugendlichen bei den PE-Patienten. Weiterhin fiel auf, daß die NE-Patienten zum Begutachtungszeitpunkt häufiger günstigere Perspektiven aufwiesen als die PE-Patienten und nach ihrem Copingverhalten mehr zur Vermeidung tendierten (vgl. Tab. 48).

4.4.3.5 Prognosekriterien 'zweiter Ordnung'

Die Strafregisterauskünfte des Bundeszentralregisters enthielten bei 8 der 62 katamnestisch erfaßten heterosexuell orientierten Pädophilen eine Eintragung über Verurteilungen im Katamnesezeitraum: In 7 Fällen wegen erneuten sexuellen Mißbrauchs von Kindern, (davon in einem Fall in Verbindung mit exhibitionistischen

Tabelle 48: Katamneseserie heterosexuell orientierter Pädophiler (n = 62); Prognosekriterien nach weiterer sozialer Entwicklung (Negative Entwicklung = NE-Pat., Positive Entwicklung = PE-Pat.; stärkere Merkmalsausprägung hervorgehoben)

Sozialer Werdegang und Persönlichkeit des Täters	NE-Pat. (n = 22) ja	NE-Pat. ohne Angabe	PE-Pat. (n = 40) ja	PE-Pat. ohne Angabe
1. Überwiegend bei 2 Elternteilen aufgewachsen	13	1	15	7
2. Intelligenz (Gutachtenbefund)				
überdurchschnittlich / durchschnittlich	9	1	11	1
grenzdebil / debil	5	1	*17*	1
3. Koituserfahrung vor dem 19. Lebensjahr	7	7	8	8
4. Keine Koituserfahrung (zum Begutachtungszeitpunkt)	6	7	*19*	8
5. Psychosoziale Belastung im Katamnesezeitraum:				
a) körperliche Krankheit	*13*	1	12	-
b) soziale Vereinsamung	*11*	1	7	-
6. Keine Paarbeziehung im Katamnesezeitraum	9	1	9	2
7. Persönlichkeitsstörung	5	9	7	7
Tatphänomenologie				
1. Alter zum Tatzeitpunkt:				
bis 19 Jahre	4	-	*13*	-
40 bis 49 Jahre	4	-	5	-
älter als 50 Jahre	4	-	2	-
2. Opfer nicht bekannt	7	3	9	11
3. Opferalter:				
zwischen 10 und 11 Jahren	6	1	7	1
zwischen 12 und 13 Jahren	1	1	5	1
Tätertypologie				
1. Jugendliche, sexuell unerfahrene Täter	4	- n.s.	*14*	-
2. Täter mit pädophiler Nebenströmung	8	- n.s.	9	-
Perspektiven (zum Zeitpunkt der Begutachtung)				
1. Wohnsituation stabil	9	7	12	10
2. Berufliche Situation stabil	10	2	11	4
3. Intakte Verwandschaftsbeziehungen	7	3	8	8
Copingverhalten				
1. Verminderung (Hinweise dafür)	4	8	*12*	11
2. Vermeidung (Hinweise dafür)	5	8	4	11

n.s. = nicht signifikanter Unterschied

Handlungen) und in einem weiteren Fall wegen sexuellen Mißbrauchs Widerstandsunfähiger (§ 179 StGB). Hinzu kamen 7 weitere, die im Nachuntersuchungszeitraum nicht strafverfolgte dissexuelle Handlungen begangen hatten: In 6 Fällen ist es zu einem erneuten Mißbrauch von Kindern und in einem Fall zu exhibitionistischen Handlungen (gegenüber Frauen) gekommen. Eine erneute Dissexualität war überwiegend lange (mehr als 10 Jahre) nach der Begutachtung aufgetreten (vgl. Abb. 10a).

Abb. 10a: Katamneseserie heterosexuell orientierter Pädophiler (n = 62); weiterhin dissexuelle Katamnesepatienten (n = 15) nach tätertypologischer Beschreibung und Zeitpunkt erneuter Dissexualität (jeweils ein Kreuz pro Patient für den zuletzt vorgekommenen Fall erneuter dissexueller Handlungen nach der Begutachtung in Jahren; Einkreisung bei Strafregisterauskunft)

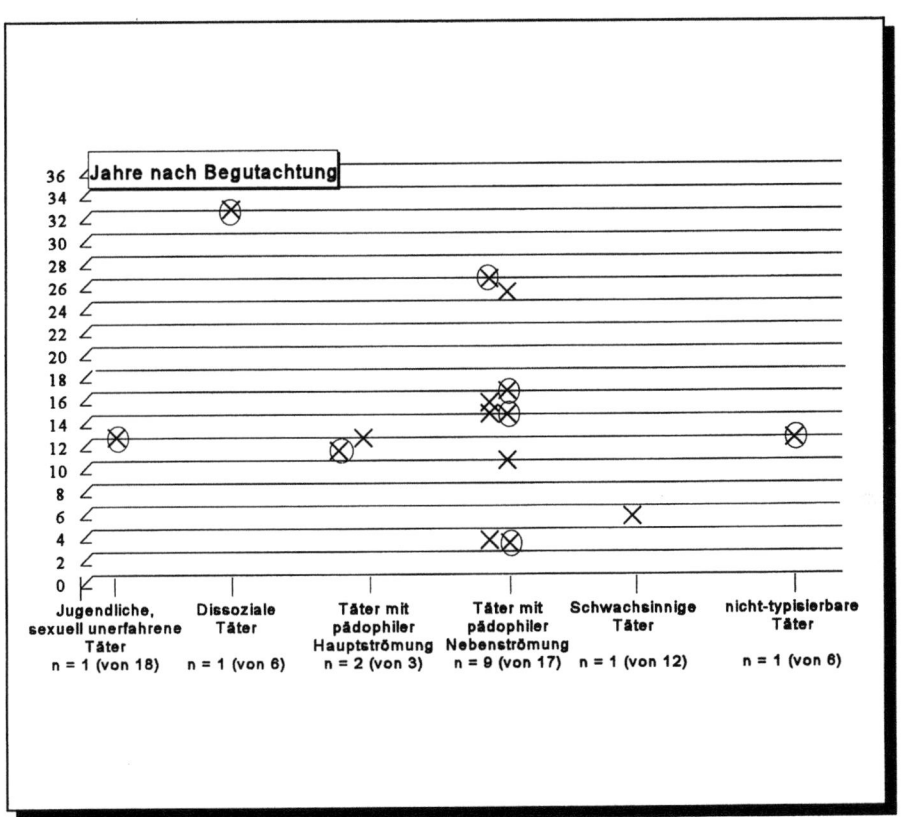

Die erneut dissexuellen (n = 15) unterschieden sich von den nicht mehr dissexuellen (n = 47) ehemaligen Gutachtenpatienten der Katamneseserie in folgenden Merkmalen: Äußerlich intakte Verhältnisse der Herkunftsfamilie waren seltener und eine koitale Erfahrung vor dem 19. Lebensjahr häufiger. Zu dem Tatzeitpunkt (des Indexdeliktes) waren die erneut Dissexuellen öfter mittleren Alters (30-39 Jahre) oder älter (40-49 Jahre) und wählten häufiger jüngere (3-5 Jahre) sowie ihnen nicht bekannte Opfer. Nach der tätertypologischen Beschreibung dominierten Täter mit pädophiler Neben- und Hauptströmung in der Gruppe der weiterhin dissexuellen, während die jugendlichen, sexuell unerfahrenen und die schwachsinnigen Täter bei den nicht mehr dissexuellen ehemaligen Gutachtenpatienten stärker vertreten waren.

Gemessen an dem Verlauf des 'Sozialintegrations-Scores' zeigten die erneut Dissexuellen häufiger eine ungünstige soziale Entwicklung. In ihren Perspektiven zum Zeitpunkt der Begutachtung waren sie bereits deutlich schlechter gestellt als die nicht mehr Dissexuellen, welche auch seltener zum Begutachtungszeitpunkt wegen nicht-sexueller Delikte Vorstrafen aufwiesen (vgl. Tab. 49).

4.4.3.6 Zusammenfassung der Ergebnisse

Die Merkmalshäufungen für die erneut dissexuellen heterosexuell orientierten Pädophilen zum Begutachtungszeitpunkt (Prognosekriterien 'erster Ordnung') glichen in folgenden Punkten denen für die weiterhin dissexuellen Gutachtenpatienten der Katamneseserie (Prognosekriterien 'zweiter Ordnung'): Bevorzugung von fremden Opfern, Täteralter zwischen 30 und 49 Jahren, frühe Koituserfahrung, nicht-sexuelle Delinquenz in der Vorgeschichte, ungünstige Perspektiven zum Begutachtungszeitpunkt, sowie differentialtypologisch ein Überwiegen von Tätern mit pädophiler Haupt- und Nebenströmung. Unter den Ersttätern zum Begutachtungszeitpunkt wie auch unter den nicht mehr dissexuellen Gutachtenpatienten zum Katamnesezeitpunkt fanden sich häufiger die sexuell unerfahrenen Jugendlichen und die schwachsinnigen Täter.

Die Prognosekriterien nach der weiteren sozialen Entwicklung wiesen ebenfalls die Täter mit pädophiler Nebenströmung als gefährdete Gruppe aus; bei den Katamnesepatienten mit ungünstiger sozialer Entwicklung fanden sich wiederum (wie bei den Prognosekriterien 'erster' und 'zweiter Ordnung') höheres Täteralter (älter als 40 Jahre) und Bevorzugung fremder Opfer, sowie darüber hinaus häufiger ein Opferalter zwischen 10 und 11 Jahren, über- oder durchschnittliche Intelligenz und Persönlichkeitsstörungen.

Überraschenderweise waren hingegen Auffälligkeiten in der Primärfamilie und ungünstige Perspektiven zum Begutachtungszeitpunkt bei den Katamnesepatienten mit positiver sozialer Entwicklung stärker vertreten; in dieser Gruppe war der Anteil der jugendlichen, sexuell unerfahrenen und der schwachsinnigen Täter im übrigen höher (vgl. Abb. 10b).

Tabelle 49: Katamneseserie heterosexuell orientierter Pädophiler (n = 62); Prognosekriterien 'zweiter Ordnung' als Unterschiede zwischen (im Katamnesezeitraum) weiterhin und nicht mehr dissexuellen ehemaligen Gutachtenpatienten (stärkere Merkmalsausprägung hervorgehoben)

Sozialer Werdegang und Persönlichkeit des Täters	weiterhin dissexuell (n = 15)		nicht mehr dissex. (n = 47)[a]	
	ja	o. Angabe	ja	o. Angabe
1. Überwiegend bei 2 Elternteilen aufgewachsen	5	-	**23**	8
2. Koituserfahrung vor dem 19. Lebensjahr	**5**	2	10	13
3. Keine Koituserfahrung (zum Begutachtungszeitpunkt)	4	2	**21**	13
4. Aufbau von Verwandtschaftsbeziehungen im Katamnesezeitraum gelungen	5	1	**28**	-
5. Ungünstige soziale Entwicklung im Katamnesezeitraum	**6**	-	9	-
Tatphänomenologie				
1. Alter zum Tatzeitpunkt:				
bis 19 Jahre	2	-	**15**	-
30 bis 39 Jahre	**4**	-	7	-
40 bis 49 Jahre	**3**	-	6	-
2. Opfer nicht bekannt	5	1	**11**	13
3. Opferalter:				
zwischen 3 und 5 Jahren	4	1	**9**	1
zwischen 10 und 11 Jahren	2	1	**11**	1
Tätertypologie				
1. Jugendliche, sexuell unerfahrene Täter	1	- T	**17**	-
2. Täter mit pädophiler Nebenströmung	**9**	- **	8	-
3. Täter mit pädophiler Hauptströmung	**2**	- T	1	-
4. Schwachsinnige Täter	1	- n.s.	**11**	-
Therapie				
1. medikamentös/psychagogisch/psychotherapeutisch	**7**	-	10	-
Zwischenanamnese (zum Zeitpunkt der Begutachtung)				
1. Nicht-sexuelle Delinquenz	**8**	-	10	2
Perspektiven (zum Zeitpunkt der Begutachtung)				
1. Wohnsituation stabil	3	4	**18**	13
2. Berufliche Situation stabil	3	2	**18**	4
3. Intakte Verwandtschaftsbeziehungen	1	3	**14**	8
Copingverhalten				
1. Vermeidung (Hinweise dafür)	0	4	**12**	14

a = 1 ehemaliger Gutachtenpatient befand sich seit der Begutachtung ununterbrochen in Haft.
n.s. = nicht signifikanter Unterschied
T = tendenzieller Unterschied (p < .10)
** = sehr signifikanter Unterschied (p < .01) / *** = äußerst signifikanter Unterschied (p < .001)

Ergebnisse

Abb. 10b: Zusammenfassende Darstellung der Prognosekriterien 'erster', 'zweiter' Ordnung und der nach sozialer Entwicklung für die *heterosexuell orientierten Pädophilen*

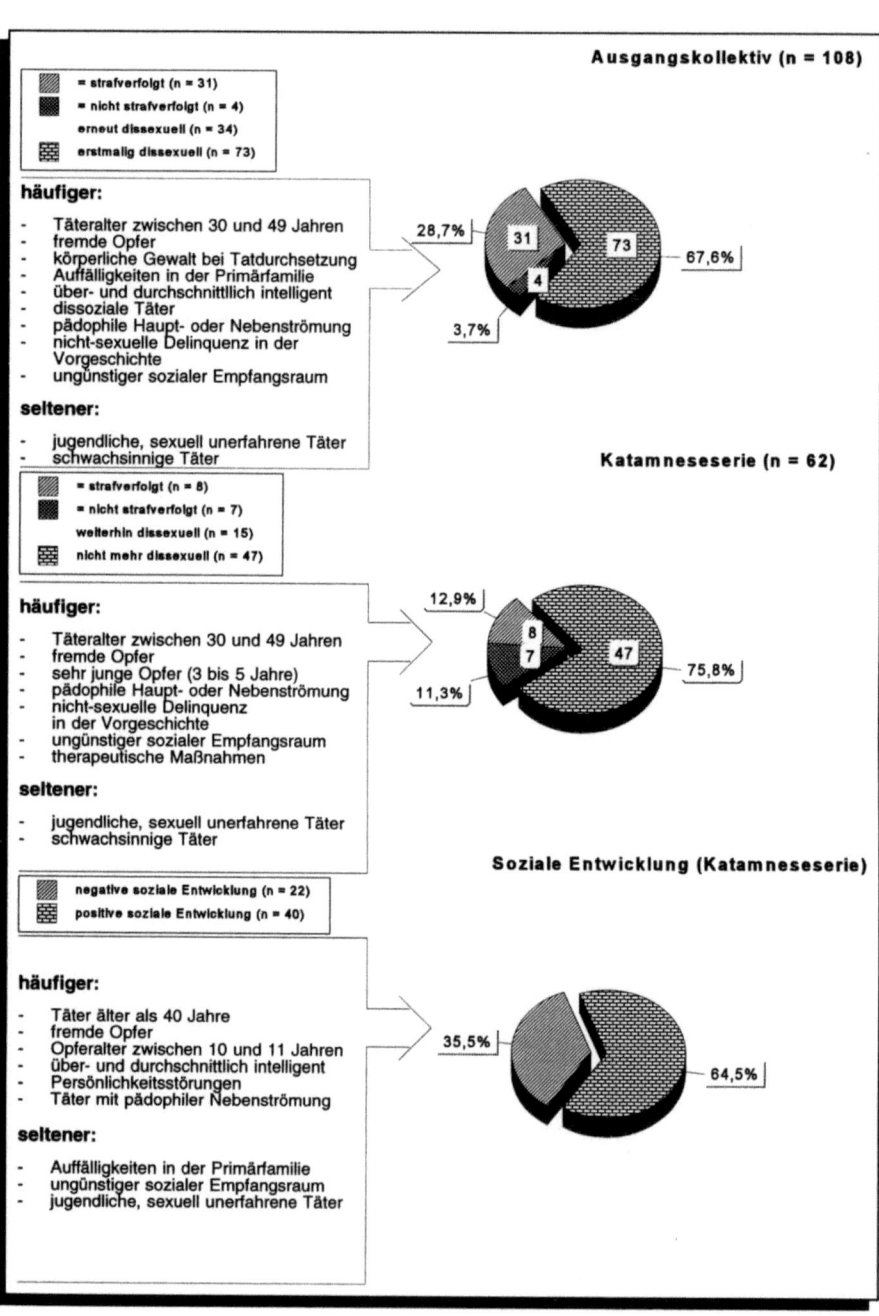

4.5 Seltene Formen dissexuellen Verhaltens

4.5.1 Vorbemerkung

Wenn auch die verschiedenen bisher erörterten Formen der Dissexualität (Inzest, Exhibitionismus, Vergewaltigung/sexuelle Nötigung, Pädophilie, vgl. Abschn. 4.1 - 4.4) mehr oder weniger schwer einfühlbar sein mögen, so haben sie doch einen festen Platz in den Meinungsstereotypen der Bevölkerung, wie dies z. B. besonders deutlich in 'typischen' (vor allem Bilder-) Witzen über Exhibitionisten zum Ausdruck kommt. Für seltene Formen dissexuellen Verhaltens hingegen gilt das nicht: Sie sind in einem übersteigerten Sinn abweichend und besonders unverständlich - Abweichungen von den Abweichungen. Hinzu kommt noch, daß - sieht man einmal von sexuellen Kontakten mit Tieren ab - die sexuelle Motivation der Handlungen zum Teil weniger offensichtlich ist und nur erahnt werden kann. Nicht selten führt diese Ungewißheit zum Gutachtenauftrag: Gericht oder Staatanwaltschaft ist es z. B. nicht verständlich, warum ein hochintelligenter studierter Enddreißiger in guter beruflicher Position eine Serie von Einbrüchen mit dem einzigen Ziel begeht, in den Besitz von Damenwäsche zu gelangen; oder auch, welchen Sinn es haben soll, daß ein durchschnittlich intelligenter, in geordneten Verhältnissen aufgewachsener, Anfang 20jähriger Mann mit guten Chancen bei Frauen und reichhaltiger sexueller Erfahrung (mit altersentsprechenden Partnerinnen), Tieren Verletzungen beibringt und dies auffälligerweise im Genitalbereich.

Anlaß zu Vermutungen über einen sexuellen Hintergrund können auch Brandstiftungen sein, vor allem wenn es sich um Serientaten handelt - eine Anschauung, die aus psychiatrischer Sicht z. T. gestützt wird (vgl. Leonhard 1964, S. 224). Bei weiblichen und/oder kindlichen Opfern von Tötungshandlungen wird sogar sehr schnell der Verdacht auf eine sexuelle Motivation geweckt, wenn die Tat sonst unerklärlich bleibt.

Das Sanktionensystem ist hier aber mit Handlungen konfrontiert, deren strafrechtliche Würdigung aus dem Bereich des Sexualstrafrechts herausfällt, also auch nicht zur 'Sexualdelinquenz im weiteren Sinne' zu zählen ist (vgl. Kap. 1.), - zum Teil aber noch nicht einmal zur allgemeinen Delinquenz gehört: So wurde z. B. durch Art. 1 Nr. 53 des "1. Gesetzes zur Reform des Strafrechts" vom 25. Juni 1969 die Vorschrift des § 175 b StGB (Unzucht mit Tieren) aufgehoben.

Entsprechend dem in dieser Studie favorisierten deskriptiv-phänomenologischen Ansatz ging es daher vor allem um die Frage, inwieweit sich die in dem Gutachtenmaterial des Erhebungszeitraumes enthaltenen seltenen (Sexual-)Delikte dem Konstrukt der Dissexualität zuordnen lassen - indem durch die Nachuntersuchungen auch Erkenntnisse über den weiteren Verlauf der zum Begutachtungszeitpunkt relevanten Problematik erwartet wurden.

Insgesamt konnten die Gutachtenunterlagen von 58 Tätern einbezogen werden; von diesen sind 5 Fälle bereits in anderen Deliktgruppen enthalten, da eine Begutachtung wegen eines seltenen Deliktes zusätzlich (und zu einem anderen Zeitpunkt) erfolgte (Exhibitionismus: n = 1, auch Brandstiftung; Vergewaltigung/sexuelle Nötigung: n = 3, in je einen Fall auch Brandstiftung, Sodomie, Tötungsdelikt; bi-

110   Ergebnisse

und homosexuell orientierte Pädophilie: n = 1, auch Tötungsdelikt). Diese mitgerechnet fanden sich im einzelnen:
- 10 Begutachtungen wegen *sexuellen Kontaktes mit Tieren.*
- 19 Begutachtungen wegen *Brandstiftung*: Einbezogen wurden hier nur Gutachten, bei denen sexualanamnestische Besonderheiten vorlagen (z. B. Auffälligkeiten in der psychosexuellen Entwicklung, Hemmungen in der sexuellerotischen Kontaktaufnahme, Unzufriedenheit mit bisherigen partnerschaftlichen Erfahrungen im sexuellen und/oder personalen Bereich).
- 17 Begutachtungen wegen *Tötungsdelikten*: Berücksichtigt wurden nur Tötungssituationen, die (unabhängig davon, ob versucht oder vollendet) 1. im engsten Zusammenhang mit dissexuellen Handlungen, 2. im Zusammenhang mit einverständlichen sexuellen Handlungen innerhalb einer flüchtigen Intimpartnerschaft oder 3. innerhalb einer langdauernden Intimpartnerschaft eine Tötungsbereitschaft zum Ausdruck brachten.
- 5 Begutachtungen wegen *fetischistischer Neigungen.*
- 7 Sonderfälle: Nekrophilie (n = 1), Erotographomanie (hier als Verfassen von Schriftstücken obszönen Inhaltes zum Zwecke der anonymen Übersendung an ausgesuchte Opfer (n = 1), sadistische, die Genitalien einbeziehende Tierquälerei (n = 2), sexueller Mißbrauch anläßlich von Einbrüchen - aggressiv (n = 1) und nicht-aggressiv (n = 1), Frotteurismus bei Raubüberfällen (n = 1).

4.5.2 Sexueller Kontakt mit Tieren

Aktenerhebungen. Alle in die Aktenauswertung einbezogenen Täter (n = 10) waren unterdurchschnittlich intelligent: 2 minderbegabt, 2 grenzdebil und 6 debil. Entsprechend niedrig war das erreichte Niveau der Schul- und Berufsausbildung: Nur einer hatte die Volksschule erfolgreich besucht und eine Lehre abgeschlossen. Immerhin 7 waren aber zum Tatzeitpunkt berufstätig (in landwirtschaftlichen Betrieben). Überwiegend bei beiden Eltern aufgewachsen (n = 7), fanden sich in 5 Fällen Hinweise für eine auffällige oder gestörte Mutter-Patient-Beziehung. Von den durchweg sehr jungen Tätern (bis 19 Jahre: n = 7; zwischen 20 und 25 Jahre: n = 3) waren 6 koital unerfahren, aber 2 sexuell und personal zufriedenstellend partnerschaftlich gebunden. Der Kontakt mit dem Tier führte fast immer zum vaginalen Geschlechtsverkehr (n = 9), häufig unter Anwendung von körperlicher (n = 4) oder instrumenteller (n = 2) Gewalt; in 4 Fällen handelte es sich um Serientaten.

6 der 10 waren erneut dissexuell aufgefallen: 2 von ihnen strafverfolgt (Vergewaltigung: n = 1, Sodomie: n = 1) und 4 nicht strafverfolgt (Vergewaltigung: n = 1, Sodomie: n = 2, homosexuelle Handlungen: n = 1). Wegen nicht-sexueller Delikte waren 3 vorbestraft: In 2 Fällen waren Diebstahlsdelikte und in einem Fall Körperverletzung Grundlage für die Verurteilung. Die Perspektiven waren überwiegend ungünstig: Meist ohne Partnerin (n = 7) hatten nur die wenigsten intakte Verwandschaftsbeziehungen (n = 4) oder einen Freundeskreis (n = 1).

Nachuntersuchungen. Von den 10 ehemaligen Gutachtenpatienten konnten 4 persönlich nachuntersucht werden: Alle waren zwischen 50 und 55 Jahren alt und die Begutachtung lag zwischen 22 und 39 Jahren zurück - der durchschnittliche Katamnesezeitraum betrug 32 Jahre. Zwei wohnten zum Katamnesezeitpunkt in eigener Wohnung, einer zur Untermiete und einer befand sich in einem Alten- und Pflegeheim. Alle hatten für das begutachtete Indexdelikt eine Haftstrafe zur Bewährung erhalten. Der Aufbau einer Partnerschaft war 3 von 4 gelungen, wobei es sich in allen Fällen um hochgradig problematische Beziehungen handelte, die in einem Fall noch bestand. Alle wiesen eine unstete Arbeitsanamnese auf und waren im Katamnesezeitraumg wegen nicht-sexueller Delikte (Diebstahl, Körperverletzung) verurteilt worden.

Der 'Score' für die soziale Integration verschlechterte sich in allen Fällen, wenn auch nur ein ehemaliger Gutachtenpatient erneut dissexuell wurde (Vergewaltigung), was zur Unterbringung in einem psychiatrischen Krankenhaus führte. Nach den Kriterien des DSM-III-R waren 2 Patienten typologisch beschreibbar: In beiden Fällen handelte es sich um antisoziale Persönlichkeitsstörungen. Eine therapeutische Begleitung der 4 nachuntersuchten ehemaligen Gutachtenpatienten erfolgte in keinem Fall.

4.5.3 Brandstiftung

Aktenerhebungen. In die Auswertung gelangten 19 Täter, die wegen Brandstiftung(en) begutachtet worden waren und bei denen die motivischen Hintergründe für die Tat(en) unklar schienen, sowie zusätzlich sexualanamnestische Auffälligkeiten vorlagen (vgl. Kap.4.5.1). Aufschluß über das Lebensalter der Täter zum Zeitpunkt der Tat gibt Tab. 50; knapp die Hälfte (n = 9) waren zwischen 20 und 29 Jahre alt.

Tabelle 50: Ausgangskollektiv Brandstiftung (n = 19); Alter der Täter zum Tatzeitpunkt

	n
bis 19 Jahre	4
20 - 29 Jahre	9
30 - 39 Jahre	5
älter als 40 Jahre	1
	19

Die meisten Täter waren durchschnittlich intelligent (n = 8), 5 waren minderbegabt, 4 grenzdebil, in einem Fall lag Debilität und in einem weiteren Imbezillität vor. Die meisten stammten aus äußerlich intakten familiären Verhältnissen und waren bei beiden Eltern aufgewachsen (n = 12); Trennungsereignisse (des Patienten von den Eltern zwischen dem 5. und dem 15. Lebensjahr) betrafen aber mehr als ein Drittel (n = 7). Etwa ebenso häufig fand sich auch eine auffällig oder gestörte Beziehung zur Mutter (n = 6) und zum Vater (n = 7). Über die Hälfte (n = 11) hatten eine abgeschlossene Lehre, 5 weitere befanden sich noch in Ausbildung; allerdings waren 3 zum Tatzeitpunkt beschäftigungslos und 9 arbeiteten nicht in ihrem erlernten Beruf. Unter den psychosozialen Belastungen (mittleren oder schweren Ausprägungsgrades) zum Tatzeitpunkt war die berufliche Situation (n = 8) neben sozialer Vereinsamung (n = 8) auch am stärksten vertreten. Zum Tatzeitpunkt ohne Partnerin waren 10 der begutachteten Brandstifter, und 5 von diesen koital noch unerfahren. In über der Hälfte (n = 10) der Fälle handelte es sich um Serientaten (also mindestens 2 Brandstiftungen). Tatphänomenologisch fiel auf, daß Vorbereitungshandlungen in der Regel fehlten (n = 16) und die Tatgestaltung bei eingeschränkter Introspektionsfähigkeit (n = 16) wenig zielgerichtet (n = 17) war. In 9 Fällen fehlten Angaben über das Ausmaß der Trunkenheit zum Tatzeitpunkt; in 5 Fällen war sie leichten oder mittleren Grades (d. h. eine Blutalkoholkonzentration zwischen 0,8 und 2,0 ‰).

Nur 6 Brandstifter waren wegen nicht-sexueller Delikte vorbestraft (überwiegend Diebstahlsdelikte), in einem Fall war bereits eine Verurteilung wegen Brandstiftung ergangen. Dissexualität fand sich bei lediglich 2 Tätern in der Vorgeschichte: In einem Fall strafverfolgt wegen Vergewaltigung und in einem weiteren nicht strafverfolgt wegen exhibitionistischer Handlungen.

Nicht ein einziger der 19 Täter wies anamnestisch psychiatrische Behandlungszeiten auf (stationär oder ambulant); hingegen hatten 3 Täter früher Selbstmordversuche unternommen, 2 davon sogar wiederholt. Hinweise für eine Alkoholabhängigkeit in der Vorgeschichte boten 3 Täter.

Nachuntersuchungen. 10 der 19 ehemals begutachteten Brandstifter konnten nachuntersucht werden; immer erfolgte ein persönliches Gespräch (in einem Fall telefonisch). 6 waren zum Katamnesezeitpunkt noch keine 60 Jahre alt (zwischen 48 und 58 Jahre) und 4 im Alter zwischen 61 und 70 Jahren. Der kürzeste Katamnesezeitraum betrug 13, der längste 45 Jahre und durchschnittlich lag er bei 27 Jahren.

Die rechtlichen Folgen der damaligen Tat waren für alle sehr einschneidend: Zwar kam es 'nur' in 6 Fällen zu einer Haftstrafe ohne Bewährung (in einem Fall verbunden mit der Unterbringung in einer Entziehungsanstalt nach § 64 StGB) und in den verbleibenden 4 Fällen wurden freiheitsentziehende Maßnahmen zur Bewährung ausgesetzt, aber zusätzlich waren die zum Teil erheblichen finanziellen Verpflichtungen für die meisten eine dauerhafte psychosoziale Belastung. Hinzu kamen noch die informellen Sanktionen (also die Ablehnung durch das soziale Umfeld), über die jeder der nachuntersuchten Brandstifter klagte und welche zumindest anfänglich die soziale Integration behinderten. Zwar gelang den meisten (n = 8) in ihrem weiteren sozialen Werdegang nach der Begutachtung das Erreichen einer zufriedenstellenden beruflichen Situation, aber hinsichtlich ihrer Wohnverhältnisse waren schon weniger (n = 6) und im Hinblick auf partnerschaftliche Erfahrungen nur die Hälfte (n = 5) zufrieden.

In ihrer sexuell-erotischen Kontaktaufnahme gehemmt (n = 10), gelang nur 2 von 7 die Aufnahme einer (zugleich als befriedigend erlebten) partnerschaftlichen

Beziehung: 3 der nachuntersuchten 10 Brandstifter hatten nämlich bereits zum Tatzeitpunkt eine Partnerschaft geführt, die allerdings in allen Fällen als sexuell unbefriedigend geschildert wurde. Eine dieser Beziehungen bestand noch zum Katamnesezeitpunkt, eine weitere wurde von der Partnerin aufgekündigt und die dritte endete nach über 20jähriger weiterer Paargemeinschaft durch den Tod der Partnerin. Gemessen am 'Sozialintegrations-Score' wiesen 4 ehemalige Gutachtenpatienten einen ungünstigen Verlauf auf; von ihnen mußten 2 im Katamnesezeitraum wegen einer Alkoholabhängigkeit stationär behandelt werden. Nach den Kriterien des DSM-III-R waren die meisten (6 von 10) typologisch beschreibbar: In 5 Fällen lag eine selbstunsichere Persönlichkeitsstörung vor und in einem Fall eine schizotypische. Unter diesen 6 befanden sich auch jene 3, die später erneut einen Brand gelegt hatten: In einem Fall ist durch ein Gericht auch erneut eine Verurteilung ergangen; in einem weiteren ermittelte die Strafverfolgungsbehörde, konnte aber nichts beweisen, während der (schwer brandverletzte) Täter sich heute an den Beginn des Feuers nicht erinnern kann, wohl aber an die Rettung der in dem Haus befindlichen Kinder seiner Partnerin; im dritten Fall konnte eine Ausbreitung des Brandes durch einen Verwandten des Täters verhindert werden und es kam nicht zu einem Ermittlungsverfahren, allerdings aber zu einer kurzfristigen (zwangsweisen) Unterbringung nach dem in Schleswig-Holstein geltenden "Gesetz für psychisch Kranke". Dissexualität im Katamnesezeitraum konnte in keinem Fall festgestellt werden: Weder enthielten die Strafregisterauszüge derartige Einträge, noch ergaben persönliche Gespräche auch nur die leisesten diesbezüglichen Hinweise, und Krankenberichten war ebenfalls nichts Entsprechendes zu entnehmen. Nicht-sexuelle Delikte hatten nach Strafregisterauskunft 2 ehemalige Gutachtenpatienten begangen (in beiden Fällen handelte es sich um Körperverletzung). Eine therapeutische Begleitung erfolgte nur in 1 Fall - und auch hier mehr psychagogisch stützend über einen kurzen Zeitraum (weniger als 1 Jahr).

4.5.4 Tötungssituationen

Aktenerhebungen. Die juristische Unterscheidung zwischen Mord (§ 211 StGB) und Totschlag (§ 212 StGB): "Wer einen Menschen tötet ohne Mörder zu sein,...") wurde nicht übernommen, weil eine Entscheidung über die besondere Verwerflichkeit der Tat (als Zuordnungskriterium für Mord) normativen Gesichtspunkten folgt, die bei einer medizinisch-psychologischen Würdigung eher in den Hintergrund treten. Darum wird im folgenden zusammenfassend von Tötungen, bzw. von Tötungssituationen gesprochen.

Einbezogen wurden Begutachtungen, in denen Tötungssituationen beschrieben waren, welche - unabhängig ob vollendet oder im Versuch steckengeblieben - eine Tötungsbereitschaft zum Ausdruck brachten, die entweder im direkten Zusammenhang mit einer dissexuellen Handlung stand, oder aber im Zusammenhang mit einverständlichen sexuellen Handlungen den (kurz oder länger bekannten) Intimpartner betraf. Nach dem Einteilungsvorschlag von Steigleder (1968) wäre eine Unterscheidung in "Triebtäter" und "Affekttäter" möglich gewesen; hiervon ist aber deshalb abgesehen worden, weil nicht die forensisch-psychopathologische Beurteilung Untersuchungsgegenstand war - für die "Triebtäter" wäre als Eingangs-

114 Ergebnisse

merkmal des § 20 StGB die "schwere andere seelische Abartigkeit" und für die "Affekttäter" die "tiefgreifende Bewußtseinsstörung" zu diskutieren -, sondern die Frage nach dem Zusammenhang von Tötungsbereitschaft und Dissexualität. Das Gemeinsame der in dieser Studie berücksichtigten Tötungssituationen wird darin gesehen, daß die sexuelle Beziehung im Täter-Opfer-Verhältnis in einer Weise gestört war, die eine Konstellation intimer Partnerbezogenheit nach sich zog, bei der die Vernichtung des Partners zur Disposition stand. Die einzelnen Tötungssituationen standen:

- bei 9 Tätern im engsten Zusammenhang mit dissexuellen Handlungen (davon ein Fall einer sadistischen Perversion);
- bei 4 Tätern im Zusammenhang mit einverständlichen sexuellen Handlungen innerhalb einer flüchtigen Intimpartnerschaft (in 3 Fällen: Prostituierte);
- bei ebenfalls 4 Tätern in zumindest zeitlichem Zusammenhang mit einverständlichen sexuellen Handlungen innerhalb einer langdauernden Intimpartnerschaft (Ehefrau oder Verlobte).

Die meisten der in die Untersuchung einbezogenen Täter waren jünger als 30 Jahre alt (vgl. Tab. 51).

Tabelle 51: Ausgangskollektiv wegen Tötungsdelikten begutachteter Täter (n = 17); Alter zum Tatzeitpunkt

	n
bis 19 Jahre	2
20 - 29 Jahre	9
30 - 39 Jahre	4
über 40 Jahre	2
	17

Nur die wenigsten (n = 4) waren bei beiden Eltern aufgewachsen; häufig hatten sich die Eltern im Alter zwischen 5 und 15 Jahren des Patienten getrennt (n = 9); die Beziehung zur Mutter war in 7 Fällen auffällig oder gestört, zum Vater in 6 Fällen. Bei den überwiegend (n = 11) durchschnittlich intelligenten Tätern (weitere Verteilung minderbegabt: n = 3, debil: n = 3), erreichte die Mehrzahl nicht einen Schulabschluß. Die restlichen (n = 7) hatten die Volksschule mit Abschluß besucht. Obwohl diese 7 auch eine Lehre abschließen konnten, waren 12 Täter zum Tatzeitpunkt als Hilfsarbeiter beschäftigt und nur 4 im erlernten Beruf tätig.

Über die Hälfte hatten bis zum 19. Lebensjahr das erste Koituserlebnis und zwei Drittel (n = 13) vor der Tat mehr als 5 Koitusbeziehungen unterhalten. Nur einer der Täter hatte zum Tatzeitpunkt noch nie Geschlechtsverkehr gehabt und 5 bis dahin keine partnerschaftlichen Erfahrungen. Von den verbleibenden 12 schätzten 10 die Qualität ihrer Partnerbeziehung(en) auf personaler Ebene als überwiegend unbefriedigend ein. Hinweise auf eine Alkoholabhängigeit fanden sich bei 6 Tätern in der Vorgeschichte (in 7 Fällen fehlten zu diesem Punkt allerdings Angaben), 5 hatten Selbstmordversuche unternommen (2 davon mehrfach). Eine psychiatrische Behandlung erfolgte vor der Begutachtung bei einem Täter stationär (wegen Suizidversuchs) und bei 4 Tätern ambulant (wegen psychoreaktiver Störungen). Mehr als die Hälfte (n = 9) hatten bereits vor dem Begutachtungszeitpunkt dissexuelle Handlungen begann: Zu einer Verurteilung kam es in 5 Fällen (Vergewaltigung: n = 3, exhibitionistische Handlungen: n = 2), und durch die Anamnese bekannt wurden 4 weitere (Exhibitionismus: n = 1, Vergewaltigung: n = 1, Mißbrauch von Kindern: n = 1, nicht-einverständliches Würgen während einverständlichen Sexualverkehrs: n = 1), die nicht strafverfolgt worden waren. Wegen nicht-sexueller Delikte (meist Diebstahl oder Körperverletzung) sind 11 Täter vorbestraft gewesen.

Nachuntersuchungen. Von den insgesamt 17 Tätern, die eine Tötung versucht oder begangen hatten, konnten 11 katamnestisch erfaßt werden; in 8 Fällen war ein persönliches Gespräch und in 3 Fällen die Auskunft Dritter Grundlage für ausreichende Information über den weiteren Verlauf der Täter nach der Begutachtung. Zum Katamnesezeitpunkt waren 10 im Alter zwischen 45 und 59 Jahren und einer älter als 60. Der kürzeste Katamnesezeitraum betrug 13 und der längste 34 Jahre, im Durchschnitt lag er bei 23 Jahren; rechnet man hiervon die Summe der nicht in Freiheit verbrachten Zeit aller Täter ab (insgesamt 121 Jahre freiheitsentziehender Maßnahmen, d. h. durchschnittlich 11 Jahre), verbleiben durchschnittlich 12 Jahre (in Freiheit verbrachte) 'wahre' Katamnesezeit. Bei 5 der nachuntersuchten ehemaligen Gutachtenpatienten standen die Tötungssituationen (des Indexdeliktes) in engstem Zusammenhang mit dissexuellen Handlungen (darunter auch der eine Fall einer sadistischen Perversion), bei 4 betrafen sie eine kurz und bei 2 eine lang bekannte Intimpartnerin.

Folgende Sanktionen sind für das Indexdelikt verhängt worden: In 2 Fällen wurde neben Haftstrafen eine Unterbringung angeordnet, von denen zum Katamnesezeitpunkt eine noch bestand (diese betraf den Patienten mit sadistischer Perversion), die andere zur Bewährung ausgesetzt war; in einem Fall ist neben einer Haftstrafe Sicherungsverwahrung angeordnet worden, die zum Katamnesezeitpunkt noch nicht aufgehoben war. 2 Täter hatten lebenslängliche Haftstrafen erhalten, die nach 15 Jahren zur Bewährung ausgesetzt worden waren (einer ist ein Jahr nach Haftentlassung verstorben). 2 Täter erhielten Haftstrafen von mehr als 10 Jahren, 3 zwischen 4 und 8 Jahren und einer zum Tatzeitpunkt noch jugendlicher Täter 2 Jahre und 10 Monate.

Die meisten der ehemaligen Gutachtenpatienten wurden in eigener Wohnung aufgesucht (n = 6), einer lebte zur Untermiete, einer in beschützter Wohnung, einer befand sich in der Unterbringung, ein weiterer in der Sicherungsverwahrung (s.o.) und einer war wegen einer erneuten Straftat inhaftiert.

6 von 9 Tätern, die nicht nach der Begutachtung ununterbrochen freiheitsentziehenden Maßnahmen ausgesetzt waren, ist ein beruflicher Anschluß geglückt. Nur 4 allerdings (davon betraf bei einem Täter das Indexdelikt eine Tötungssituation innerhalb dissexueller Handlungen und bei 3 Tätern innerhalb einer flüchtigen Intimbekanntschaft) gelang der Aufbau einer partnerschaftlichen Bezie-

hung (die in zwei Fällen aber auf personaler und sexueller Ebene als überwiegend unbefriedigend erlebt wurde).

Eine Alkoholabhängigkeit (leichten Grades nach DSM-III-R) fand sich bei 2 ehemaligen Gutachtenpatienten zum Katamnesezeitpunkt, während es zum Begutachtungszeitpunkt noch 9 (von 11 Katamnesepatienten) gewesen waren. Suizidversuche sind im Katamnesezeitraum in 3 Fällen unternommen worden und nach den Kriterien des DSM-III-R waren 7 ehemalige Gutachtenpatienten typologisierbar: In 3 Fällen lag eine Borderline-, in jeweils 2 Fällen eine histrionische und eine narzißtische und in wiederum jeweils einem Fall eine paranoide, eine schizoide, eine antisoziale und eine selbstschädigende Persönlichkeitsstörung vor (Kriterien für zwei Persönlichkeitsstörungen erfüllt: n = 2; Kriterien für drei Persönlichkeitsstörungen erfüllt: n = 1). Therapeutische Interventionen erfolgten bei 3 Tätern: In einem Fall als psychagogisch gestützte medikamentöse Behandlung und in 2 Fällen wurden Psychotherapien begonnen, aber nicht beendet. Sieht man von den seit der Begutachtung durchgehend inhaftierten, bzw. in der Unterbringung befindlichen Tätern ab (n = 2), so kam es nur bei einem der verbleibenden 9 zu erneuten dissexuellen Handlungen, die auch strafverfolgt wurden: Der wegen Tötung seiner Ehefrau zu 12 Jahren Haft verurteilte, zum Tatzeitpunkt 32 Jahre alte Täter ist nach Haftentlassung mehrfach wegen exhibitionistischer Handlungen verurteilt worden; diese Form dissexuellen Verhaltens hatte er bereits vor dem Tötungsdelikt wiederholt gezeigt.

Ein ehemaliger Gutachtenpatient war erneut wegen eines Tötungsdeliktes zu einer langjährigen Haftstrafe verurteilt worden; es handelte sich aber dabei um eine Messerstecherei mit einem etwa gleichaltrigen Mann, der ein Streit vorausgegangen war. Damit kann zumindest gesagt werden, daß von 9 nachuntersuchten Tätern nach ihrer Haftentlassung keiner mehr in eine Tötungssituation geriet, die sich nach der hier gewählten Einteilung dem Konstrukt der Dissexualität zurechnen ließen. Allerdings befand sich der einzige Täter mit sadistischer Perversion ununterbrochen in der Unterbringung, wodurch die Wahrscheinlichkeit eines erneuten vergleichbaren Tötungsdeliktes äußerst gering war.

4.5.5 Fetischismus

Aktenerhebungen. Einbezogen wurden hier Täterbegutachtungen bei Delikten, die in erkennbarem Zusammenhang mit fetischistischen Intentionen des Täters standen. Dies betraf insgesamt 5 Fälle:

- 4 Täter hatten Wäschestücke entwendet, davon 2 durch Einbruch in ein Gebäude (3 Täter haben weibliche Wäschestücke und einer männliche für onanistische Praktiken verwenden wollen, die z. T. noch am Diebstahlsort durchgeführt wurden).
- 1 Täter war mit urinfetischistischen Neigungen aufgefallen: Er urinierte fremde Frauen an und bezog die Erinnerung an die warm-feucht phantasierten weiblichen Kleidungsstücke in die Begleitphantasien bei der Selbstbefriedigung ein.

Aus forensisch-sexualmedizinischer Sicht waren die Handlungen Teil einer Sexualpraktik, die prinzipiell auch einverständlich (bzw. ohne Rechtsgüterverletzung) hätte durchgeführt werden können. So ist sowohl eine gelungene Integration wäsche- oder urinfetischistischer Neigungen in eine Partnerbeziehung (allerdings seltener) möglich als auch die Benutzung rechtmäßig erworbener Wäschestücke für fetischistische Praktiken (häufig). Beabsichtigt waren angesichts der geringen Fallzahl ohnehin lediglich Berichte über den weiteren psychosozialen Verlauf und gegebenenfalls eine erneute Dissexualität, speziell natürlich im Hinblick auf den Stellenwert der fetischistischen Neigungen innerhalb der Sexualität. Im Gegensatz zu den vielen theoretischen Veröffentlichungen über Fetischismus und einigen wenigen Einzelfallstudien gibt es kaum Mitteilungen über die weitere Entwicklung dieser Patienten, so daß selbst angesichts einer kleinen Untersuchungsgruppe ein Erkenntniszuwachs zu erwarten war.

Bei allen 5 einbezogenen Gutachtenpatienten handelte es sich um Serientäter; sie waren zum Tatzeitpunkt zwischen 22 und 42 Jahren alt. Sofern Partnerschaften bestanden (n = 2), fand sich Unzufriedenheit sowohl im personalen als auch im sexuellen Bereich. Die häufiger (n = 3) mindestens durchschnittlich begabten (weitere Verteilung: minderbegabt: n = 1, grenzdebil: n = 1) Fetischisten entstammten meist unauffälligen familiären Verhältnissen; das einzige erwähnenswerte Merkmal ist eine auffällig oder gestörte Vater-Patient-Beziehung (n = 3). Bei in allen Fällen innerhalb der Altersnorm liegendem Pubertätseintritt und überwiegend koitaler Erfahrenheit (n = 4), waren zum Tatzeitpunkt 4 von 5 bereits erneut dissexuell aufgefallen: Alle 4 wegen ihrer fetischistischen Neigungen, in 2 Fällen allerdings zusätzlich und strafverfolgt wegen einer Vergewaltigung und in einem Fall wegen exhibitionistischer Handlungen.

Nachuntersuchungen. 4 von 5 konnten katamnestisch erfaßt werden (davon einer telefonisch); sie waren zum Katamnesezeitpunkt im Alter zwischen 49 und 75 Jahren; der Katamnesezeitraum betrug durchschnittlich 26 Jahre. 2 der ehemaligen Gutachtenpatienten lebten sozial gut integriert in einer Partnerschaft (in einem Fall handelte es sich um die ehemalige und im anderen um eine neue Partnerin). Die beiden anderen (unterdurchschnittlich begabten) Fetischisten hatten eine denkbar schlechte soziale Entwicklung genommen und weder beruflich, noch partnerschaftlich eine zufriedenstellende Situation erreicht. In 3 Fällen wurde eine durchgehende (wenn auch phasenweise wenig intensive) Beibehaltung der fetischistischen Intentionen (Wäschefetischisten) eingeräumt und in einem Fall (Urinfetischist) verneint (allerdings handelte es sich hier um die telefonisch durchgeführte Katamnese). Bei 2 der nachuntersuchten Wäschefetischisten (beide mit ungünstiger weiterer sozialer Entwicklung) kam es im Katamnesezeitraum zu (strafverfolgten) dissexuellen Handlungen: In einem Fall handelte es sich um sexuellen Mißbrauch eines Kindes und im anderen um erneute Wäschediebstähle, die bei dem grenzdebilen Patienten zur Anordnung der Unterbringung in ein psychiatrisches Krankenhaus führten (Verurteilung im Jahre 1963). Dies spricht genauso für die Hilflosigkeit der juristischen und medizinischen Institutionen, wie die Tatsache, daß nicht nur in keinem Fall ein Therapieangebot unterbreitet wurde, sondern sich einer der drei nachuntersuchten Wäschefetischisten (von Beruf Ingenieur!) mehrere Jahre vergeblich um einen Therapieplatz bemühte. Wie groß der Wunsch nach einer Integration in die Gemeinschaft, nach einem Angenommenwerden im 'So-sein' ist, zeigte ein anderer ehemaliger Gutachtenpatient (auch Wäschefetischist), der seit

Jahren arbeitslos, von Sozialhilfe lebend anläßlich des Hausbesuches (der Patient hatte kein Telefon) in Damenschuhen empfing. Im Zimmer lagen offen verschiedene Stücke Damenwäsche und stolz präsentierte er ein Foto, das ihn im Damenkleid zusammen mit einer ehemaligen Vermieterin zeigte, die dies als spaßige Verkleidung ansah und (in Unkenntnis der sexuellen Motivation) akzeptieren konnte: Für den Patienten sicher der Versuch einer Kommunikation zwischen seiner und der Welt der anderen.

5 Diskussion

5.1 Methodologie

Die Verletzung von Normen durch sexuelle Verhaltensweisen geben nicht nur der (meist sehr) interessierten Öffentlichkeit, sondern auch der Fachwelt häufig Anlaß, über die Deskription äußerer Verhaltensmuster und innerer Erlebnisweisen hinaus eine ursächliche Interpretation zu versuchen. Vor allem die tiefenpsychologischen und daseinsanalytischen, aber auch psychosoziale und biologisch-naturwissenschaftliche Verstehensansätze zielen auf eine kausalgenetische Erklärung der beobachtbaren Erscheinungsformen. Derzeit ist aber ein vielversprechender Weg, der über eine tätertypologische Differenzierung hinaus zu einer Diagnostik im streng medizinischen Sinne führen könnte, genauso wenig in Sicht, wie die Aufdeckung kausal wirksamer Ursachen für die Begehung von Sexualstraftaten: Aus diesem Grund wurde methodisch ein deskriptiv-phänomenologischer Ansatz gewählt, dessen Ergebnisse sich unabhängig von den präjudizierten ätiologischen Konzepten als Hilfestellung bei forensischen Prognoseentscheidungen nutzen lassen sollten. Es wurde davon ausgegangen, daß diese Zielsetzung umso mehr verwirklichbar ist, je mehr die quantitative Befunderfassung sich an standardisierten Dokumentationsmethoden orientiert, welche die einzelnen erhobenen Merkmale aufgrund einer einheitlichen Operationalisierung am ehesten vergleichbar erscheinen läßt. Mit dem forensisch-psychiatrischen Dokumentationssystem (FPDS) von Nedopil und Graßl (1988) war ein solches standardisiertes und in der Forschung erprobtes Instrumentarium vorgegeben - nicht zuletzt, weil es auf der Grundlage des klinisch bewährten AMDP-System (AMDP 1981) entwickelt worden ist. Tatsächlich sind die verschiedenen Merkmale auch so eindeutig operationalisiert gewesen, daß in der hier vorgelegten Studie eine hohe Inter- und Intrarater-Reabilität resultierte; andererseits waren bei vielen Merkmalen hohe 'Ausfallquoten' zu beklagen, da die unsichere Feststellbarkeit des jeweiligen 'Items' (aufgrund unzureichender Information in den Gutachten) den Eintrag "keine Angaben" zur Folge haben mußte. Dies ist insbesondere für die statistische Bearbeitung des Materials nachteilig gewesen, sofern über eine Deskription hinausgegangen werden sollte. Auf der anderen Seite war aber die Erstellung von Prognosetafeln nicht intendiert, sondern der Aufweis von Risikopatienten, die sich aber nicht aus Einzelmerkmalen, sondern nur aus Merkmalsmustern erschließen lassen, in denen das Charakteristische des 'Tätertyps' zum Ausdruck kommen soll. Es ist offensichtlich, daß bei einer solchen Differentialtypologie von Tätern - auch wenn es sich keineswegs um Klassifizierungen oder gar Diagnosen im Sinne von abgrenzenden Definitionen handelt - die individuelle Persönlichkeit nicht zur Darstellung gebracht werden kann. Dasselbe gilt auch für die Erfassung des Copingverhaltens: Jeder einzelne 'lebt' nicht nur sein Leben, sondern er muß es 'führen', es 'bewältigen'. Die in den letzten Jahren zunehmend aufgekommene 'Coping-Forschung' widmet sich insofern einer anthropologischen Grundkategorie (dem 'Bewältigungsverhalten'), ohne indessen aber davon ausgehen zu können, daß 'Bewältigung' eine eigenständige Verhaltensklasse ist. Dies erschwert den wissenschaftlichen Zugriff (vgl. Braukmann und Filipp 1984), insbesondere im Hinblick auf die Beziehung zwischen sozial abweichendem und 'Bewältigungsverhalten' (vgl. Trautner 1984). Das in der hier vorgelegten Studie verwendete Modell von acht Copingstrategien (Wilder und Plutchik 1982) basiert auf der Affekttheorie von Plutchik (1962 und 1980) und ist von Langevin et al. (1989) nach Entwicklung eines speziellen testpsychologischen Verfahrens empirisch bei Sexualstraftätern angewendet worden. Es handelt sich um ein Selbst-Rating-Verfahren mit einer fünfstufigen Urteilsskala für verschiedene vorgegebene Eigenschaften, die dann in der Auswertung bestimmten Bewältigungsstrategien zugeordnet werden können. Neben den grundsätzlichen methodischen Problemen bei den verschiedenen Verfahren der Selbsteinschätzung als Grundlage zur Erforschung von 'Bewältigungsverhalten' (z. B. adjektivische Selbstbeschreibungsverfahren, Sortierverfahren, Persönlichkeitsfragebogen usw., vgl. Mummendey 1984) war der Rücklauf auswertbarer Testbögen entmutigend gering (49 von 260 persönlich nachuntersuchten Gutachtenpatienten). Allerdings sorgte bereits die in vielen Fällen allzu große Intelligenzminderung für entsprechende Ausfälle. Als 'Desiderat' dieser Erfahrungen wird man für eine zukünftige Erforschung der Zusammenhänge zwischen Dissexualität und 'Bewältigungsverhalten' eine stärker theoriegeleitete Vorgehensweise empfehlen müssen, möglicherweise sogar experimentelle Untersuchungen zur Überprüfung dissonanz- oder attributionstheoretischer Annahmen, was bisher bei Sexualstraftätern noch nicht unternommen worden ist. Es wäre denkbar, daß anläßlich einer späteren, noch detaillierteren Auswertung der Ergebnisse für die einzelnen Deliktgruppen (auch im Rahmen der Dissertationen Reinsberg, Wicklein, von Bismarck, Vierling-Zubrodt, Röhlk, Bussius i. Vorb.) entsprechende Hypothesen gebildet werden könnten. Dabei wird erschwerend zu bedenken sein, daß bei jedem einzelnen Sexualstraftäter ein komplexes Gefüge heterogener Einflußfaktoren (u.a. konstitutionelle Ausstattung, biographische Entwicklung, situative Konstellation) angenommen werden muß, welches für das pönalisierte Verhalten schließlich disponierend ist: Dies läßt sich auch gut dadurch untermauern, daß bei insgesamt 510 in die hier vorgelegte Studie einbezogenen Sexualstraftätern, von denen 302 nachuntersucht werden konnten, kein einziger Fall dem anderen glich. Gerade wenn Langzeitverläufe überblickt werden können, ist es imponierend, wie die nach 'Aktenlage' doch recht ähnlich anmutenden Tathergänge von sehr verschiedenen Tätern begangen wurden, die sich auch in der weiteren Entwicklung stark voneinander unterschieden. Äußerst beeindruckend war ferner die Erkenntnis, daß eher geringfügige Rechtsgüterverletzungen (wie exhibitionistische Handlungen) zu einem kontinuierlichen biographischen 'Begleitumstand' werden und mit einer ungünstigen sozialen Entwicklung verknüpft sein können, während schwere Vergehen (z.B. Vergewaltigung) ein einmaliges Ereignis bleiben und die Täter einen völlig unauffälligen ('normalen') weiteren Verlauf aufweisen können. Dies legt aber die Vermutung nahe, daß

Dissexualität 'zusammengedacht' werden muß mit verschiedenen Persönlichkeitsverfassungen innerhalb eines Spektrums zwischen weitgehend normalem und stark gestörtem psychischem Erleben, welches vor allem durch unterschiedliche Verlaufsaspekte gekennzeichnet ist. Akzeptiert man bei dem gegenwärtigen Stand der Erkenntnismöglichkeiten allenfalls multifaktorielle Erklärungsansätze (die aber auch derzeit mehr Fragen aufwerfen als beantworten), so wird man zwar auch von einer aufwendigen katamnestischen Untersuchung keinen globalen Nenner zur Aufklärung dieser Varianz erwarten, andererseits aber auch kaum ein besseres methodisches Instrument benennen können, um auf der Grundlage empirischer Ergebnisse forensische Schlußfolgerungen zu prognostischen und therapeutischen Gesichtspunkten der verschiedenen Erscheinungsformen sexuell straffälligen Verhaltens abzuleiten.

5.2 Terminologie

Ins Zentrum der gewählten Problemstellung dieser Untersuchung führt das Konstrukt 'Dissexualität' als ein deskriptiver, von ätiopathogenetischen Hypothesen weitgehend freigehaltener Oberbegriff für ein "sich im Sexuellen ausdrückendes Sozialversagen". Mit diesem phänomenologischen Definitionsversuch wurde die sprachliche Analogie zum weit verbreiteten Begriff der Dissozialität ausdrücklich gesucht: Dissexualität und Dissozialität können sich überlappen (etwa indem dissexuelle Verhaltensweisen Teil der Dissozialität sind), aber auch für sich alleine stehen. Die beiden entscheidenden Grundkriterien für die definitorische Abgrenzung der Dissexualität von der Dissozialität betreffen den Verhaltenslängsschnitt und den Verhaltensquerschnitt. In diesem Zusammenhang muß zunächst darauf hingewiesen werden, daß mit Rauchfleisch (1981) Dissozialität hier verstanden wird als 'fortgesetztes und allgemeines Sozialversagen', was aber einer Definition entspricht, die Hartmann (1970, S. 5) für eine Subkategorie der Dissozialität - nämlich die Verwahrlosung - entwickelt hat, während er unter Dissozialität jedwede Abweichung von sozialen Verhaltenserwartungen versteht. Da es aber praktisch keine individuelle Entwicklung ohne 'jedweden' Verstoß gegen die soziale Ordnung geben dürfte, ist ein solcher von Verhaltenslängs- und querschnitt losgelöster Begriff der Dissozialität ohne besondere Aussagekraft. Gleiches gilt aber nicht für die Dissexualität: Keineswegs ließe sich unterstellen, daß dissexuelles Verhalten einer menschlichen Entwicklungsnormalität entsprechen soll. Darum macht es Sinn, ein nicht-fortgesetztes und spezielles Sozialversagen, sofern es sich im Sexuellen ausdrückt, als Dissexualität zu bezeichnen und unter Dissozialität fortgesetztes (persistentes) und allgemeines (generalisiertes) Sozialversagen zu verstehen. Mit dem Konstrukt der Dissexualität sollte darüber hinaus aber auch eine Abgrenzung zur juristischen Denkweise - welche auf die Normbrüche nach geltendem Strafrecht eingeengt ist - ermöglicht werden, sowie schließlich eine grundlegende Annahme Berücksichtigung finden: Sexualität ist partnerbezogen und auf Partnerschaft ausgerichtet - somit ein spezielles 'movens' sozialer Beziehungsbildung; das Sexuelle ist nicht zu trennen vom 'zoon politikon' - jener aristotelischen 'Wesensbestimmung' des Menschen als ein auf Gemeinschaft angelegtes Lebewesen. In diesem Sinne bringen aufgedeckte Sexualstraftaten genauso wie nicht aufgedeckte, bzw. nicht nachweisbare (aber pönalisierte) sexuelle Übergriffe, oder auch dissexuelle Handlungen, die nicht nach dem Sexualstrafrecht verfolgbar sind (z. B. Beischlaf zwischen Verwandten oder Vergewaltigung in der Ehe), bzw. sogar vom allgemeinen Strafrecht nicht generell erfaßt werden (z. B. sexueller Kontakt mit Tieren oder Voyeurismus), alle eine sozial dysfunktionale Gestaltung der Sexualität des Betreffenden zum Ausdruck. Dies wird hier verstanden als ein Verfehlen der kollektiven Partnererwartungen: Jeder einzelne wächst auf in Beziehungen zu anderen Menschen und wird konfrontiert mit den sozialen Normierungen der Kultur, die keineswegs ein bloßes Orientierungssystem gegenüber den biologisch-psychologischen Handlungsursprüngen der Natur darstellen - etwa als bloße Regulierungen der Befriedigung leiblicher Grundbedürfnisse. Der Kultur werden nicht nur Verbote und Regeln entnommen, sondern auch Gewohnheiten entlehnt.

Das Wort Ge-wohn-heit macht erkennbar, daß von einem Wohnen die Rede ist - "Wohnen aber ist *der Grundzug* des Seins", sagt Martin Heidegger (1952, S. 83). Etymologisch ist im Wohnen auch der Frieden enthalten: Das gotische "Wunian" heißt: Zufrieden sein, zum Frieden gebracht; Frieden wiederum meint nach der sprachlichen Herkunft das Freie ("das Frye" und "Fry") - frei im Sinne von bewahrt vor Gefahr und Bedrohung. Erst wenn man dies bedenkt, wird deutlich, warum 'Kohabitation' ausdrücklich das 'Zusammenwohnen, Beiwohnen, Beischlafen' meint. In der Beziehung zu einer anderen Person (ohne die 'Kohabitation' nicht möglich wäre), soll Raum entstehen, in dem sich für beide Beteiligten wohnen läßt: Friede eintritt, weil die Abwendung von Schaden und Bedrohung - durch Vervollkommnung der Unvollkommenheit - besser gelingt. Die Wir-Bildung zielt auf beides: Sexuelle Be*fried*igung und (bzw. im) interpersonalen Frieden. Beiwohnen und Beischlafen setzen Vertrauen in den Anderen voraus, Vertrauen als psychische Sicherheit, die sich nicht von selbst versteht (vgl. Giese 1962, S. 258 ff.). Der Mensch muß in seiner Individualentwicklung das Wohnen erst lernen, bevor er heimisch werden kann. Frieden als fundamentale Intention des Wohnens, ein sich Freifühlen von Gefahr und Bedrohung, welches im Beiwohnen zu entstehen vermag, kann derjenige nur schwer erlangen, der einen denkbaren Partner selbst als bedrohlich und gefährlich erlebt. Dies *muß* die Integration der Sexualität (den Beischlaf im weitesten Sinne) ins Bei-Wohnen mitbetreffen und *kann* zu einer sozial dysfunktionalen Gestaltung von Sexualität führen: Zur Dissexualität mit einer Vielzahl von Erscheinungsformen.

Sicher besteht immer, wenn versucht wird, ein möglichst umfassendes Konstrukt zu bilden, eine gewisse Gefahr, die verwirrende Vielfalt auf Kosten der Vielfältigkeit zu klären. Diese Gefahr wird umso größer, je weniger die im Durcheinander herrschende Ordnung berücksichtigt wird. So gesehen gäbe es eigentlich keine Unordnung, sondern nur gestörte Ordnungen: Das Ordnen setzt das Erkennen einer Ordnung auch in den Störungen voraus, schließt diese sozusagen in ihren Gesamtzusammenhang ein. Dieser wäre hier das Wohnen als "Grundzug des Menschseins" (Heidegger). Die verschiedenen Formen der Dissexualität wären unter diesem Gesichtspunkt betrachtet Störungen einer riskierten anthropologischen Ordnung, welche den Blick auf diese Ordnung zusätzlich freilegen könnten - allerdings liefern sie Material zunächst nur auf der beobachtbaren Verhaltensebene.

Freund und Kolarsky (1965), später auch Freund et al. (1983), Freund und Watson (1990) sowie Freund (1991) haben ein "einfaches Bezugssystem" (Freund und Kolarsky 1965, S. 221) vorgeschlagen, das für die sexuelle Interaktion bei Säugern allgemein charakteristisch sein soll. Ihre (stark verhaltensbiologisch orientierten) Vorstellungen über den "typischen erotischen Verhaltensablauf partnerbezogenen Sexualverhaltens" (Freund 1991, S. 55) brachten sie in Verbindung mit Störungen dieses Ablaufes. Dabei gehen sie von vier Phasen aus: Die erste Phase umfaßt die Wahrnehmung eines angemessenen 'Partners' einschließlich der Abschätzung seiner Eignung für eine sexuelle Beziehung (Störung: Voyeurismus). Sofern in dieser Phase nicht das Interesse abbricht, folgt eine weitere der "prätaktilen Interaktion" (Freund), in der die erotische Ansprechbarkeit des anderen noch ohne Berührung (Störung: Exhibitionismus), und erst in einer dritten Phase der "taktilen Interaktion" (Freund) dann mit körperlicher Berührung geprüft und stimuliert wird (Störung: Toucheurismus, Frotteurismus). In einer vierten Phase folgt schließlich die genitale Vereinigung (Störung: Vergewaltigung). Mit diesem Modell einer Phasenfolge des Sexualverhaltens (von Säugern, einschließlich der Menschen) haben die Autoren ein einfaches biologisches Grundmuster darstellen wollen, welches noch nicht die soziale Bedeutung sexueller Interaktion einschließt; mehr als bei Säugetieren dürfte aber beim Menschen die Biologie von sozialen Prozessen überlagert sein, auch wenn sich die verschiedenen Einflußgrößen (noch) nicht quantitativ bestimmen lassen. Einer Beschreibung zugänglich ist jedoch nicht nur der Verhaltensablauf, sondern auch die Art der Partnerbezogenheit, die in einer dissexuellen Verhaltensweise zum Ausdruck gebracht wird.

In Abbildung 11 ist daher der Versuch unternommen worden, alle in die hier vorgelegte Studie einbezogenen dissexuellen Verhaltensweisen hinsichtlich ihrer speziellen Partnerbezogenheit aus Sicht des Täters (das Opfer fühlt sich selbstverständlich nicht als 'Partner') zu ordnen. Die verschiedenen dissexuellen Handlungen wurden dabei - grob angelehnt an das Modell von Freund (zuletzt 1991) - in eine Reihenfolge gebracht, die mit zunehmender Vereinnahmung des 'Partners' durch den Täter einhergeht: Während beim Voyeurismus eine vom Beobachteten unbemerkte 'Partnerschaft' durch identifikatorische Vorgänge (z. B. mit dem Mann beim Beobachten eines Paares) noch in der Vorstellungswelt bleibt, ist bei inzestuösen Handlungen innerhalb endogamer Familienstrukturen die mißbrauchte Tochter meist über einen längeren Zeitraum (Jahre) 'Ersatz'-Partnerin des Vaters und die Okkupierung des Opfers umfaßt häufig alle Lebensbereiche - das Wohnen und Beiwohnen ist mithin besonders 'entfriedet' (s. o.). Eine Sonderstellung nehmen Fetischismus und Sodomie ein, weil der Fetisch oder das Tier den interessierenden Partner 'ersetzen', wenn auch beim Fetischismus nur symbolisch. Abzutrennen sind ferner Tötungssituationen, in denen die endgültige Zerstörung des interessierenden 'Partners' in einer besonderen Konfliktsituation in Kauf genommen wird. Brandstiftung hingegen ist nach den Untersuchungsergebnissen nicht zur Dissexualität zu rechnen; es ließen sich hier keine Hinweise für eine in der Tat zum Ausdruck kommende, auch nur symbolische Partnerbezogenheit feststellen: Die Hintergrundsproblematik betraf einen allgemeinen Sozialprotest - also ressentimentgeladene, aggressive Impulse gegen die soziale Umgebung (vgl. Abschn. 5.8.2).

Die in Abbildung 11 aufgeführten Erscheinungsformen dissexueller Handlungen waren die Grundlage für eine Feststellung weiterhin bestehender Dissexualität im Katamnesezeitraum; nur durch die Ausdehnung der Untersuchungsoptik auf das Konstrukt der Dissexualität - also eine unabhängig von der juristischen Bewertung im Katamnesezeitraum vorgekommene sozial dysfunktionale Gestaltung der Sexualität im Sinne der angegebenen Definitionen - und durch die persönlichen Nachuntersuchungen als entscheidendes Erhebungsinstrument wurde die biographische Relevanz der ehemaligen Störung erkennbar, denn eine Beschränkung auf die Auswertung von Strafregisterauszügen wäre zu diesem Zweck völlig ungeeignet gewesen: Etwa die Hälfte (n = 49) aller im Katamnesezeitraum festgestellten Fälle erneuter Dissexualität (n = 104) waren nicht strafverfolgt worden, davon einige wenige (n = 7) nicht strafverfolgbar.

Mit Ausnahme von Wille (1968) und an diesen anknüpfend Pelz (1972), denen es vorrangig um die Frage nach der forensisch-psychopathologischen Beurteilung von Sexualstraftätern ging, und erst in zweiter Linie um eine Überprüfung von 'Diagnose' und Prognose, gibt es im Schrifttum keine Studien zur Prognose von Sexualstraftätern, die auf persönlichen Nachuntersuchungen basieren. Neuerdings vorgelegte katamnestische Erhebungen beschränken sich auf Daten aus Strafregisterauszügen (z. B. Romero und Williams 1985, Grünfeld und Noreik 1986, Hall und Proctor 1987), beziehen sich also ausschließlich auf strafverfolgte Fälle erneuter Dissexualität im Nachuntersuchungszeitraum. Wie bei Wille (1968) und Pelz (1972) finden sich darüber hinaus auch nur Schlußfolgerungen über Hauptdeliktgruppen. Damit fehlen vor allem prognostische Aussagen für die einzelnen tätertypologischen Differenzierungen innerhalb der verschiedenen Hauptdeliktgruppen - eine Lücke, die durch die vorgelegte Studie zu verkleinern versucht wurde, zumal die Mitwirkenden (Richter, Staatsanwälte) bei (vom Gesetzgeber geforderten) Prognoseentscheidungen ein Gefühl des Unbehagens offen einräumen (vgl. Oberlandesgericht Frankfurt 1985). Inwieweit bei der häufig beklagten gegenwärtigen Stagnation der empirischen Prognoseforschung (vgl. Kaiser 1989, S. 506f.) dokumentiertes Erfahrungswissen aus empirischen Studien aufgrund der prozessualen Restriktionen des forensischen Alltags von Juristen auch genutzt werden kann, muß offen bleiben, und zwar sowohl aus rechtstheoretischen Überlegungen (vgl. Frisch 1992) als auch aus forensisch-sexualmedizinischen Erwägungen, etwa wenn man an die Exploration der Sexualanamnese durch einen Richter denkt.

Terminologie 125

Abb. 11: Verschiedene Formen dissexuellen Verhaltens und Art der Partnerbezogenheit (aus Sicht des Täters)

Dissexuelle Handlung	Art der Partnerbezogenheit
Voyeurismus	(unbemerktes) Betrachten eines interessierenden Partners (auch Kind)
Exhibitionismus	visuelle Kontaktaufnahme zu einem Schaupartner (auch Kind) aus der Distanz
Frotteurismus Toucheurismus Sexuelle Nötigung (auch im Rahmen von Inzest)	körperliche Kontaktaufnahme zu einem interessierenden Partner (auch Kind)
Vergewaltigung (auch im Rahmen von Inzest)	genitale Vereinigung mit einem interessierenden Partner (auch Kind)
Pädophilie (auch im Rahmen von Inzest)	vorrangiges Interesse an *kindlichem* Partner
Inzestuöse Handlungen innerhalb endogamer Familienstrukturen	'Ersatz'- Partnerschaft mit Abhängigem vor dem Hintergrund spezifischer innerfamiliärer Beziehungsmuster
Fetischismus	Fetisch als symbolischer 'Ersatz' des interessierenden Partners
Sodomie	Tier als 'Ersatz' für interessierenden Partner
Tötungssituationen	Zerstörung des interessierenden Partners (auch Kind)
Brandstiftung	*keine dissexuelle Handlung; keine Partnerbezogenheit, sondern Bewältigungssymptom einer Aggressionsproblematik*

Zunehmende Okkupierung des Partners

5.3 Die Hauptdeliktgruppen im Überblick

Vor einer Diskussion der Ergebnisse für die einzelnen dissexuellen Erscheinungsformen sollen die Hauptdeliktgruppen im Vergleich übersichtsartig zur Darstellung gelangen - und zwar nur hinsichtlich der Wiederholungsgefahr (für dissexuelle Handlungen) und der weiteren sozialen Entwicklung im Katamnesezeitraum.

Die Abbildungen 12 und 13 geben einen deliktspezifischen Überblick über die unterschiedliche Verteilung erstmalig und erneut (bzw. nicht mehr und weiterhin) dissexueller Gutachtenpatienten, jeweils für Ausgangskollektiv und Katamneseserie. Es wird deutlich, daß der Anteil von Wiederholungstätern bei den Exhibitionisten sowie den bi- und homosexuell orientierten Pädophilen höher ist (etwa die Hälfte und mehr) als bei den Inzesttätern, den dissexuellen Gewalttätern und den heterosexuell orientierten Pädophilen (etwa ein Drittel und weniger).

Nach diesen Ergebnissen erscheint es nicht gerechtfertigt, bei Sexualstraftätern global eine besonders hohe Rückfallgefährdung anzunehmen, wie dies in der Strafprozeßordnung faktisch geschieht: Nach § 112 a der Strafprozeßordnung wird Wiederholungsgefahr als Haftgrund angenommen, "wenn der Beschuldigte dringend verdächtigt ist, eine Straftat nach den §§ 174, 174a, 176-179 des Strafgesetzbuches (...) begangen zu haben, ...". Der Gesetzgeber vertritt hier also die Ansicht, daß Inzest, sexueller Mißbrauch von Kindern, Vergewaltigung, sexuelle Nötigung und sexueller Mißbrauch Widerstandsunfähiger nicht fortgesetzt begangen worden sein müssen, sondern bereits eine einzige Tat Wiederholungsgefahr begründe (vgl. Kleinknecht/Meyer 1991, S. 416); insbesondere bei erwachsenen Tätern deute ein Sexualdelikt "in der Regel auf einen Persönlichkeitsdefekt hin, der weitere Verfehlungen ähnlicher Art erwarten läßt, ohne daß die drohende Strafe allein eine genügende Abschreckung darstellt, weil der Persönlichkeitsdefekt gerade die verständige Abwägung von Vor- und Nachteilen einer Tatbegehung ausschließt. Dies gilt im verstärkten Maß für Gewalttäter." (Diemer-Nicolaus 1972, S. 1694). Zwar ist nach den hier vorgelegten Ergebnissen von forensischen Risikopatienten mit einem erhöhten Rückfallrisiko auszugehen, welches aber gerade nicht in besonderem Maße gewalttätige, sondern nicht-aggressive Formen der Dissexualität betrifft. Darüber hinaus muß aber die Gefahr erneuter Dissexualität nach der tätertypologischen Differenzierung für jede Form dissexuellen Verhaltens noch näher eingegrenzt werden (vgl. Abschn. 5.4 bis 5.8).

Eine eigene Betrachtung verdient auch die Feststellung, daß der (delikt-spezifische) Anteil erneut, bzw. weiterhin dissexueller Gutachtenpatienten sich praktisch nie deckt mit dem Anteil ungünstiger sozialer Langzeitverläufe im Katamnesezeitraum (vgl. Abb.14). Am auffälligsten ist dies bei den bi- und homosexuell orientierten Pädophilen, welche den höchsten Anteil weiterhin dissexueller Täter stellen, aber am seltensten eine sozial ungünstige Entwicklung nehmen. Besonders hoch hingegen ist der Anteil ungünstig verlaufener sozialer Entwicklungen bei den Inzesttätern, den dissexuellen Gewalttätern und den heterosexuell orientierten Pädophilen - alles Deliktgruppen, in denen - wie bereits erwähnt - Fälle erneuter Dissexualität im Katamnesezeitraum seltener waren. Dies führt zu der Annahme, daß gesondert von dem 'Rückfallrisiko', welches Justiz und Gesellschaft besonders interessiert, bei bestimmten Patienten das Risiko einer sozialen Desintegration erhöht ist - auch wenn die dissexuelle Handlung selbst biographisch eine Episode gewesen sein mag. Dem Gesetzgeber aber ist der soziale Aspekt immerhin so wichtig, daß er den Richter auffordert, die "Wirkungen, die von der Strafe für das zukünftige Leben des Täters in der Gesellschaft zu erwarten sind" zu berücksichtigen (vgl. § 46 StGB).

5.4 Inzest

Bei einer genaueren Betrachtung der jüngeren rechtsgeschichtlichen Entwicklung strafrechtlicher Verfolgung des Inzest in Deutschland fällt auf, daß die Urfassung des § 173 StGB ("Beischlaf zwischen Verwandten" aus dem Strafgesetzbuch für das Deutsche Reich vom 1.1.1872, welches bis Mitte des 20. Jahrhunderts nahezu unverändert Gültigkeit hatte) nur den Beischlaf zwischen Verwandten unter Strafe stellte, nicht aber andere sexuell-erotische Handlungen zwischen Verwandten, die erst später (seit 1943) durch den § 174 StGB (in der heutigen Fassung von 1973: "Sexueller Mißbrauch von Schutzbefohlenen") erfaßt wurden. Damit war als Ausdruck eines degenerationstheoretischen Denkens vor allem die Verhinderung von (wie befürchtet wurde biologisch geschädigtem) Nachwuchs aus einer inzestuösen Verbindung das vorrangige Rechtsgut, nicht jedoch der Schutz des Kindes vor sexuellen Übergriffen durch Verwandte. In einem gewissen Sinne könnte dieser Hintergrund auch nach der heutigen Rechtssprechung noch lebendig sein: "Beischlaf zwischen Verwandten" (§ 173 StGB) ist keine Sexualstraftat - gehört nicht zu den "Straftaten gegen die sexuelle Selbstbestimmung", die im 13. Abschnitt des Strafgesetzbuches zusammengefaßt sind -, sondern eine "Straftat gegen den Personenstand, die Ehe und die Familie" (12. Abschnitt des Strafgesetzbuches). Dies ist insofern befremdlich, weil gerade die Tatphänomenologie des Inzest - jedenfalls bei der auch in dieser Studie häufigsten Form (innerhalb endogamer Familienstrukturen) - in der Regel eine Vielzahl verschieden gestalteter sexueller Übergriffe bis zum Geschlechtsverkehr über einen langen Zeitraum aufweist. In diesem Zusammenhang ist eigentlich nur mit der Annahme irrationaler Wurzeln des kulturellen Inzest-Tabus verstehbar, daß im § 218 StGB die "kriminologische Indikation" (§ 218a, Abs. 2.1: "...wenn nach ärztlicher Erkenntnis an der Schwangeren eine rechtswidrige Tat nach den §§ 176 bis 179 begangen worden ist...") den § 173 StGB nicht enthält - die aus einer inzestuösen Beziehung herrührende Schwangerschaft kann mit der kriminologischen Begründung also nicht abgebrochen werden, sofern das Opfer nicht jünger als 14 Jahre alt ist. Dies ist besonders deshalb merkwürdig, weil zum Tatgeschehen des Inzest meist ein über mehrere Jahre sich hinstreckender Tatzeitraum gehört, aber die Wahrscheinlichkeit einer Schwangerschaft für das Opfer viel höher ist als bei einer einmaligen Vergewaltigung, geschweige denn bei der definitionsgemäß nicht-koitalen sexuellen Nötigung nach § 178 StGB. Auf der anderen Seite ist aber gerade beim Inzest innerhalb endogamer Familienstrukturen die Beachtung der familiären Konstellation von großer Wichtigkeit: Die inzestuösen Handlungen entsprechen hier einem Täterinter-

Abb. 12: Hauptdeliktgruppen nach erstmalig und erneut aufgetretener Dissexualität im Ausgangskollektiv

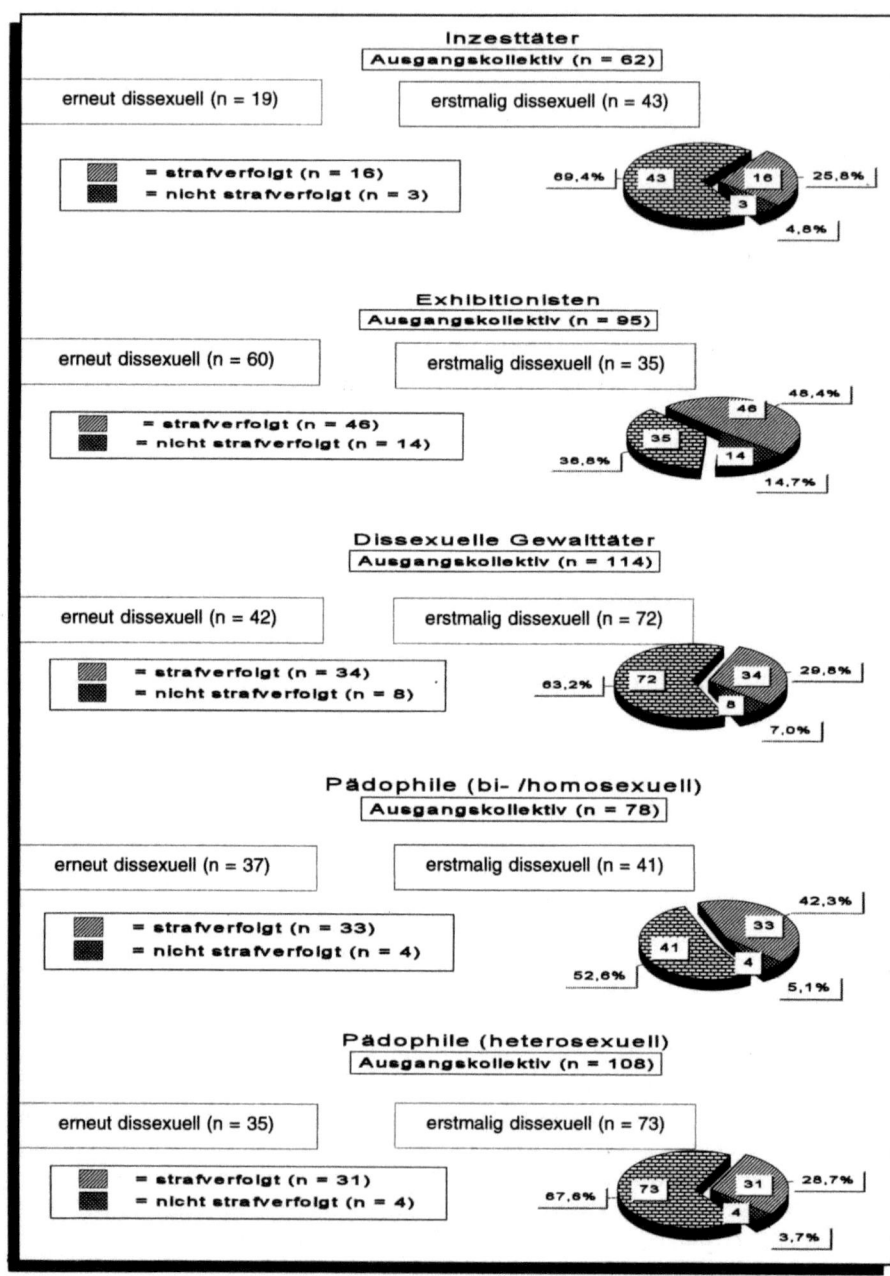

Abb. 13: Hauptdeliktgruppen nach nicht wieder und weiterhin aufgetretener Dissexualität in der Katamneseserie

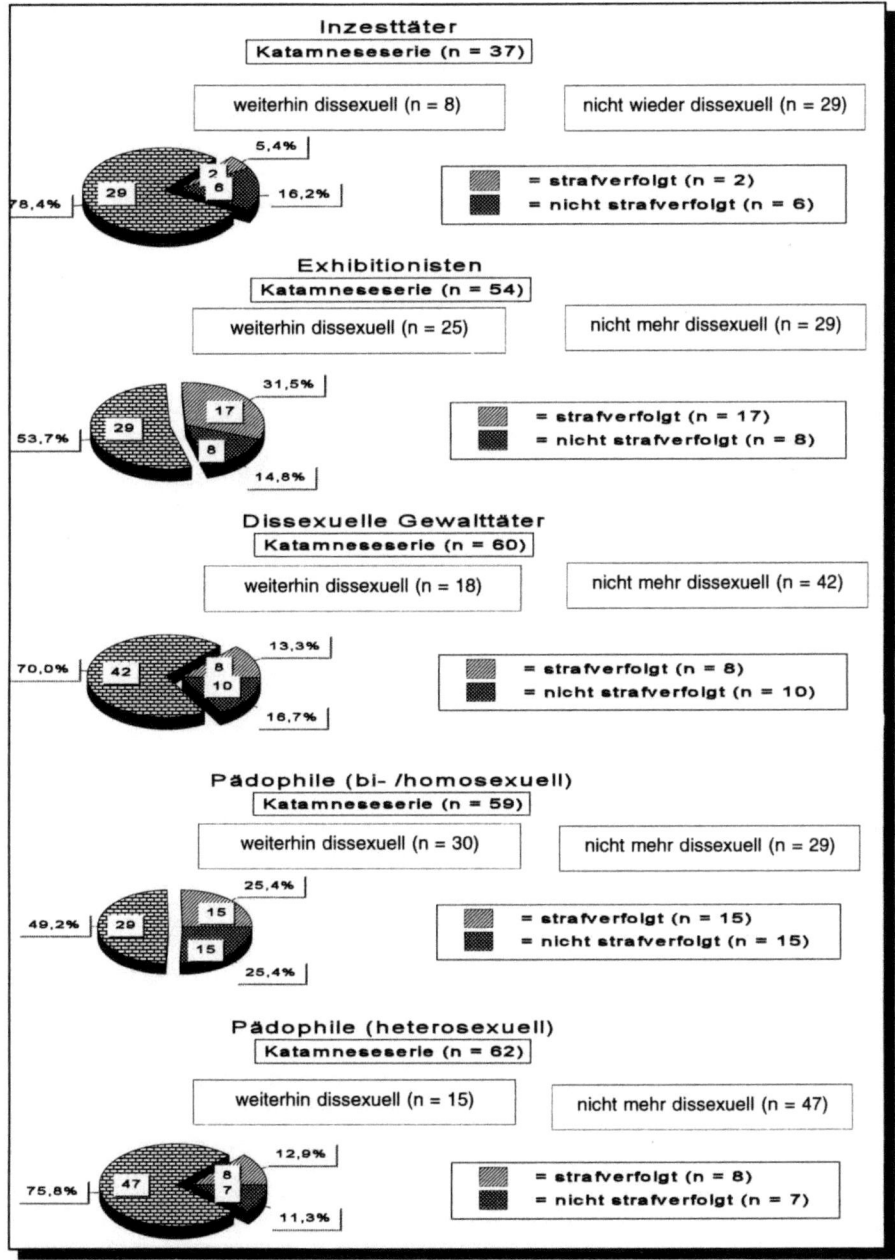

130 Diskussion

Abb. 14: Hauptdeliktgruppen nach der weiteren sozialen Entwicklung im Katamnesezeitraum

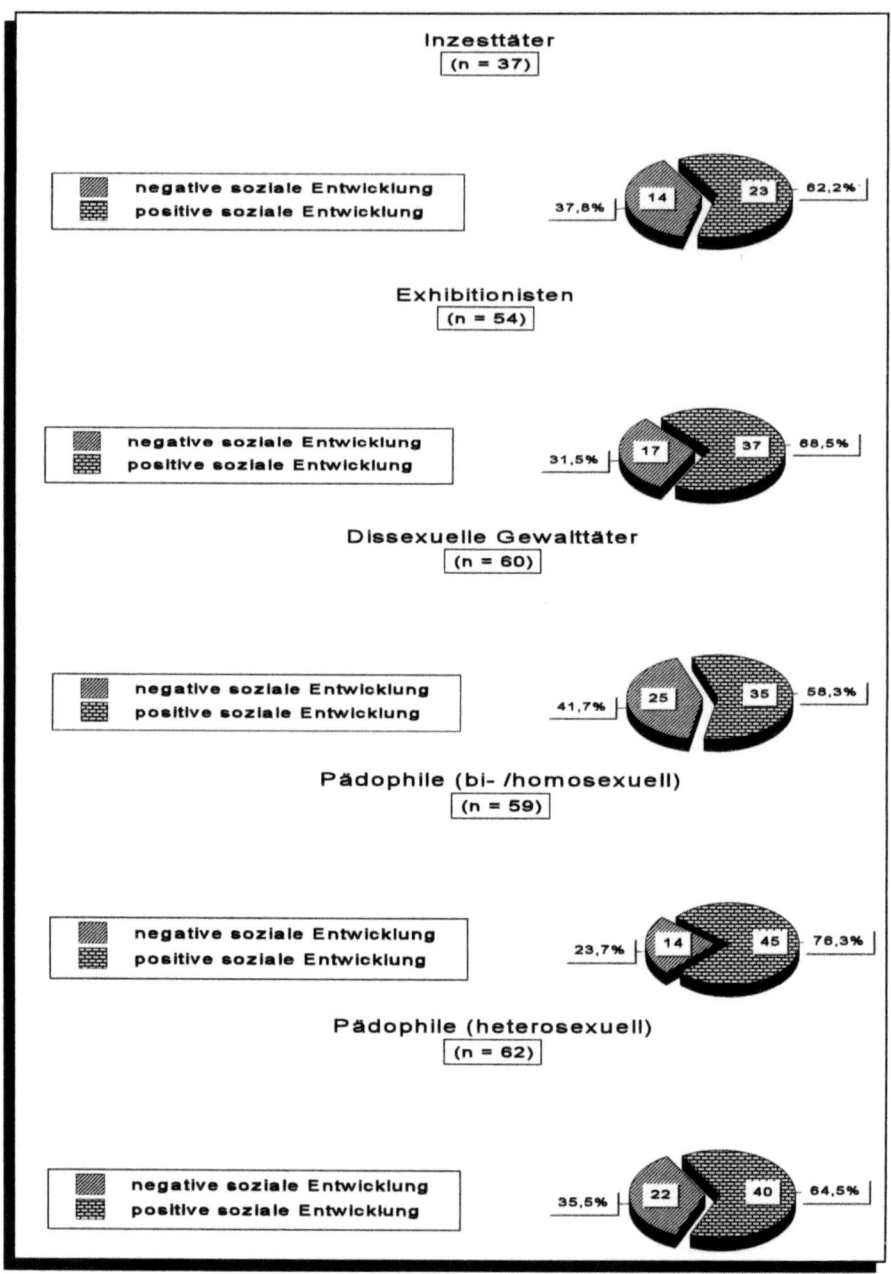

esse nach 'Ersatz'-Partnerschaft mit einer Abhängigen (meist Tochter oder Stieftochter) neben der Beziehung zur Ehefrau, welches wahrscheinlich nur vor dem Hintergrund spezifischer innerfamiliärer Beziehungsmuster überhaupt entstehen kann. Die Rolle der Ehefrau als "Schlüsselfigur" (Kaufman et al. 1954; Gutheil und Avery 1977) und "Eckstein" (Lustig et al. 1966) der Inzestfamilie ist schon von verschiedenen Autoren herausgestellt worden (vgl. auch Hirsch 1987) und bedarf einer weiteren Erforschung (vgl. Beier 1994) auch im Hinblick auf die Einschätzung von Auswirkungen therapeutischer Interventionen.

Die im Rahmen dieser Studie durchgeführten Nachuntersuchungen deckten eine unerwartet hohe Stabilität der endogamen Familienstruktur auf: In der Regel war der Familienverband genauso festgefügt wie zum Zeitpunkt der damaligen Taten; zum Teil war es gar nicht möglich, die persönlichen Gespräche ohne Beisein der Ehefrauen, zum Teil auch der Kinder, ja sogar der geschädigten Töchter (auf ausdrücklichen Wunsch des Täters) zu führen. Dabei erschien immer wieder die Ehefrau, das heißt die Mutter der/des Opfers als Dreh- und Angelpunkt des familiären Geschehens, als zentral lenkende Instanz, auch wenn sie sich im Hintergrund hielt. Es war schon ein beachtliches und zugleich rätselhaftes Phänomen, daß die mit den Inzesthandlungen (vermutlich) verknüpfte tiefe Kränkung des mütterlichen und weiblichen Selbstwertgefühls in eine derartig integrative innerfamiliäre Rolle der Ehefrau des Täters (und Mutter des Opfers) münden konnte. Ist man aber bereit, das Inzestgeschehen unter familiendynamischen Aspekten zu würdigen, wird man einseitigen und vereinfachenden Schuldzuweisungen ("Väter als Täter", vgl. Kavemann und Lohstöter 1984) skeptisch gegenüber stehen (vgl. auch Maisch 1987).

Den Ergebnissen dieser Studie zufolge ist nicht nur unter tätertypologischen, sondern auch unter Verlaufsaspekten die Generalisierung eines neuen Stereotyps "Inzesttäter" (als 'ubiquitärer' Ausdruck einer frauenfeindlichen Männer-Ideologie unserer Gesellschaft) abzulehnen, um einer differenzierenden Betrachtungsweise den Vorzug zu geben.

Bei den 'Konstellationstätern' sollte eher von einer biographisch nicht überdauernden dissexuellen Verhaltensbereitschaft, also einer dissexuellen Phase ausgegangen werden, (beide Fälle erneuter Dissexualität im Katamnesezeitraum erfolgten innerhalb von 3 Jahren nach der Begutachtung); die weitere soziale Entwicklung verlief überwiegend günstig, zum Zeitpunkt der Begutachtung bestehende Alkoholprobleme wurden meist überwunden. Durch die endogame Familienstruktur können allerdings einem familien- und paartherapeutischen Ansatz Grenzen gesetzt sein, was einen überbrückenden Einsatz von Antiandrogenen (Cyproteronacetat) rechtfertigt, sofern dies vom Patienten mitgetragen und psychotherapeutisch unterstützt wird, also nicht an die Stelle einer 'kausalen' Therapie tritt. Von 12 'Konstellationstätern', die Cyproteronacetat erhielten, äußerte sich keiner im Rückblick unzufrieden mit der damaligen Entscheidung oder klagte über Nebenwirkungen. Als sehr hilfreich hingegen wurde ein durch die Medikation bedingtes Sicherheitsgefühl angeführt (vgl. auch Rönnau und Wille 1981).

Für die 'promisken' Täter ist die biographische Relevanz der ehemaligen Dissexualität aufgrund der geringen Fallzahlen (n = 7) schwer zu beurteilen, auch wenn die beiden katamnestisch erfaßten Fälle erneuter Dissexualität innerhalb von

6 Jahren nach der Begutachtung erfolgten. Tatphänomenologisch entspricht ihre Vorgehensweise mehr dem Muster der Vergewaltigung oder sexuellen Nötigung - also eine Ausrichtung auf die körperliche Kontaktaufnahme, bzw. genitale Vereinigung und nicht auf eine 'ersatzweise' (längerfristige) Partnerschaft mit dem Opfer. Meist bestehen hier viele und rasch wechselnde Außenbeziehungen zu Frauen, die aber (im Rahmen einer allgemeinen Promiskuität) vor allem als Partner für sexuelle Kontakte gesucht werden. Im Gegensatz zum 'Konstellationstäter', der seine Selbstunsicherheit gar nicht überspielen will (was in der Paar- und Familiendynamik von großer Bedeutung ist), hat der 'promiske' Täter ein gesteigertes Selbstwertgefühl, möchte immer und überall ein bewunderter Mann sein und in möglichst keiner Situation Angst oder Unsicherheit zeigen. Eine damit verbundene hohe Anspruchshaltung gegenüber anderen korrespondiert mit einer geringen Wahrnehmung für die Bedürfnisse anderer, einschließlich der eigenen Kinder oder Abhängiger (Stieftöchter). Andererseits stehen ihm aber soziale Kenntnisse und Fertigkeiten zur Verfügung, die eine meist gute berufliche Integration bedingen und Erfolgserlebnisse vermitteln. So gelingt es den 'promisken' Inzesttätern besser als den dissozialen Tätern aus der Deliktgruppe Vergewaltigung/sexuelle Nötigung (vgl. Abschn. 5.6), einen Kompromiß zwischen eigenen Bedürfnissen und den Ansprüchen der Gesellschaft herzustellen. Aus genau diesem Grunde ist aber auch die Unzugänglichkeit für therapeutische Interventionen im Zusammenhang mit den sexuellen Übergriffen außerordentlich groß. Das 'hypertrophierte' Ich-Ideal erfordert stets eine Problembewältigung in eigener Regie. Bei den Nachuntersuchungen sahen diese Täter ihre Verhaltensänderung allenfalls im Zusammenhang mit den verhängten Strafen (aus denen sie entsprechende Konsequenzen gezogen hätten) und standen auch rückblickend jeder Form von therapeutischer Hilfestellung ablehnend gegenüber.

Unter Berücksichtigung der Gutachtenbefunde für das Ausgangskollektiv (n = 62), insbesondere der Fälle erneuter Dissexualität zum damaligen Zeitpunkt, sind vor allem die 'pädophil-motivierten' Inzesttäter als Risikopatienten aufzufassen, bei denen eine biographisch überdauernde dissexuelle Verhaltensbereitschaft (alle Fälle erneuter Dissexualität lagen zwischen 9 und 26 Jahren nach der Begutachtung; vgl. Abb. 6a) vorliegt, welche auch die sozialen Integrationsprozesse beeinträchtigt. Damit scheint vor allem der Vergleich mit der pädophilen Nebenströmung (bei heterosexuell orientierter Pädophilie) angebracht: Auch hier fand sich im Katamnesezeitraum häufiger eine weiterhin bestehende Dissexualität sowie eine ungünstige soziale Entwicklung (vgl. Abschn. 5.7). Beim 'pädophil-motivierten' Inzesttäter besteht neben der Möglichkeit einer zufriedenstellenden Sexualität mit einem altersentsprechenden (gegengeschlechtlichen) Partner noch der Wunsch, an der Kinderwelt zu partizipieren - mit dem Kind eine 'Ersatz'-Partnerschaft einzugehen -, was neben anderen Formen der Beziehungsgestaltung auch die Sexualität umgreift und zu dissexuellen Handlungen führt. Gerade daher wird man ihn eher der Pädophilie zurechnen müssen (genauer: dem Täter mit pädophiler Nebenströmung); der inzestuöse Rahmen gestattet allerdings dem Täter (für Jahre) eine enorme Okkupierung des 'Partners'. Entsprechend gelten auch vergleichbare therapeutische Überlegungen, wie sie für Täter mit pädophiler Nebenströmung erwogen werden müssen: Bevorzugung eines individualzentrierten Ansatzes, der aber keineswegs auf ein bestimmtes therapeutisches Konzept festgelegt werden sollte, weil Behandlungserfahrungen mit dieser Patientengruppe überhaupt fehlen. Dabei müßte gerade hier - anders als bei der pädophilen Hauptströmung - die Möglichkeit einer Anknüpfung an die stets vorhandenen Erfahrungen mit gleichberechtigten (altersentsprechenden) Beziehungspartnern einen therapeutischen Zugang eröffnen.

Die Ergebnisse machen deutlich, daß unter differentialtypologischen Gesichtspunkten beim Inzest auch unterschiedliche Voraussagen über den Verlauf des dissexuellen Verhaltens gewagt werden, bzw. gegebenenfalls gezieltere therapeutische Interventionen benannt werden können. Dies steht in einem krassen Gegensatz zur 'crime-specialization-hypothesis', wonach eine bestimmte Form kriminellen Verhaltens (also z. B. Inzest) wiederum einen Vorhersagewert über das Eintreten dieses Verhaltens in der Zukunft haben soll. Ungeachtet der Übernahme dieser Hypothese für die Erforschung der Rückfälligkeit von Sexualstraftätern (Abel et al. 1981) mit entsprechenden empirischen Untersuchungen (z. B. Hall und Proctor 1987) entstehen diese Überlegungen auch aus der Not, methodisch auf die Auswertung von Strafregisterauszügen festgelegt zu sein. Inzesttäter werden so einmal in der Kategorie 'sexueller Mißbrauch von Kindern' (Hall et Proctor 1987) geführt oder gar nicht erwähnt (z. B. Grünfeld und Noreik 1986). In der hier vorgelegten Studie sind allein 6 von 8 im Katamnesezeitraum weiterhin dissexuellen ehemaligen Gutachtenpatienten nicht durch die Strafverfolgungsbehörden erfaßt worden. Damit waren etwa 20% der Katamneseserie (n = 37) erneut dissexuell - den Strafregisterauszügen zufolge wären es aber nur etwa 5% gewesen, was sich interessanterweise dann mit den Angaben über die Rückfälligkeit von Inzesttätern in der älteren Literatur gedeckt hätte, wo diese zwischen 2 und 7% eingeschätzt wird (Orel 1932, Eber 1937, Schwab 1938, Holder 1949, Gerchow 1965, Wyss 1967; vgl. dazu auch Maisch 1968). Dieser große Unterschied könnte auch noch bedingt sein durch eine vermutlich unterschiedliche tätertypologische Zusammensetzung der in den verschiedenen Studien untersuchten Kollektive, die selbst in jüngeren Untersuchungen nicht aufgeschlüsselt werden (vgl. z. B. Männel 1980).

5.5 Exhibitionismus

Überblickt man das vorliegende Schrifttum, so werden zwar unterschiedliche theoretische Ansätze den verschiedenen Deutungen exhibitionistischen Verhaltens zugrunde gelegt (Übersichten bei Wille 1972, Blair und Langon 1981, Mester 1984), es besteht aber Einigkeit hinsichtlich der Einförmigkeit des Tatablaufes. Nachdem - sehr begrüßt von der Fachwelt (vgl. Wille 1986, S. 549) - therapeutische Überlegungen vor allem beim Exhibitionismus vom Gesetzgeber (in der jetzt geltenden Fassung des Sexualstrafrechts vom 23.11.73) berücksichtigt wurden (nach § 183, Abs. 3 StGB kann das Gericht "die Vollstreckung einer Freiheitsstrafe auch dann zur Bewährung aussetzen, wenn zu erwarten ist, daß der Täter erst nach einer längeren Heilbehandlung keine exhibitionistischen Handlungen mehr vornehmen wird"), gibt es einerseits Autoren, die "kein Strafrecht gegen exhibitionistische Handlungen" fordern (Kentler und Schorsch 1987), andererseits aber auch Befürchtungen, daß die hohe Rückfallgefahr nicht unbedingt mit einer gleichbleibenden Tatphänomenologie verbunden sein muß (Rooth 1973), sondern "eine Tendenz zur Progression in Richtung auf gravierende Formen devianten Sexualverhaltens" aufweisen kann (Glatzel 1985, S. 169).

Neben unterschiedlichen Opferpräferenzen ("geschlechtsreife Frau, männliches Kind, weibliches Kind") besorgt Glatzel vor allem ein Heraustreten aus der Anonymität: "Reduktion und endlich Aufgeben der räumlichen Distanz zum Opfer, Ansprechen desselben und schließlich körperlicher Angriff" (1985, S. 171). Nach den hier vorgelegten Ergebnissen haben 5 von 95 Exhibitionisten den Versuch unternommen, den Tathergang sprachlich zu begleiten (meist sexualisierter Sprachductus wie etwa: "Komm mal her, mach es mal rauf und runter") und in 7 (darin enthalten: 2 der eben genannten 5 Fälle) von 95 Fällen wurde die Distanz zum Opfer aufgegeben (z. B. Festhalten oder Griff an die Brust wie auch zwischen die Beine des Opfers). Auf einer deskriptiven Ebene entspräche dies dem Übergang in die nächste Stufe intensiverer 'Partnerbezogenheit' (vgl. Abb. 11); darüber hinaus wäre jedoch zu überlegen, ob sich hinter den phänomenologischen Variationen exhibitionistischer Handlungen unterschiedliche tätertypologische Beschreibungen verbergen könnten. Nach den Ergebnissen dieser Studie wiesen die 'typischen' Exhibitionisten eine (weitgehend) konstante Objektpräferenz auf (erwachsene Frau), stellten aber überraschenderweise auch 5 der 7 Täter, welche aus der Distanz heraustraten und eine körperliche Kontaktaufnahme versuchten. Bei den 'pädophil-orientierten' Exhibitionisten, die ebenfalls in ihrer Objekt- oder besser Alterspräferenz stabil waren (Kinder), und den 'atypischen' Exhibitionisten kam dies nur in je einem Fall vor.

Den katamnestischen Erhebungen zufolge verteilte sich eine erneute Dissexualität bei ehemaligen Gutachtenpatienten (n = 25) zu über vier Fünftel auf exhibitionistische Handlungen, und weniger als einem Fünftel (n = 3) auf sexuellen Mißbrauch von Kindern, und zwar nicht nur im Sinne eines Exhibierens vor Kindern (davon 'atypische' Exhibitionisten: n = 2, 'pädophil-orientierte' Exhibitionisten: n = 1.). Besonders wichtig aber ist, daß aggressive sexuelle Übergriffe in keinem Fall festgestellt werden konnten.

Hinsichtlich der biographischen Relevanz des dissexuellen Verhaltens und auch ihrer weiteren sozialen Entwicklung lassen die Katamnesen bei den 'typischen' und den 'pädophil-orientierten' Exhibitionisten zunächst eher auf eine Gleichverteilung der Merkmale (nicht mehr/weiterhin dissexuell, günstige/ungünstige soziale Entwicklung) schließen. Im Vergleich zum Begutachtungszeitpunkt war aber insofern eine Verbesserung eingetreten, als insbesondere die 'typischen' Exhibitionisten einen kleineren Anteil weiterhin dissexueller Gutachtenpatienten stellten (die 'atypischen' Exhibitionisten hingegen einen größeren). Berücksichtigt man zusätzlich noch die Zeitpunkte erneut festgestellter Dissexualität im Katamnesezeitraum, so lagen diese meist (von 2 Fällen bei den 'typischen' und 2 Fällen bei den 'pädophilorientierten' Exhibitionisten abgesehen; vgl. Abb. 7a) innerhalb von 5 Jahren (nach der Begutachtung). Daher ist sowohl bei den 'typischen' als auch bei den 'pädophilorientierten' Exhibitionisten eher von einer lebensphasischen Dissexualität auszugehen. Den 'typischen' Exhibitionisten gelang es aber signifikant häufiger als den 'pädophil-orientierten' Tätern (wie auch häufiger als den 'atypischen' Tätern) im Katamnesezeitraum die ehemalige Paarbeziehung weiterzuführen oder eine neue aufzubauen.

Dennoch wäre es nicht unberechtigt, die 'typischen' und 'pädophil-orientierten' Exhibitionisten zu einer Gruppe von Tätern zusammenzufassen, welche sich vor allem im Ausmaß der Aggressionshemmung unterscheiden: Von stark gehemmt (Exhibieren vor Kindern) bis wenig gehemmt (Übergang zur sexuellen Nötigung des 'typischen' Exhibitionisten). Entgegen den juristischen Einschätzungen lassen sich nach Tatphänomenologie und Täterpersönlichkeit aber keine Verbindungen zum sexuellen Mißbrauch von Kindern herstellen, auch wenn die 'pädophil-orientierten' Exhibitionisten sich auf Kinder beschränken mögen und es in einem Fall (von 15) im Nachuntersuchungszeitraum zu einem sexuellen Übergriff auf ein Kind kam. Das Kind ist für den 'pädophil-orientierten' Exhibitionisten nicht primär von Interesse, sondern deshalb, weil die enorme Selbstunsicherheit ein (eigentlich angestrebtes) Exhibieren vor Frauen nicht ermöglicht (vgl. auch Abschn. 5.7). Darüber hinaus ist eine Ausweitung in Richtung aggressiver Sexualdelikte nach den Langzeitverläufen mit einer durchschnittlichen Katamnesezeit von 25 Jahren bei den 'typischen' Exhibitionisten nicht zu erwarten, und zwar auch wenn zum Indexdelikt (oder in früheren Taten) ein Übergang zur sexuellen Nötigung vorgekommen war.

'Typischen' und 'pädophil-orientierten' Exhibitionisten ist im übrigen die meist vorhandene berufliche Integration gemeinsam, die als gute Voraussetzung für eine psychotherapeutische Behandlung angesehen werden kann. Im Gegensatz dazu fehlt dem 'atypischen' Exhibitionisten als grundlegende psychosoziale Entfaltungsmöglichkeit eine solche berufliche Einbindung - den Nachuntersuchungen zufolge verläuft die weitere soziale Entwicklung nach der Begutachtung häufiger ungünstig. Wie auch immer die Hintergrundproblematik beim 'atypischen' Exhibitionisten im Einzelfall beschaffen sein mag, sie scheint eher nicht wie bei den 'typischen' oder 'pädophil-orientierten' Exhibitionisten eine lebensphasische Zuspitzung zu erfahren, sondern entlang der 'vita sexualis' virulent zu bleiben - und ist verbunden mit einem biographischen Überdauern der dissexuellen Verhaltensbereitschaft. Von 8 im Katamnesezeitraum weiterhin dissexuellen 'atypischen' Exhibitionisten waren 6 zwischen 12 bis 32 Jahren nach Begutachtung erneut dissexuell (vgl. Abb. 7a). Zum Begutachtungszeitpunkt war ihr Anteil an erneut dissexuellen Gutachtenpatienten noch relativ klein - mithin durch eine reine Querschnittserhebung ihre 'Rückfallgefährdung' nicht zu erkennen und das Risiko sozialer Desintegration nur zu erahnen gewesen. Wenn überhaupt eine Verbindung zwischen Pädophilie und Exhibitionismus zur Disposition gestellt werden könnte, dann wären die 'atypischen' Exhibitionisten das Bindeglied - 2 von insgesamt 3 Fällen sexuellen Mißbrauchs von Kindern (kein Exhibieren vor Kindern) der Katamneseserie wurden von den 'atypischen' Tätern begangen. Nach der tätertypologischen Beschreibung würde man dann aber auch am ehesten einen Zusammenhang mit den dissozialen Pädophilen vermuten: Tatsächlich waren 2 der 13 nachuntersuchten dissozialen Pädophilen (heterosexuell orientiert: n = 1; homo-sexuell orientiert: n = 1) vor der Indexbegutachtung wegen exhibitionistischer Handlungen (vor Kindern) strafverfolgt worden (vgl. Abschn. 5.7). Eine Progression des dissexuellen Verhaltens in Richtung aggressiver sexueller Übergriffe ist aber auch von den 'atypischen' Exhibitionisten nicht zu erwarten, was ein stärkeres Angebot therapeutischer Hilfen begünstigen könnte, welche in erster Linie soziale Eingliederungshilfen umfassen müßten.

5.6 Vergewaltigung und sexuelle Nötigung

Nach der tätertypologischen Differenzierung waren mit über 30% der Fälle (des Ausgangskollektivs) die dissozialen Aggressionstäter am häufigsten vertreten, während sie in anderen Untersuchungen einen deutlich geringeren Anteil ausmachen (bei Volk et al. 1985: 15%, bei Haesler 1981: 11%); sie waren bereits zum Begutachtungszeitpunkt häufiger 'rückfällige' (erneut dissexuelle) Täter, während unter den Ersttätern sich vor allem die sexuell unerfahrenen Jugendlichen und die 'symbolisch-agierenden' Täter fanden. Auch im Längsschnitt blieb diese Tendenz bestehen: Nach den katamnestischen Erkenntnissen weiterhin dissexuell waren überwiegend die dissozialen Täter, aber nicht die sexuell unerfahrenen Jugendlichen oder die 'symbolisch-agierenden Täter' und auch nicht die Schwachsinnigen. Man wird daher bei den dissozialen Tätern eher von einer biographisch überdauernden dissexuellen Verhaltensbereitschaft ausgehen müssen (12 von 16 Fällen erneuter Dissexualität waren zwischen 10 und 30 Jahren nach der Begutachtung aufgetreten; vgl. Abb. 8a). Ihre weitere soziale Entwicklung nach der Begutachtung verlief meist ungünstig und war überschattet von erneuten Verurteilungen (auch wegen nichtsexueller Delikte), fehlender beruflicher Einbindung sowie Partnerschafts- und Alkoholabhängigkeitsproblemen. Die Langzeitverläufe zeigten immer wieder eine mangelnde Verarbeitungsfähigkeit von aggressiven und sexuellen Impulsen innerhalb der aktuellen sozialen Bezüge. Die dabei gemachten Erfahrungen sozialer Ablehnung führten automatisch zu weiterer Deprivation, bzw. verbesserten nicht das sehr geringe Niveau an Selbst- und Fremdwahrnehmungsfähigkeiten. Es wäre kaum zu verstehen, daß sich die mangelnde Integration von Sexualität und Aggressivität in die Gesamtpersönlichkeit des Dissozialen nicht auf die Gestaltung von Partnerschaften auswirkt. Gerade das unverhüllte Hervortreten überhöhter Ansprüche an den Partner, die diesen letzlich überfordern müssen, weil sie unerfüllbar sind, machen nicht nur das geringe Einfühlungsvermögen der Dissozialen in die Persönlichkeit ihres Partners deutlich, sondern sind häufig der Grund für einen Beziehungsabbruch. Dabei besteht keineswegs ein Mangel an Beziehungspersonen, sondern die Qualität dieser Beziehungen ist durch große Instabilität gekennzeichnet. Die Kontakte haben einen flüchtigen Charakter, werden oft abrupt abgebrochen; zum Teil werden von Partnerinnen nur die Vornamen erinnert und über deren nähere Lebensumstände (zum Zeitpunkt der Partnerschaft) besteht keine Kenntnis. Man könnte fast sagen: Ein 'Gegenentwurf' zum 'Beiwohnen', denn die Isolierung des sexuellen Vollzuges als Geschlechtsakt ohne Erkennen und Anerkennen des Partners ist keine 'Kohabitation' im sexualmedizinisch-anthropologischen Sinne (vgl. Abschn. 5.2). Die Dissexualität ist bei den dissozialen Tätern Teilaspekt ihrer Gestörtheit, die sich immer wieder und auch nicht-sexuell (wie z. B. durch aggressive Impulshandlungen, Diebstahls- und Betrugsdelikte usw.) in sozialem Fehlverhalten ausdrückt.

Ganz anders einzuschätzen sind die sexuell unerfahrenen Jugendlichen und die 'symbolisch-agierenden' Täter: Die Dissexualität imponiert hier als Episode in einer Lebenskrise. Von ihnen war im Katamnesezeitraum keiner erneut dissexuell und den meisten (dabei alle Jugendlichen) gelang der Aufbau einer zufriedenstellenden Partnerschaft. Die sexuell unerfahrenen Jugendlichen nahmen darüber hinaus in allen Fällen eine günstige soziale Entwicklung. Während deren gute (Legal-) Prognose, die im Schrifttum auf der Grundlage ausgewerteter Strafregisterauszüge in letzter Zeit häufiger hervorgehoben wurde (Fehrenbach et al. 1986, Saunders et al. 1986, Ryan et al. 1987, Kahn und Chambers 1991), durch die Ergebnisse der hier vorgelegten Studie voll bestätigt werden konnte, sind Einschätzungen über die Prognose der 'symbolisch-agierenden' Täter korrekturbedürftig: So haben Volk et al. (1985) eine Gruppe "angepaßt aggressions-gehemmter Täter" gebildet, zu denen die hier verwendete Beschreibung als 'symbolisch-agierend' gut paßt: "Bei den Tätern dieser Gruppe galt nach dem Ergebnis unserer Untersuchung die Aggression, die in der Tat zum Ausdruck kam, nicht eigentlich dem Opfer, sondern einer anderen Frau." Gleichzeitig nehmen die Autoren an: "Durch die Konstanz der psychischen Struktur ist die Rückfallquote hoch..." (Volk et al. 1985, S. 473). Es mag zwar sein, daß die 'symbolisch-agierenden' Täter ihre Hintergrundproblematik (mit einer meist brüchigen männlichen Identität und einem leicht labilisierbaren Selbstwertgefüge) auch in der weiteren Entwicklung nach den Taten nicht zu lösen vermögen - die Eindrücke aus den Explorationen der Nachuntersuchungen in dieser Studie sprechen eher dafür - andererseits aber war dies in keinem Fall (innerhalb eines Katamnesezeitraumes von durchschnittlich 28 Jahren) mit einer konkreten weiteren dissexuellen Verhaltensbereitschaft verbunden. Für eine geringe Veränderung ihrer 'eigentlichen' Problematik spricht hingegen auch die weitere soziale Entwicklung, die prognostisch offen bleiben muß: Etwa zur Hälfte nahmen sie jeweils eine positive oder negative soziale Entwicklung im Katamnesezeitraum. Es wäre jedoch denkbar und in nachfolgenden Studien zu prüfen, daß eine günstige soziale Entwicklung bei den 'symbolisch-agierenden' Tätern in engem Zusammenhang steht mit einer gestiegenen Fähigkeit, Konflikte innerhalb der Partnerschaft auszutragen.

Für die schwachsinnigen Täter ist die biographische Relevanz aufgrund der geringen Fallzahlen schwerer zu beurteilen. Die Untersuchungsergebnisse sprechen aber dagegen, daß es sich um ein biographisch überdauerndes Verhaltensmuster handelt; nicht so eindeutig zu beurteilen ist hingegen, ob mehr eine phasen- oder eine episodenhafte dissexuelle Verhaltensbereitschaft vorliegen könnte (die bei einem von 7 schwachsinnigen Tätern im Katamnesezeitraum festgestellte erneute Dissexualität war 5 Jahre nach der Begutachtung aufgetreten; vgl. Abb. 8a).

Schumann (1983) sowie Rasch und Sassenberg (1983) ist zuzustimmen, daß es zumindest zweifelhaft erscheint, inwieweit der intellektuellen Minderbegabung für die Begehung von dissexuellen Handlungen so hohe Bedeutung zukommt, wie vor allem im psychiatrischen Schrifttum angenommen wird (Müller und Hadamik 1966, Ritzel 1978). Die in dieser Studie nachuntersuchten schwachsinnigen Täter waren alle ohne therapeutische Begleitung geblieben. Obschon im Katamnesezeitraum (bis auf einen) nicht mehr dissexuell aufgefallen, nahmen sie zur Hälfte eine ungünstige soziale Entwicklung. Dies mag auch damit zusammenhängen, daß Schwachsinn als psychopathologischem Faktum in der psychiatrischen Forschung eine eher untergeordnete Rolle zukommt und auch in der forensischen Literatur kaum behandelt wird - etwa verglichen mit dem großen Interesse für affektive Belastungsreaktionen (vgl. Luthe 1988, S. 169f.). Es klingt fast paradox, daß für die in diese Studie einbezogenen schwachsinnigen Gewalttäter möglicherweise von Nachteil war, daß sie überwiegend dem leichtesten Schwachsinnsgrad (Debilität: n = 9; Imbezillität: n = 2) zuzurechnen waren. Dadurch, daß eine gewisse Selbstständigkeit noch bestand, waren sie aus dem Sozialraum noch nicht so herausgedrängt (was die Wahrscheinlichkeit eines Rechtsbruches aber gerade erhöht), wie das bei schwereren Schwachsinnsgraden der Fall gewesen wäre. Neben einer notwendigen weiteren Forschung über den Zusammenhang von Debilität und Dissexualität sollte therapeutisch immer angestrebt werden, die sozialen Bezüge und Entfaltungsräume dem Täter offenzuhalten, weshalb sowohl eine medikamentöse Behandlung mit Antiandrogenen (Cyproteronacetat) als auch sozial stützende Maßnahmen erwogen werden müssen. Als prognostisch begünstigend wird man die bei den hier nachuntersuchten Schwachsinnigen festgestellte 'Nachreifung' ansehen können, welche auch die Hypothese stützen würde, daß eine Phase von 5 bis maximal 10 Jahren (Lebensalter: 25-35 Jahre) den für dissexuelle Verhaltensbereitschaften sensiblen Lebensabschnitt darstellt.

Während für die jugendlichen, sexuell unerfahrenen Täter, die ebenfalls alle nicht therapeutisch begleitet wurden (jedoch immer Bezugspersonen - meist die Eltern - hatten), aber dennoch alle eine günstige soziale Entwicklung nahmen, eventuell sexualpädagogische Maßnahmen erwogen werden sollten, kommt der 'symbolisch-agierende' Täter vor allem für eine Psychotherapie in Frage; er fällt nicht nur völlig aus dem gängigen Stereotyp des 'Notzuchttäters' heraus, sondern ist auch aufgrund seiner (jedenfalls in dieser Studie festgestellten) geringen Rückfälligkeit ein Patient, für die man auch forensisch nicht spezialisierte Psychotherapeuten gewinnen können müßte. Dem 'Klischee' des Notzuchttäters entspricht hingegen am meisten der dissoziale Täter. Zwar ist Rauchfleisch (1981) zuzustimmen, daß man es sich mit den gängigen Schablonen über die "'stimmungslabilen', 'triebhaften' oder 'willensschwachen Psychopathen'" zu leicht macht, obschon "die betreffende Persönlichkeit in ihrer jetzigen Ausformung das Resultat komplizierter psychischer und sozialer Prozesse und Wechselwirkungen darstellt..." (S.237); dennoch räumt auch Rauchfleisch (1981) ein, daß einer Behandlung von dissozialen Persönlichkeiten durch die dabei auftauchenden Probleme Grenzen gesetzt sind, auch wenn diese möglicherweise geeignet sein können, theoretische Positionen neu zu bedenken, um ein tieferes Verständnis dieser Menschen zu erreichen und das Spektrum der therapeutischen Interventionen zu verbreitern. Darüber hinaus wäre auch ein Einfluß auf die Früherfassung und Behandlung dissozialer Jugendlicher vorstellbar. Hier steht die Psychotherapieforschung noch sehr am Anfang, was auch zur Folge hat, daß Therapien dissozialer Täter - zumal von externen Psychotherapeuten - in der Regel nicht übernommen werden. Dabei sind diese nach den katamnestischen Untersuchungsergebnissen die eigentliche Risikogruppe unter den dissexuellen Gewalttätern - sowohl hinsichtlich der legalen als auch der sozialen Prognose. Der Anregung Rauchfleischs folgend wird man hier aber bereit sein müssen, unkonventionelle Behandlungswege zu gehen (vgl. Rauchfleisch 1981, S. 126ff.); dazu gehört auch eine Anknüpfung an die Erfahrung verschiedener Autoren (Blanck und Blanck 1978, Rauchfleisch 1981, Schorsch et al. 1985), daß eine vom Gericht auferlegte ambulante Behandlung keineswegs eine ungünstige Ausgangslage darstellt. Deutlichen Leidensdruck oder eigene Motivation zu erwarten, würde gerade die dissozialen Täter bei weitem überfordern und ihnen nicht gerecht werden.

5.7 Sexueller Mißbrauch von Kindern

Differentialtypologisch lassen sich die wegen sexuellen Mißbrauchs von Kindern begutachteten Täter zunächst in zwei große Gruppen einteilen, welche sich durch die Art der Beziehung zum Opfer (die 'Partnerbezogenheit') unterscheiden: Zum einen Täter, bei denen der sexuelle Übergriff auf das Kind eine 'Ersatzhandlung' für die eigentlich gewünschte sexuelle Beziehung zu einem altersentsprechenden Partner ist; zum anderen Täter, bei denen ein primäres (und eben kein 'ersatzweises') Interesse am Kind (als einem spezifischen sexuell-erotischen Stimulus) besteht, wobei der sexuelle Kontakt zum Kind nur ein Aspekt des Wunsches ist, mit Kindern in partnerschaftlicher Weise (quasi auf gleicher Ebene) verbunden zu sein. In der Abb. 11 ist versucht worden, dieser Unterteilung dadurch gerecht zu werden, daß für verschiedene dissexuelle Handlungen (Voyeurismus, Exhibitionismus, Frotteurismus, Toucherismus, sexuelle Nötigung, Vergewaltigung) auch Kinder als 'Partner' aufgeführt wurden, die aber hier eben nicht als solche, sondern 'faute de mieux' für den Täter von Interesse sind.

Anders ist dies bei der 'echten' Pädophilie - der pädophilen Haupt- und Nebenströmung (letztere kann auch im Rahmen von inzestuösen Handlungen eine Rolle spielen) -, wo das primäre Interesse dem kindlichen 'Partner' gilt, und sich hieraus der Wunsch nach einer sexuellen Beziehungsaufnahme ergibt.

Es ist auffällig, daß selbst diese einfache Unterteilung in zwei Hauptgruppen pädophiler Täter - ganz abgesehen von der Notwendigkeit einer noch weitergehenderen Differenzierung - nicht nur in der älteren Literatur, sondern auch in neueren Veröffentlichungen kaum anzutreffen ist und viel häufiger 'Universalformeln' für 'die' Pädophilen präsentiert werden, bzw. zusammenfassend von 'den' Pädophilen gesprochen wird. Aussagen beziehen sich dann immer auf eine Gruppe von Tätern, die durch die gleiche Wahl des Opferalters als Einheit betrachtet wird. Auch vermischen sich bei keiner anderen dissexuellen Erscheinungsform Beschreibung und (moralische) Bewertung so deutlich wie bei der Pädophilie, etwa wenn pädophile Taten als "abortive Sexualversuche am untauglichen Objekt mit untauglichen Mitteln" bezeichnet werden (Plaut 1960, S. 49) und Täter als "sexuell lüsterne, triebhafte, gemütsarme Psychopathen" (Barylla 1965, S. 2020). Selbst wenn der Weg vom Symptom (der Tat) zur Persönlichkeit (des Täters) auf der Hand zu liegen scheint, ist doch die umgekehrte Richtung dieses Weges aus forensisch-sexualmedizinischer Sicht für die Analyse der vielgestaltigen (Tat- und Täter-) Phänomenologie der Pädophilie zu empfehlen: Von der Täterpersönlichkeit zum Symptom (Tat). Wie Nietzsche sagt, ist "eine Handlung an sich vollkommen leer an Wert: es kommt alles darauf an, *wer* sie tut." (Nietzsche, zit. n. 1979, S. 619); betrachtet man die jüngere rechtsgeschichtliche Entwicklung in Deutschland, so ist die Abkehr vom reinen Tatbestandsdenken zum heutigen Täterstrafrecht sogar eine Bekräftigung dieser Feststellung Nietzsches. Gerade angesichts der (seit jeher) großen forensischen Bedeutung des sexuellen Mißbrauchs von Kindern, kann nur verwundern, wie randständig die Frage nach der Täterpersönlichkeit in der klassischen Sexualpathologie behandelt wurde. Bei Krafft-Ebing (1894) wird die Pädophilie eher nebenbei erwähnt und auch in neueren Lehrbüchern der Psychiatrie kurz, zum Teil grob vereinfacht dargestellt: "Pädophilie (...) kommt oft bei Infantilen und Schwachsinnigen vor; sie fürchten sich vor geschlechtlichen Beziehungen mit Erwachsenen und empfinden Kinder als gleichaltrige Partner..." (Bleuler 1979, S. 536).

Gerade jedoch der Umstand, daß die Pädophilie, wie auch alle anderen Formen der Dissexualität mit den klassischen psychiatrischen Kategorien meist nicht zu beschreiben sind - psychopathologische Auffälligkeiten fehlen häufig oder sind nur leichten bis mittleren Ausprägungsgrades und Persönlichkeitsstörungen treten eher selten auf - scheint Moneys eingangs zitierte Auffassung von der 'Forensic sexology' als einer "speciality in its own right" zu bestätigen (Money 1990, S. 35). Money selbst geht dabei von einer multikonditionalen Genese dissexueller Handlungen aus: Konstitution und hormonelle Funktion seien genauso zu berücksichtigen wie die psychische Entwicklung - das Symptom jedoch letzlich Ausdruck gestörter hirnphysiologischer Abläufe im limbischen System, die einer gesonderten Erforschung bedürften. Sehr viele Forschungsvorhaben der letzten 20 Jahre beschäftigten sich auch mit der Aufklärung hormonaler und neuroendokriner Mechanismen für dissexuelles Verhalten (Bradford und McLean 1984, Bancroft et al. 1974), zum Teil mit besonderer Berücksichtigung der Pädophilie (z. B. Gaffney und Berlin 1984, Gladue 1990). Noch zahlreicher sind die Studien über den Zusammenhang von verschiedenen endokrinologischen Faktoren und der sexuellen Orientierung (Dörner 1972, Dörner et al. 1975, Meyer-Bahlburg 1982, Ehrhardt et al. 1985, Dörner et al. 1986). Betont werden muß in diesem Zusammenhang allerdings, daß biologische Daten selbstverständlich nicht als Ursachen, sondern zunächst nur als Korrelate dissexueller Verhaltensweisen aufgefaßt werden können. Das Paradigma einer Unterscheidung der Pädophilie nach der sexuellen Orientierung in hetero-, bi- und homosexuell orientierte Pädophile ist jedenfalls durch psychophysiologische Forschungsergebnisse (z. B. penisplethysmographische Untersuchungen) viel verbreiteter als die hier zusätzlich vertretene Berücksichtigung der Art der Partnerbezogenheit und einer sich (auch) daraus speisenden tätertypologischen Differenzierung. Freund und Langevin (1976) haben eine Unterscheidung von bisexuell und homosexuell orientierten Pädophilen, sowie Freund et al. (1984) von heterosexuell und homosexuell orientierten Pädophilen nahegelegt.

Die Ergebnisse der hier vorgelegten Studie machen die Berechtigung einer Unterteilung nach der sexuellen Orientierung deutlich: Von den heterosexuell orientierten Pädophilen waren ein Drittel, dagegen von den bi- und homosexuell orientierten Pädophilen etwa die Hälfte zum Begutachtungszeitpunkt erneut dissexuell. Auch die katamnestisch festgestellte erneute Dissexualität ergab eine ähnliche Verteilung: ein Viertel der heterosexuell orientierten, aber die Hälfte der bi- und homosexuell orientierten Pädophilen waren im Katamnesezeitraum (von durchschnittlich 28 Jahren bei den heterosexuell und 26 Jahren bei den bi- und homosexuell orientierten Pädophilen) weiterhin dissexuell (vgl. Abb. 12 und 13).

Diese unterschiedliche Verteilung wird besser verstehbar, wenn man sie ins Verhältnis zu den ebenfalls ungleich verteilten tätertypologischen Beschreibungen setzt: Bei den bi- und homosexuell orientierten Pädophilen macht der Anteil von Tätern, bei denen die Tat einer 'Ersatzhandlung' entspricht, die Hälfte des Ausgangskollektivs, bei den heterosexuell orientierten Tätern hingegen drei Viertel der Fälle aus. Entsprechend entfällt die andere Hälfte der bi- und homosexuell orientierten Pädophilen auf Täter mit einer pädophilen Haupt- oder Nebenströmung (den 'echten' Pädophilen), bei den heterosexuell orientierten Tätern aber nur ein Viertel. Darüber hinaus gab es noch weitere Unterschiede zwischen heterosexuell und bi- oder homosexuell orientierten Pädophilen: Die heterosexuell orientierten Täter waren durchschnittlich jünger, wählten jüngere Opfer (häufiger unter 10 Jahren), waren gewaltbereiter, jedoch seltener Serientäter als die bi- und homosexuell orientierten Pädophilen; letztere schätzten sich selbst in der sexuell-erotischen Kontaktanbahnung (zu einer altersentsprechenden Frau) als stärker gehemmt ein und zeigten katamnestisch eine verblüffende Stagnation im partnerschaftlichen Bereich - und zwar auch bezogen auf homosexuelle Partnerschaften, die nur in 2 Fällen für kürzere Zeit (unter einem Jahr) aufrechterhalten werden konnten.

Unabhängig von der sexuellen Orientierung kann gesagt werden, daß unter den erneut dissexuellen Patienten zum Begutachtungszeitpunkt die Täter mit einer pädophilen Neben- oder Hauptströmung häufiger vertreten waren, während die sexuell unerfahrenen Jugendlichen und die Schwachsinnigen öfter als Ersttäter auffielen. Auch zum Katamnesezeitpunkt waren die 'echten' Pädophilen in der Gruppe der weiterhin dissexuellen ehemaligen Gutachtenpatienten stärker vertreten als die jugendlichen, sexuell unerfahrenen oder die schwachsinnigen Täter.

Nach den Untersuchungsbefunden ist bei pädophiler Haupt- und Nebenströmung eher von einer biographisch überdauernden dissexuellen Verhaltensbereitschaft auszugehen; bei 26 von 33 weiterhin dissexuellen Tätern lag der Zeitpunkt erneuter Dissexualität zwischen 10 und 35 Jahren nach der Begutachtung (vgl. Abb. 9a und 10a). Die Täter mit pädophiler Nebenströmung aus der Gruppe der bi- und homosexuell orientierten Pädophilen nehmen dabei insofern eine Sonderstellung ein, als sie ihre nach wie vor bestehenden (und in der Nachuntersuchung explorierbaren) pädophilen Wünsche besser kontrollieren konnten, bzw. diese auf der Verhaltensebene weniger häufig relevant wurden. Möglicherweise fällt es ihnen besonders schwer, eine stärker tabuisierte sexuelle Orientierung (bi- oder homosexuell) auch aufgrund der erfahrenen sozialen Reaktionen weiterhin auszuleben; allerdings verlief ihre soziale Entwicklung günstiger als die der heterosexuell orientierten Tätern mit pädophiler Nebenströmung.

Dabei muß noch einmal betont werden, daß die Patienten mit pädophiler Nebenströmung (unabhängig von der sexuellen Orientierung) im Katamnesezeitraum meist eine Partner*in* (!) hatten, die Täter mit pädophiler Hauptströmung hingegen ganz selten. Auch Giese hat auf eine Gruppe innerhalb der Pädophilen hingewiesen, deren "eheliche Beziehungen" sich als "auf die Dauer duchaus gut durchgeformt" erwiesen (Giese 1965, S. 26), wobei die sexuelle Erlebnisfähigkeit mit einer altersentsprechenden Partnerin (Ehefrau) keineswegs eingeschränkt sei. Giese hat bemerkenswerterweise aufgrund seiner Erfahrungen hier schon eine überdauernde dissexuelle Verhaltensbereitschaft angenommen: "Aber man muß wissen, daß pädophile Menschen auch zutiefst pädophil strukturiert bleiben, wenn sie, auch etwa im Zusammenhang einer ärztlichen Psychotherapie, ein normgerechtes Verhalten an den Tag legen und sogar zu durchformen verstehen. Nicht nur wir müssen das wissen, sondern insbesondere der betreffende Mensch selbst. Das pädophile Begehren bleibt als Möglichkeit im Hintergrund und kann durch Zufälle wieder in Bewegung kommen, z. B. durch den Anblick eines als begehrenswert erlebten Kindes im täglichen Leben, ferner insbesondere beim Versuch der Überwindung

142 Diskussion

einer an sich banalen sexuellen Funktionsstörung im ehelichen Leben durch Zuhilfenahme pädophiler Phantasievorstellungen, die sich urplötzlich anbieten." Darüber hinaus sah Giese auch die Verbindung zum 'pädophil-motivierten' Inzest: "Auch das Vaterwerden gegenüber eigenen sowie fremden Kindern kann pädophile Neigungen wieder aktuell zur Entstehung bringen." (Giese 1967, S. 27; vgl. auch Abschn. 5.4).

Während für die sexuell unerfahrenen Jugendlichen und die Schwachsinnigen grundsätzlich das gleiche gilt, was unter therapeutischen Gesichtspunkten für die entsprechenden tätertypologischen Beschreibungen bei den dissexuellen Gewalttätern ausgeführt wurde (vgl. Abschn. 5.6), wird man insbesondere die pädophile Hauptströmung sowohl bei den bi- und homosexuell als auch bei den heterosexuell orientierten Tätern (bei diesen zusätzlich auch die pädophile Nebenströmung) als eine dauerhafte Störquelle für die soziale Integration auffassen müssen. Therapeutische Interventionen lassen sich jedoch nur denjenigen Patienten anbieten, die ihren pädophilen Impulsen ablehnend gegenüberstehen, also trotz nicht-aggressiver Vorgehensweise ihre sexuellen Handlungen an Kindern im Sinne der hier verwendeten Definition selbst als dissexuell einstufen würden, weil das Kind in unserem Kulturkreis für einen Erwachsenen als gleichberechtigter 'Partner' nicht in Betracht kommen kann und sich deshalb ideologische Diskurse über durchschnittlich erwartbare Partnerinteressen von Kindern eigentlich erübrigen; gleichwohl verdient es große Beachtung, daß in anderen Kulturen auch andere Erscheinungsformen der Dissexualität gegeben sein können: Dissexuelles Verhalten also auch durch soziokulturelle Definitionen bestimmt wird (vgl. Schiefenhövel 1990).

Der dissoziale Pädophile ist nach den Untersuchungsergebnissen hinsichtlich der biographischen Relevanz seiner ehemaligen dissexuellen Verhaltensbereitschaft schwer einzuschätzen. Während er sowohl in der Gruppe der heterosexuell als auch der bi- und homosexuell orientierten Pädophilen zum Gutachtenzeitpunkt häufiger erneut dissexuell war, ist er im Katamnesezeitraum im Hinblick auf das Merkmal weiterhin bestehender Dissexualität entweder gleichverteilt (bi- und homosexuell orientierte Pädophilie), oder öfter nicht mehr dissexuell gewesen (heterosexuell orientierte Pädophilie); andererseits waren alle 4 Fälle (von 13 nachuntersuchten dissozialen Tätern) erneuter Dissexualität mehr als 10 Jahre nach der Begutachtung aufgetreten (vgl. Abb. 9a und 10a). Vielleicht ließe sich dies auch so erklären, daß bei den dissozialen Tätern, die ein Kind mißbrauchen, im Unterschied zu den dissozialen Tätern der Deliktgruppe Vergewaltigung/sexuelle Nötigung eine noch größere Kontaktstörung besteht. Dies würde auch die in 2 (von 13) Fällen festgestellten exhibitionistischen Handlungen in der Vorgeschichte (vor dem Indexdelikt) nachvollziehbar machen, wobei nach der hier vertretenen Differentialtypologie noch am meisten Bezüge zum 'atypischen' Exhibitionisten gesehen werden könnten (vgl. Abschn. 5.5). Gerade aufgrund seiner massiven Selbstwertproblematik mit Gefühlen der Hilflosigkeit, Minderwertigkeit und Unfähigkeit ist der dissoziale Pädophile möglicherweise besonders geneigt, sich in der weiteren Entwicklung aus dem sozialen Netzwerk zurückzuziehen und auch Therapieangeboten auszuweichen (vgl. Abel et al. 1988), was ihn wiederum mehr mit der eigenen Autoaggression konfrontieren müßte, die ja sonst ihren Abfluß im antisozialen Akt findet (vgl. Virkkunen 1976). Dafür spricht auch die bei einem Drittel der nachuntersuchten dissozialen Pädophilen festgestellte Alkoholabhängigkeit zum Katamnesezeitpunkt.

Man wird aber hier über eine (beliebig ausweitbare) Hypothesenbildung nicht herauskommen und müßte dieses Phänomen einer eigenständigen Untersuchung zuführen. Dabei wird auch zu berücksichtigen sein, daß die dissozialen Täter der Deliktgruppe Pädophilie im Unterschied zu den dissozialen Tätern der Deliktgruppe Vergewaltigung/sexuelle Nötigung etwa gleich häufig eine günstige, bzw. ungünstige weitere soziale Entwicklung im Katamnesezeitraum nahmen.

Abschließend erwähnt werden soll noch, daß aus methodischen Gründen eine Untersuchung der 'Alterspädophilie' unterbleiben mußte, während sie bei Wille (1968) und Schorsch (1971) erfolgen konnte: Durch die Beschränkung auf Gutachtenpatienten der Jahrgänge 1915 bis 1945, die zwischen 1945 und 1981 begutachtet worden waren, ist zwar prinzipiell eine Erfassung von Tätern zwischen dem 50. und (maximal) 66. Lebensjahr möglich gewesen, jedoch nicht in einem solchen Umfang, daß diese Altersgruppe einen nennenswerten Anteil des Ausgangskollektivs ausgemacht hätte; bei Wille (1968) betrug er 50%, bei Schorsch (1971) immerhin knapp 20% und in der hier vorgelegten Studie keine 10% der pädophilen Gesamtgruppe.

Einen Überblick über die dissexuellen Verhaltensbereitschaften der Hauptdeliktgruppen (unterteilt nach den verschiedenen tätertypologischen Differenzierungen) im Kontext der biographischen Entwicklung gibt Abbildung 15. Sie enthält Fragezeichen bei denjenigen 'Tätertypen', die auch auf der Grundlage der hier vorgestellten Untersuchungsergebnisse hinsichtlich der biographischen Relevanz ihrer dissexuellen Problematik schwer einschätzbar bleiben.

144   Diskussion

Abb. 15: Dissexuelle Verhaltensbereitschaften nach tätertypologischen Beschreibungen im Kontext der biographischen Entwicklung

Biographische Relevanz	Inzest	Exhibitionismus	Vergewaltigung/ sex. Nötigung	Pädophilie bi-/homosexuell	Pädophilie heterosexuell
überdauernde dissexuelle Verhaltensbereitschaft: Kontinuum	'pädophil-motivierte' Täter	'atypische' Täter	dissoziale Täter	Täter mit pädophiler Hauptströmung oder	Täter mit pädophiler Hauptströmung
					Nebenströmung
	'promiske ? Täter			Täter mit pädophiler Nebenströmung ?	dissoziale Täter ?
nicht - überd. dissexuelle Verhaltensbereitschaft: Phase (mittlere Dauer)	'Konstellationstäter'	'typische' Täter 'pädophil-orientierte'		dissoziale Täter	
Episode (kurze Dauer)			schwachsinnige Täter ? jugendliche, sexuell unerfahrene Täter 'symbolisch-agierende' Täter	schwachsinnige Täter ? jugendliche, sexuell unerfahrene Täter	schwachsinnige Täter ? jugendliche, sexuell unerfahrene Täter

5.8 Seltene Formen dissexuellen Verhaltens

Seltene Erscheinungsweisen der Dissexualität müßten sich - folgt man dem deskriptiv-phänomenologischen Ansatz dieser Studie - auch in einer weniger häufigen Art der Partnerbezogenheit ausdrücken, jedenfalls sofern eine Partnerbezogenheit (als unverzichtbarer Bestandteil einer dissexuellen Handlung) überhaupt gegeben sein sollte: Es ging daher zunächst vor allem um die Frage, inwieweit sich die im Erhebungszeitraum begutachteten Täter aufgrund ihrer Delikte, für die (mehr oder weniger stark) eine sexuelle Motivation vermutet werden konnte, dem Konstrukt der Dissexualität tatsächlich zuordnen lassen. Von den Nachuntersuchungen - auch wenn wegen der geringen Größe der jeweiligen Ausgangskollektive nur relativ kleine Katamneseserien zu erwarten gewesen sind - wurde Aufschluß erhofft über den weiteren Verlauf der zum Begutachtungszeitpunkt relevanten Problematik, um auch hieraus gegebenenfalls Schlußfolgerungen über eine mögliche Vernetzung mit disexuellen Verhaltensbereitschaften ableiten zu können (vgl. Abschn. 4.5.1).

5.8.1 Sexueller Kontakt mit Tieren

Der im heutigen Sprachgebrauch übliche Ausdruck Sodomie für beischlafähnliche Handlungen von Menschen mit Tieren ist zweideutiger als der im anglo-amerikanischen Sprachraum übliche Begriff "bestiality", weil unter Sodomie lange Zeit auch gleichgeschlechtlicher Verkehr (zwischen Männern) verstanden wurde; "widernatürliche Unzucht" mit Tieren und "schwere Unzucht zwischen Männern" waren als Straftatbestände im ehemaligen § 175 StGB vor der letzten Strafrechtsreform (1969) auch noch zusammengefaßt. Selbst wenn dies vor allem historisch Bedeutung hat und heute niemand ernstlich einen Zusammenhang zwischen Homosexualität und sexuellem Kontakt mit Tieren herstellen würde - sind doch homosexuelle Handlungen in besonderen Fällen (Täter älter als 18 Jahre, Opfer jünger als 16 Jahre) auch nach der im April 1994 erfolgten gesetzlichen Neuregelung (für beide Geschlechter geltende Schutzaltersgrenzen von 16 Jahren) noch strafbar, während sexuelle Vollzüge mit Tieren weder strafrechtlich verfolgt werden könnten, noch einen Verstoß gegen das Tierschutzgesetz von 1986 darstellen. Dies wäre erst dann der Fall, wenn dem Tier erhebliche oder länger anhaltende, bzw. sich wiederholende Schmerzen, Leiden oder Schäden zugefügt würden (vgl. Stettner 1990). Auch wenn man darüber streiten kann, ob insbesondere Haustiere "Mitglieder menschlicher Gemeinschaft sind und in das Gruppendasein soziologisch eingeordnet werden müßten" (v. Hentig 1962, Vorwort) ist das Tier aus Sicht des Täters für den Sexualakt ein Partner, selbst wenn es nur als 'Ersatz' für eine eigentlich ersehnte (menschliche) Beziehungsperson gelten mag. Zwar wird im älteren 'sexualpathologischen' oder auch dem zoologischen Schrifttum über Tiere berichtet, die ihrerseits in Menschen verliebt waren und den Menschenpartner zu geschlechtlichen Kontakten aufforderten (vgl. v. Hentig 1962, S. 52); dies entspricht aber keinesfalls der Realität sexueller Kontakte mit Tieren, welche Männer herbeiführen, während Ausbreitung und Phänomenologie sexueller Kontakte von Frauen mit Tieren noch weitgehend im Dunkeln liegen. Nach den Erhebungen von Kinsey et al. (1953) hat

146   Diskussion

nur ein kleiner Prozentsatz (1,2%) der untersuchten Frauen Maul-Genitalkontakt mit Tieren (meist Hund oder Katze) gehabt und nur in einem Fall war es zu einem Geschlechtsverkehr gekommen. Beim männlichen Täter hingegen ist nicht nur dessen aktive Rolle offensichtlich - Grassberger (1968) ermittelte in 87% seiner Fälle vaginalen Geschlechtsverkehr -, sondern auch die enge Verbindung der sexuellen Handlungen mit einer Lust an der körperlichen Quälerei des Tieres. In der Untersuchung von Weidner (1972) wiesen 70% aller Fälle von sexuellen Kontakten mit Tieren eine tatphänomenologisch erkennbare sadistische Komponente auf (was dann wiederum die Voraussetzungen des § 17 des Tierschutzgesetzes erfüllen würde; vgl. Stettner 1990). Dies deckt sich mit den Erkenntnissen der hier vorgelegten Studie, wonach von 10 in die Untersuchung einbezogenen Täter 6 gewalttätig (davon 2 instrumentell) vorgingen. Wenn auch die meisten Täter jünger als 20 Jahre alt waren (und selbst der älteste erst 25 Jahre) - ganz im Einklang mit den Ergebnissen von Weidner (1972), bei dem der Anteil der 14-23 Jährigen allein 66% der Verurteilten ausmachte -, berechtigen die Nachuntersuchungen nicht zu einer optimistischen Einschätzung der weiteren Entwicklung: Bei allen 4 nachuntersuchten ehemaligen Gutachtenpatienten verlief die soziale Entwicklung im Katamnesezeitraum ungünstig (einschließlich zahlreicher nicht-sexueller Delikte und entsprechender Verurteilungen), wenn auch nur ein ehemaliger Gutachtenpatient erneut dissexuell wurde (Vergewaltigung). Dies legt den Schluß nahe, sexuellen Kontakt mit Tieren als dissexuelles Verhalten einzuordnen, das sich breit mit dissozialem Verhalten überlappen kann. Daß sich sodomitische Praktiken nicht selten in der Vorgeschichte von späteren Mördern, insbesondere "Sexualmördern" finden lassen, ist in der Literatur beschrieben (vgl. v. Hentig 1962); von den 11 in dieser Studie nachuntersuchten Tätern, die eine Tötung versuchten oder begangen hatten, war dies allerdings nur bei einem der Fall gewesen.

5.8.2 Brandstiftung

Die Juristen sind sich über die motivationalen Hintergründe von Brandstiftungen in einer selten klaren Form uneins: 1969 führte das Berliner Landgericht aus, "Pyromanie ist die auf sexueller Grundlage beruhende krankhafte Lust, Feuer anzuzünden."; Das BGH hob dieses Urteil später mit dem Hinweis auf, Haß und Rache stünden bei den Motiven, die zu einer Brandstiftung führten, an erster Stelle (vgl. Landgericht Berlin 1969). In der psychowissenschaftlichen Literatur sind ebenso unterschiedliche Einschätzungen erkennbar: Während Langelüddeke und Bresser in ihrem Lehrbuch (1976, S. 60ff.) zu einer rein beschreibenden Verwendung des Begriffs Pyromanie raten, weil dieser zu wenig prägnant sei und viele Möglichkeiten der Mißverständlichkeit beinhalte, diskutiert Donalies (1972) aufgrund von 70 begutachteten Brandstiftern den Begriff des "Pyropathen" als eines besonderen Tätertyps der Pyromanie: Ein Brandleger aus vorwiegend sexuellem Antrieb, bei dem eine enge Verbindung zwischen Sexualität und Feuer bestünde. Auch Leonhard (1964) hat im Rahmen seiner Instinktlehre der Sexualität Patienten beschrieben, die eine "sexuelle Pyromanie" aufwiesen: "Losgelöst von dem, was dem heutigen Menschen als sexuell bewußt ist, erregt ihn ein Bild, das ihn in Urzeiten einmal sinnvoll geführt hat." (Leonhard 1964, S. 231). Nach seiner

Vorstellung ist es das leuchtende Rot des Feuers, welches in archaischer Weise mit der Rotfärbung der Vulva verknüpft wird - Ausdruck des "Urinstinktes der Farbwirkung" (Leonhard 1964, S. 233). Auch neuere Veröffentlichungen gehen auf der Grundlage von Fallberichten von einer zuweilen sehr engen Verbindung zwischen Sexualität und Brandstiftung aus - Feuer spiele hier die Rolle eines Fetischs (Lande 1980, Bourget und Bradford 1987).

Nicht eine einzige der dieser Studie zugrundeliegenden Begutachtungen von Brandstiftern im Erhebungszeitraum (1945 - 1981) zeigte die Koppelung von Brandstiftung und sexueller Erregung in so eindeutiger Weise, wie sie in manchen Fallschilderungen imponieren (z. B. Leonhard 1964, S. 226ff., Materne und Schröder 1965, 458ff.). Um aber den nach der Literaturauswertung vermuteten Anteil 'versteckter' sexueller Motivation von Brandstiftungen näher einzukreisen, wurden diejenigen Begutachtungen herausgesucht, in denen die Vorgeschichte sexualanamnestische Besonderheiten zeigte (z. B. Auffälligkeiten in der psychosexuellen Entwicklung, Hemmungen in der sexuell-erotischen Kontaktaufnahme, Unzufriedenheit mit bisherigen partnerschaftlichen Erfahrungen auf sexueller und/oder personaler Ebene). Bei 2 von 19 in die Untersuchung einbezogenen Tätern fanden sich dissexuelle Handlungen in der Vorgeschichte (Vergewaltigung und Exhibitionismus) und bei keinem der nachuntersuchten ehemaligen Gutachtenpatienten (n = 10) eine dissexuelle Handlung im Katamnesezeitraum. 3 von 10 hatten aber im Nachuntersuchungszeitraum erneut eine Brandstiftung begangen, während andere (nicht-sexuelle) Delikte nur bei 2 von 10 festgestellt werden konnten (in beiden Fällen Körperverletzung). In ihrem weiteren sozialen Werdegang zeigten die meisten eine günstige Entwicklung im beruflichen (n = 8) und die Hälfte im partnerschaftlichen Bereich (n = 5). Auffällig war allerdings auch der hohe Anteil von persönlichkeitsgestörten Tätern (n = 6), unter denen sich alle 3 der rückfälligen Brandstifter befanden.

Es läßt sich immerhin soviel sagen, daß bei einem fehlenden Trend in der weiteren sozialen Entwicklung keiner der nachuntersuchten ehemals begutachteten Brandstifter im Katamnesezeitraum mit Handlungen auffiel, die dem Konstrukt Dissexualität zuzuordnen waren. Der Umstand aber, daß in 3 Fällen erneut (in allen Fällen mehr als 5 Jahre nach der Begutachtung) Brandstiftungen begangen wurden, legt den Schluß nahe, daß die Brandstiftung möglicherweise selbst eine spezifische Symptombildung in einer Konfliktsituation darstellen kann, welche zu einem späteren Zeitpunkt erneut als Kompensationsmöglichkeit in Betracht gezogen wird. Dabei betreffen die Probleme des Täters seine allgemeine Desintegration im sozialen Netzwerk und nicht im engeren Sinne die 'Wir-Bildung'. Hallermann ist daher zuzustimmen, wenn er von einem großen Spektrum motivationaler Bedingungen für die Brandstiftung ausging: "Es ist von vielen, häufig schwer nachprüfbaren inneren Konstellationen und äußeren Verhältnissen abhängig, wie eine stärkere innerseelische Spannung, ein Affektstau, die sich nur als Unruhe, Unrast, Unglücklichsein oder irgendwie äußern mag, zum Ausgleich gebracht wird. Die drückende oder quälende innerseelische Spannung, etwa das Gekränktsein, das Gefühl der Isolierung, die als Vereinsamung empfunden wird, die Liebessehnsucht des verlassenen Mädchens oder des abgewiesenen Jungen kann gerade in einer labilen Lebensphase, in einer kritischen Lebenskonfliktsituation oder auch bei empfindsamer Konstitution seltsame Wege gehen, ja solch eine Spannungsunruhe,

148   Diskussion

die nach Lösung sucht, kann in eine Brandstiftung einmünden, die ein Tränenausbruch, das Ausweinen bei dem Freund oder auch nur die Anteilnahme eines Mitmenschen verhindert hätte." (Hallermann 1962, S. 52f.). Es handelt sich also eher um eine allgemeine und nicht speziell den sexuellen Lebensbereich umgreifende Frustration innerhalb des sozialen Umfeldes, wie auch Wagner (1974) feststellt.

Die Brandstiftung selbst ist dann mehr ein Versuch der Bewältigung von Aggressionen, die aus konkreten sozialen Bezügen hervorgegangen sind und vom Täter auch gegen diese gerichtet werden - Aggressionen, die im Feuer verbrennen: "Mit der Scheune, die verbrennt, verbrennt - symbolisch - die formlos- diffuse Erregung des Brandstifters, auf die er aufmerksam machen will. Feuer ist das Symbol des Übergangs, der Grenzenlosigkeit." (Luthe 1988, S. 180). Wenn eine Art 'Partnerbezogenheit' der brandstiftenden Handlung zuzuordnen wäre, dann allenfalls eine Beziehung zu dem geschädigten Besitzer des verbrannten Gebäudes. Gerade ihm aber will der Brandstifter den sozialen Rahmen zerstören: "Das Feuer wirkt als gleichmachender Hobel, der Angegriffene wird durch den Brand auf seine Primärbedürfnisse zurückgeworfen, jedweder 'Überbau' bricht zusammen... (...). In dieser Lage steht der Brandgeschädigte auch in seelischer Beziehung, jedenfalls punktuell, dem armseligen Brandstifter objektiv nahe. Im Verlust des materiellen Rahmens ergibt sich kurze Zeit jedenfalls eine seinsmäßige Solidarität mit den inneren Verhältnissen des Brandstifters." (Spöhr 1980, S. 49).

Auch auf der Grundlage der in dieser Studie nachuntersuchten Gutachtenpatienten wird man von der Brandstiftung als einem Sozialprotest ausgehen müssen; nicht ein einziger Fall ließ sich dem Themenkreis der Dissexualität zuordnen. Allerdings muß die Frage offen, bzw. weiteren Untersuchungen vorbehalten bleiben, inwieweit die in der Literatur und auch der Alltagstheorie vorfindbaren Verknüpfungen zwischen Brandstiftung und Sexualität einem anthropologischen 'Nachhall' zweier vergleichbar intensiver 'Urängste' entsprechen könnten. Die Kultivierung des Feuers und der Sexualität ist möglicherweise kein vollständiger Schutz vor den hiermit im Zusammenhang stehenden 'natürlichen' archaischen Ängsten - das Gegenteil ist eher zu vermuten.

5.8.3 Tötungssituationen

Ausgegangen wurde von der Überlegung, daß den Tötungssituationen, die im engsten Zusammenhang mit dissexuellen Handlungen (z. B. einer Vergewaltigung) entstehen, und solchen, die im Rahmen einverständlicher sexueller Handlungen innerhalb einer flüchtigen oder auch langdauernden Intimpartnerschaft ihren Anfang nehmen, eine spezifische Art der Partnerbezogenheit des Täters gemeinsam ist: Die Zerstörung des Partners (gegebenenfalls auch eines Kindes) und damit die Intention eines definitiven Abbruchs der Beziehung durch Vernichtung des anderen (vgl. hierzu Rasch 1964).

Da das Interesse dieser Studie in erster Linie die weitere soziale Entwicklung und gegebenenfalls eine weiterhin bestehende Dissexualität der ehemaligen Gutachtenpatienten betraf, also gerade nicht die Frage der forensisch-psychopathologischen Beurteilung, bzw. der strafrechtlichen Verantwortlichkeit des Täters, konnte die Unterteilung von Steigleder (1968) in "Triebtäter" und "Affekttäter" genauso in den Hintergrund treten wie diejenige von Schorsch und Becker (1977), welche Sadismus als "sexuelle Deviation, d. h. ein dauerhaftes und stabiles inneres Gebilde in Form einer abweichenden sexuellen Orientierung..." (S. 41) und "Sadismus als passageres Phänomen, als eine vorübergehende Sexualisierung destruktiver Impulse" (S. 42) voneinander abzugrenzen versuchten. Unabhängig davon ist Schorsch und Becker (1977) hinsichtlich der von ihnen stets eng gezogenen Verbindung zwischen sexuellem und sozialem Handeln zuzustimmen, was in einer früheren Veröffentlichung von Schorsch (1971), in der dieser das soziologische Modell der "Rolle" für die Deutung sexuell abweichenden Verhaltens bevorzugte, noch stärker zum Ausdruck gebracht wurde. Indem Schorsch und Becker (1977) jedoch mit ihrer psychoanalytischen Interpretation der sexuell motivierten Tötungsdelikte auch Kriterien für die Beurteilung der strafrechtlichen Schuldfähigkeit herauszuarbeiten versuchten, sind sie in Fachkreisen auf scharfe Kritik gestoßen (z. B. Léferenz 1979 und Witter 1984). Witter (1984) ist in diesem Zusammenhang recht zu geben, daß psycho-genetische Deutungen im Rahmen der forensischen Tätigkeit vor allem dadurch eine praktische Bedeutung erhalten, "daß sie Ansatzpunkt für eine psychotherapeutische Behandlung werden. Angesichts der Vielfalt tiefenpsychologischer Schulen und psychogenetischer Theorien kommt es dann auch weniger auf die 'wissenschaftliche Richtigkeit' des jeweiligen Deutungskonzeptes als vielmehr auf die mit dem Therapieerfolg verifizierte Brauchbarkeit der Theorie an." (Witter 1984, S. 348). Schorsch und Becker, die nach eigenen Angaben "aus einer größeren Anzahl von etwa 60 Patienten" (1977, S. 36) in ihrer Monographie über die Psychodynamik sexueller Tötungen insgesamt 16 Fallgeschichten ausführlich beschrieben, haben später nie katamnestische Befunde vorgelegt, die ihren Überlegungen auch nachträglich ein besonderes Gewicht hätten verleihen können. Auch ist es bedauerlich, wenn zwar über (tiefenpsychologisch orientierte) therapeutische Bemühungen bei diesen schwierigen Patienten berichtet wird (vgl. Pfäfflin und Haake 1983), nicht aber über den (weiteren) Behandlungsverlauf.

Der in dieser Studie gewählte Ansatz, auf der Grundlage des Konstruktes Dissexualität über den Einzelfall hinausgehende katamnestische Erkenntnisse zur weiteren sozialen Entwicklung und zu gegebenenfalls erneuter Dissexualität zusammenzutragen, kann selbstverständlich nicht den Anspruch erheben, den Einzelfall zu erklären, sondern muß notwendig allgemein und beschreibend bleiben. Beabsichtigt ist auch ausdrücklich eine Vorarbeit für weitere Verlaufsuntersuchungen über seltene Erscheinungsformen der Dissexualität, zu denen auch die (begutachteten) Tötungsdelikte gerechnet werden.

Bisherige Veröffentlichungen beziehen sich auf Querschnittserhebungen bei Tätern, die Tötungsdelikte begangen haben (z. B. Ohm 1959, Steigleder 1968, Wulf 1979, Rode und Scheld 1986, sowie über Jugendliche und Heranwachsende: Lempp 1977). Die Ableitung von Prognosekriterien ist aber hieraus entweder nicht möglich, weil zu lebenslänglichen Haftstrafen verurteilte Täter untersucht worden sind (Ohm 1959, Wulf 1979), die zwangsläufig kaum oder eine nur sehr beschränkte Gelegenheit zur Sozial- und Legalbewährung erhalten, oder müssen sehr allgemein bleiben: So nahm Steigleder (1968) bei "Triebtätern" eine ungünstige, bei "Affekttätern" hingegen eine günstige Prognose an und wurde von Rode und Scheld

(1986) hierin bestätigt, welche insofern aber noch allgemeiner blieben, als bei ihnen "Sexualdelikte" in der Vorgeschichte zu einem ungünstigen prognostischen Merkmal erhoben wurde (Rode und Scheld 1986, S. 89). Lempp hingegen hat sich mit Bedacht zurückgehalten, da nach seiner Auffassung für prognostische Aussagen die Wirkung meist längerer Strafen berücksichtigt werden müßten, was er als gesonderte Aufgabe für (zukünftige) Verlaufsuntersuchungen ansah (vgl. Lempp 1977, S. 11).

In dieser Studie sollten die in Erfahrung gebrachten Langzeitverläufe ehemaliger Gutachtenpatienten zunächst nur berichtet und Schlußfolgerungen mit größter Zurückhaltung gezogen werden. Dabei ist noch einmal hervorzuheben, daß von den 17 insgesamt einbezogenen Gutachtenpatienten nur einer dem Sadismus als sexueller Deviation im Sinne von Schorsch und Becker (1977) zugerechnet werden konnte, welcher aber keine 'wahre' Katamnesezeit aufwies, weil er sich seit der Begutachtung in der Unterbringung befand. Biographie und psychopathologische Phänomenologie dieses Täters paßten übrigens nicht zu der typologischen Beschreibung, die Schorsch und Becker (1977) für die sadistisch devianten Täter feststellten: Er wies deutliche dissoziale Züge mit kriminellen Neigungen, Vorstrafen und Zeichen sozialer Instabilität auf. An einer Progredienz sadistischer Impulse, die in seiner Phantasie vorgestaltet waren, konnten nach den Explorationsergebnissen und auch eigenen Aufzeichnungen des Täters keine Zweifel bestehen. Bemerkenswert ist ferner, daß über die Hälfte des Ausgangskollektives (9 von 17) vor dem Begutachtungszeitpunkt mit dissexuellen Handlungen in Erscheinung getreten waren, im Katamnesezeitraum aber nur noch einer der nachuntersuchten Gutachtenpatienten (die damalige Tötungssituation betraf langjährige Intimpartnerin), welcher bereits vor der Begutachtung mit exhibitionitischen Handlungen aufgefallen war und auch nach Haftentlassung exhibierte; allerdings wird man grundsätzlich eine sehr geringe Auskunftsbereitschaft bei lange inhaftierten, untergebrachten oder sicherungsverwahrten Tätern (jedenfalls im Hinblick auf von diesen selbst als 'normabweichend' eingeschätztem Erleben und Verhalten) erwarten müssen. In einem Fall wurde ein erneutes Tötungsdelikt bei einem der nachuntersuchten Gutachtenpatienten (die damalige Tötungssituation betraf eine flüchtig bekannte Intimpartnerin) abgeurteilt, welches aber nicht dem Themenkreis der Dissexualität zuzuordnen war - es handelte sich um eine Messerstecherei mit einem Tischnachbarn nach einem Zechgelage. Immerhin 6 der 9 nachuntersuchten Täter mit 'wahrer' Katamnesezeit gelang ein beruflicher Anschluß, aber nur 2 der Aufbau einer zufriedenstellenden Partnerschaft (bei beiden betraf die Tötungssituation des Indexdeliktes eine flüchtig bekannte Intimpartnerin). Bedenkt man ferner, daß die wenigen therapeutischen Interventionen als nicht erfolgreich eingestuft werden müssen (in 2 Fällen wurden Psychotherapien abgebrochen, in einem Fall führte eine psychagogisch gestützte medikamentöse Behandlung zu einem unbefriedigenden Ergebnis) ist Schorsch und Becker (1977) genauso wie Williams (1964) zuzustimmen, wenn sie sich für unorthodoxe Methoden in der Behandlung verwenden. Konkrete Erfahrungen sind rar, können aber bei den in der Regel inhaftierten oder untergebrachten Tätern, die ein Tötungsdelikt begangen haben, nur durch gegenseitiges Verständnis von juristischer und ärztlich-therapeutischer Seite gewonnen werden - nicht durch Konfrontation, in dem z. B. die juristische Wertung wiederum vom ärztlichen Sachverständigen bewertet wird, z. B. mit Vorschlägen dafür, "wie

Gerechtigkeit in einem erweiterten Sinne" (Schorsch und Becker 1977, S. 27) besser (oder überhaupt) erreicht werden könnte.

Für die prognostische Beurteilung von dissexuellen Tötungsdelikten ist nach den Ergebnissen dieser Studie eher nicht entscheidend, ob die Vorgeschichte dissexuelle Handlungen aufweist; es sollte dann abhängig von der Erscheinungsform der jeweiligen Dissexualität hierfür eine eigene, gesonderte Prognose gestellt werden. Die dissexuelle Tötungssituation kann eine einmalige Verhaltensbereitschaft zum Ausdruck gebracht haben, eine zusätzlich bestehende Form der Dissexualität (z. B. eine pädophile Nebenströmung) aber biographisch überdauernd sein. Diese Überlegungen gelten allerdings wegen des direkten Zusammenhangs zwischen Perversion und Tötungsbereitschaft nicht für sadistisch motivierte sexuelle Tötungsdelikte; katamnestisch ist zwar nur ein einziger derartiger Fall erfaßt worden, welcher aber die in der Literatur (vgl. z. B. Witter 1984) angenommene außerordentlich schwere Wandelbarkeit der sadistisch-perversen Symptomatik über den gesamten Zeitraum der Unterbringung in einem psychiatrischen Krankenhaus (zugleich dem gesamten Katamnesezeitraum) bestätigte und den bisher in den Vordergrund gestellten Sicherungsgedanken angemessen erscheinen ließ. Für (dringend benötigten) weiteren Aufschluß über die Prognose dissexueller Tötungsdelikte wären Verlaufsuntersuchungen mit höheren Fallzahlen (eventuell im Rahmen einer Verbundstudie) sinnvoll und wünschenswert.

5.8.4 Fetischismus

Nach Freud hat "Keine andere ans Pathologische streifende Variation des Sexualtriebes (...) soviel Anspruch auf unser Interesse, wie diese durch die Sonderbarkeit der durch sie veranlaßten Erscheinungen" (Freud 1905/1989, S. 63f.) - gemeint ist der Fetischismus. Fast in umgekehrtem Verhältnis zu dem großen theoretischen Interesse, das die Psychoanalyse dem Fetischismus entgegenbrachte und -bringt, stehen die praktischen Ambitionen, das heißt konkrete Entscheidungen für eine Behandlungsübernahme entsprechender Patienten (vgl. Pontales 1972), - sieht man einmal von den wenigen analytisch orientierten Sexualwissenschaftlern ab, die aber wiederum für schulenübergreifende Vorgehensweisen plädieren (Schorsch et al. 1985).

In dieser Studie ist davon ausgegangen worden, daß die insgesamt einbezogenen 5 Fetischisten, die alle nach Bestimmungen des allgemeinen (und nicht des Sexual) Strafrechts juristisch verfolgt worden waren, mit den Taten jenen Teil ihrer Sexualpraxis auslebten, in dem die Kommunikation mit einem realen Partner nicht stattfinden soll. Mit dem Fetisch wird ein "Objekt als Pseudo-Du" gewählt (vgl. Boss 1947), die Beziehungsaufnahme zu einem realen Du tritt in den Hintergrund.

Über Einzelfallberichte hinausgehende Studien haben vor allem die Uneinheitlichkeit von Auswahl des Fetischs und des Einbaus in das Sexualverhalten herausstellen, ohne aber Untergruppen von Fetischisten typologisieren zu können (vgl. North 1970, Chalkley und Powell 1983). Von den 48 Fetischisten in der Untersuchung von Chalkley und Powell (1983) bevorzugten zwar die meisten (fast 60%) Wäschestücke, diese waren jedoch höchst unterschiedlicher Art (wie etwa Babywindeln, Strümpfe oder Regenjacken). Bemerkenswerter Weise fand sich in

10 Fällen auch eine Bevorzugung von Männerhosen (und ebenfalls bei 10 Fetischisten eine homosexuelle Orientierung; ein Zusammenhang mit der Benutzung männlicher Wäschestücke liegt zwar nahe, ist von den Autoren aber nicht näher betrachtet worden). Nur 25% der untersuchten Patienten hatten im Zusammenhang mit ihren fetischistischen Neigungen Wäschediebstähle begangen und ein Urinfetischismus ist nicht aufgeführt. Dies berechtigt zumindest zu der Annahme, daß die in der hier vorgelegten Studie nachuntersuchten Wäschefetischisten die häufigste Form fetischistischer Neigung vertraten, wobei auch der eine Fall von Bevorzugung männlicher Kleidungsstücke keineswegs so selten ist, wie dies andererseits für den nachuntersuchten Urinfetischisten vermutet werden kann.

Die im Schrifttum auffindbaren Berichte über die biographische Relevanz der fetischisten Neigungen stehen jeweils im Zusammenhang mit therapeutischen Interventionen. Besonders erwähnenswert ist die Fallschilderung von J. H. Schultz (1958), der über die Heilung einer fetischistischen Neigung nach 18jähriger Katamneszeit berichtete; er vertrat die Auffassung, daß es sich beim Fetischismus um eine erworbene neurotische Fehlhaltung handelt, die grundsätzlich therapierbar sei. Zu einer vergleichbaren Einschätzung gelangt auch Bach (1975), der von 9 Jugendlichen, die wegen fetischistischer Neigungen behandelt wurden, 4 nach einem Zeitraum von 5-7 Jahren nachuntersuchte. Die therapeutischen Interventionen betrafen Einzelgespräche mit den Jugendlichen und Paargespräche mit den Eltern. Es kam zwar während der Therapie noch zu einem weiteren Ausleben der fetischistischen Wünsche, aber im Katamnesezeitraum waren 3 von 4 nicht mehr auf die ehemaligen Sexualpraktiken angewiesen und alle 4 hatten heterosexuelle Kontakte aufnehmen können.

Wenn auch nach den Ergebnissen der hier vorgelegten Studie für die Wäschefetischisten von einer biographischen 'Persistenz' der fetischistischen Neigungen ausgegangen werden muß, wird man im Hinblick auf die Erfahrungen von Bach (1975) bedenken müssen, daß es sich nicht um jugendliche Gutachtenpatienten gehandelt hat, der Fetischismus in Verbindung mit Diebstählen auffällig wurde und nicht einer der Täter behandelt worden ist. Auch wird man berücksichtigen müssen, daß alle 3 der nachuntersuchten Wäschefetischisten den Verlauf ihrer Neigung als phasenhaft beschrieben und es daher denkbar wäre, daß die jugendlichen Fetischisten aus der Untersuchung von Bach (1975), die im frühen Erwachsenenalter erneut kontaktiert wurden, zu einem späteren Zeitpunkt ihrer weiteren Entwicklung - etwa in Lebenskrisen oder unter dem Eindruck besonderer Konflikte - auf ein früheres Muster dissexueller Verhaltensweisen zurückkommen könnten. Das ändert nichts an der sicherlich zutreffenden Einschätzung Bachs, daß therapeutische Interventionen bei diesen Patienten eine Verbesserung bewirken können, was schon durch "das Zentralerlebnis der Behandlung", nämlich "die Annahme ihrer Person durch den Therapeuten auch bei anfangs häufigen Rückfällen" zu gewährleisten ist (Bach 1975, S. 695). Es ist sehr gut vorstellbar, daß der 'Zauber des Fetischs' (das Wort stammt vom portugiesischen 'feitico' = Zauberei) sich zwar lebenslang hält, aber - begünstigt durch therapeutische Maßnahmen - nicht lebenslang auch auf der Verhaltensebene relevant werden muß. G.W.F. Hegel hat dies scharfsinnig erkannt: "Begegnet nämlich etwas Unangenehmes, was der Fetisch nicht abgewendet hat, bleibt der Regen aus, entsteht Mißwuchs, so binden und prügeln sie ihn oder zerstören ihn, schaffen ihn ab, indem sie sich zugleich einen anderen kreieren; sie haben ihn also in ihrer Gewalt. Es hat ein solcher Fetisch weder die religiöse Selbständigkeit, noch weniger die künstlerische: Er bleibt lediglich ein Geschöpf, das die Willkür des Schaffenden ausdrückt und das immer in seinen Händen verharrt." (Hegel 1837 /1986, S. 123). Auch wenn Hegel hier die volkstümliche Bedeutung eines Fetischs bei afrikanischen Kulturen meinte, so zeigt die Übertragung dieses Gedanken auf den Fetisch für sexuelle Praktiken zugleich den hierin enthaltende dissexuellen Charakter: "Die Willkür des Schaffenden" im Sexuellen ist das eigentlich sozial Dysfunktionale, das mit dem Kontrukt Dissexualität ausgedrückt werden sollte.

6 Zusammenfassung

Mit dem neu eingeführten Begriff der Dissexualität - definiert als "sich im Sexuellen ausdrückendes Sozialversagen" (d.Verf.) - ist zunächst versucht worden, der sexualmedizinischen Betrachtungsweise forensisch auffälligen Sexualverhaltens gerecht zu werden: Sexualität ist grundsätzlich durch eine (wie auch immer gerichtete) Partnerbezogenheit gekennzeichnet und auf Wir-Bildung angelegt. Mit dieser sozialen Funktion der Sexualität ist aber auch das Risiko ihrer dysfunktionalen Gestaltung verbunden, welche in einer Vielzahl von Erscheinungsformen dissexueller Handlungen imponieren kann. Nur ein kleiner Teil dieses sexuellen (Fehl-)Verhaltens wird dabei forensisch relevant, sei es, weil die Taten nicht aufgedeckt oder angezeigt werden, sei es, weil sie nach geltendem Strafrecht keinen Normbruch darstellen.

Für den strafrechtlich erfaßten Bereich der Dissexualität (Exhibitionismus, Pädophilie, Vergewaltigung/sexuelle Nötigung, Inzest) liegen einige Querschnittserhebungen vor, welche auf die Herausarbeitung 'typischer' Merkmalskombinationen abgestellt waren und vor allem die forensisch-psychopathologischen Beurteilungsgrundlagen erweitern sollten. Katamnestische Verlaufsuntersuchungen über lange Zeiträume an einem großen Beobachtungsgut fehlen jedoch bisher. Dieses Defizit ist sowohl für die Juristen mißlich, welche nach der bundesdeutschen Rechtssprechung zu prognostisch fundierten Entscheidungen (als Grundlage für Verurteilungen) verpflichtet sind, als auch für die Mediziner, denen vor allem unter ärztlich-therapeutischen Gesichtspunkten empirische Erkenntnisse über den weiteren Verlauf der jeweiligen Störung von Nutzen wären.

In der hier vorgelegten Studie wurde eine differenzierende Quer- und Längsschnittanalyse von 510 dissexuellen Gutachtenpatienten unternommen, um empirisch abgesicherte Erkenntnisse über deren weitere soziale Entwicklung sowie ihr späteres (dis-)sexuelles Verhalten zu erlangen und auf dieser Grundlage Prognosekriterien ableiten zu können, die sich fachübergreifend forensisch nutzen lassen. Dabei galt das Bemühen der Frage, ob sich regelhafte Beziehungen zwischen speziellen dissexuellen Verhaltensweisen und nach fünf verschiedenen dimensionalen Ordnungsgesichtspunkten (Täterpersönlichkeit, Tatphänomenologie, Zwischenanamnese, Perspektiven, Copingstile) erhobenen Daten finden lassen, indem Befunde aus der forensischen Indexbegutachtung verglichen wurden mit Ergebnissen persönlicher Nachuntersuchungen und der Auswertung von (aktuellen) Strafregisterauszügen. Die Erkenntnisse aus den insgesamt 302 persönlich durchgeführten Katamnesen waren allerdings die entscheidende Grundlage, um die biographische Relevanz der verschiedenen dissexuellen Verhaltensweisen der ehemaligen Gutachtenpatienten einschätzbarer zu machen: Bei einer durchschnittlichen Dauer

Zusammenfassung

des Katamnesezeitraums zwischen (je nach Deliktgruppe) 19 und 28 Jahren waren etwa die Hälfte (n=49) aller festgestellten Fälle erneuter Dissexualität (n=104) nicht strafverfolgt worden, davon einige wenige nicht strafverfolgbar (n=7).

Bei den Inzesttätern wurde eine im Katamnesezeitraum weiterhin bestehende Dissexualität und eine ungünstige soziale Entwicklung häufiger für Täter festgestellt, bei denen eine pädophile Motivation bestand. Der 'klassische' Inzesttäter hingegen, bei dem es vor dem Hintergrund spezifischer innerfamiliärer Beziehungsmuster zu einem langjährigen Mißbrauch des Opfers kommt, ist meist nur auf diese Phase begrenzt dissexuell.

Für die Exhibitionisten legen die Ergebnisse ebenfalls eine unterschiedliche prognostische Beurteilung nach dem 'Tätertyp' nahe: Während bei den zum Indexdelikt sozial gut und unauffällig integrierten Tätern ('typische' Exhibitionisten) und den diesen weitgehend vergleichbaren, sich aber vor Kindern zeigenden ('pädophil-orientierten') Exhibitionisten die Dissexualität weitgehend auf eine mittlere Lebensphase beschränkt ist, muß bei den sozial randständigen und zum Teil desintegrierten (darum: 'atypischen') Exhibitionisten eher von einer biographisch überdauernden dissexuellen Verhaltensbereitschaft ausgegangen werden.

In der Deliktgruppe Vergewaltigung/sexuelle Nötigung sind als besondere Risikopatienten Täter anzusehen, bei denen das dissoziale Verhalten im Vordergrund steht: Sowohl vor der Begutachtung als auch im Nachuntersuchungszeitraum zeigten sie bei geringer Lern- und Leistungsmotivation eine unstete Lebensführung und ein Muster wenig dauerhafter partnerschaftlicher Beziehungen. Es kam auch noch lange Zeit nach der Begutachtung zu erneuten sexuellen Übergriffen, so daß ebenfalls eine biographisch überdauernde dissexuelle Verhaltensbereitschaft angenommen werden kann. Eine dissexuelle Episode hingegen liegt bei sexuell unerfahrenen Jugendlichen sowie auch denjenigen Gutachtenpatienten vor, bei denen das sexuelle Aggressionsdelikt aus einer höchst konflikthaften Beziehungserfahrung heraus Ausdruck von starker Feindseligkeit gegenüber 'der' (symbolisch gemeinten) Frau ist (daher sog. 'symbolisch-agierende' Täter).

Für die Pädophilie wurde die Berechtigung einer Unterteilung nach der sexuellen Orientierung der Taten und der Differentialtypologie deutlich: Täter, bei denen ein primäres und nicht ein 'ersatzweises' Interesse am Kind besteht ('echte' Pädophile), waren in der Gruppe der bi- und homosexuell orientierten Gutachtenpatienten häufiger vertreten. Die biographische Relevanz der dissexuellen Verhaltensbereitschaft ist bei den 'echten' Pädophilen überdauernd, während sie für die jugendlichen, sexuell unerfahrenen und auch die schwachsinnigen Täter als episoden- bzw. phasenhaft angesehen werden kann. Schwer einschätzbar aber blieben dissoziale Persönlichkeiten, welche sexuelle Übergriffe auf Kinder begangen hatten.

In die Untersuchung einbezogen wurden darüber hinaus wegen seltener Delikte begutachtete Täter, um vor allem zu prüfen, inwieweit hier eine Zuordnung zum Konstrukt der Dissexualität gerechtfertigt sein könnte (sexueller Kontakt mit Tieren, Brandstiftung, dissexuelle Tötungssituationen, Fetischismus).

Zu den Erscheinungsformen dissexuellen Verhaltens läßt sich nach den Untersuchungsergebnissen als einzige die Brandstiftung nicht zählen, welche mehr als Ausdruck eines allgemeinen Sozialprotestes verstanden werden muß.

Wegen sexuellem Kontakt mit Tieren begutachtete Patienten zeigten im Nachuntersuchungszeitraum deutlich mehr dissoziales als dissexuelles Verhalten und in allen Fällen eine ungünstige soziale Entwicklung.

Aus methodischen Gründen (u.a. geringe Fallzahlen, geringere Auskunftsbereitschaft) empfahl sich große Zurückhaltung für Schlußfolgerungen über Täter, welche dissexuelle Tötungsdelikte begangen hatten; bei meist guter Sozial- und Legalbewährung nach Entlassung gelang nur den wenigsten der Aufbau einer befriedigenden Partnerbeziehung.

Trotz ebenfalls nur weniger nachuntersuchter Fetischisten läßt sich beim Wäschefetischismus ein biographisches Überdauern dieser Neigung vermuten - wenn auch nicht in durchgehend gleichbleibender Intensität, sondern phasenhaft auftretend.

In der Diskussion wurde darauf hingewiesen, daß der Zusammenhang zwischen Dissexualität und Dissozialität zum einen sowie Dissexualität und Schwachsinn zum anderen weiterer Erforschung bedarf; sowohl die dissozialen als auch die schwachsinnigen Täter scheinen kriminologisch bedeutsame, aber forensischmedizinisch besonders vernachläßigte Patientengruppen zu sein.

Insgesamt hat sich das Konstrukt der Dissexualität als sozio-dynamisch orientierter Zugang zur sexuellen Problematik ehemaliger Gutachtenpatienten bewährt: Die Rekonstruktion (und Exploration) der Lebensgeschichte unter dem vorrangigen Gesichtspunkt ihrer Partnerbezogenheit stieß bei den nachuntersuchten Patienten auf ein Ausmaß an Akzeptanz, das bei dem Anlaß einer lang zurückliegenden Straftat und angesichts auch gescheiterter Lebensentwürfe zu Beginn der Untersuchung nur zu erhoffen gewesen war.

Literatur

Abel GG, Mittelmann M, Becker JV, Rahtner J, Rouleau JL (1988) Predicting child molesters' response to treatment. Annals New York Academy of Sciences 528:223-234
Aischylos (zit n 1948) Prometheus. In der Übersetzung von Wilhelm Leyhausen. Fundament, Berlin
AMDP - Arbeitsgemeinschaft für Methodik und Dokumentation in der Psychiatrie (1981) Das AMDP-System. Springer, Berlin
American Psychiatric Association (1987) Diagnostic and statistical manual of mental disorders, 3rd edn, revised (DSM-III-R). APA-Press, Washington DC
Bach H (1975) Fetischistische Praktiken im Jugendalter. Psychiat Neurol Med Psychol 27:691-697
Bancroft J, Tennent T, Loncas K, Cass J (1975) Control of deviant sexual behavior by drugs: Behavioral effects of estrogens and antiandrogens. Br J Psychiatry 125:310-315
Barylla F (1965) Zur Klinik und forensischen Psychiatrie der Pädophilie. Psychiat Neurol Med Psychol 17:217-221
Bauman KE (1973) Volunteer bias in a study of sexual knowledge, attitudes and behavior. J Marriage Fam 35:27-31
Baumann U, Fähndrich E, Stieglitz RD, Woggon B (1990) Probleme der Veränderungsmessung in Psychiatrie und Klinischer Psychologie. In: Baumann U, Fähndrich E, Stieglitz RD, Woggon B (Hrsg) Veränderungsmessung in Psychiatrie und Klinischer Psychologie. Theoretische, methodische und empirische Beiträge. Profil-Verlag, München, S 16-43
Beier KM (1994) Weiblichkeit und Perversion. Von der Reproduktion zur Reproversion. Fischer, Stuttgart
Binswanger L (1953) Grundformen und Erkenntis menschlichen Daseins. Niehans, Zürich
von Bismarck S (i Vorb) Zur Prognose von Vergewaltigung und sexueller Nötigung. Medizinische Dissertation, Universität Kiel
Blair CD, Langon RJ (1981) Exhibitionism: Etiology and treatment. Psychol Bull 89:439-463
Blanck G, Blanck R (1978) Angewandte Ich-Psychologie. Klett-Cotta, Stuttgart
Bleuler E (1979) Lehrbuch der Psychiatrie, 14. Aufl., neu bearbeitet von M. Bleuler. Springer, Berlin
Boss M (1947) Sinn und Gehalt der sexuellen Perversionen. Huber, Bern
Bourget D, Bradford J (1987) Fire fetishism, diagnostic and clinical implications: A review of two cases. Can J Psychiatry 32:459-462
Bussius K (i Vorb) Zur Prognose des Exhibitionismus. Medizinische Dissertation, Universität Kiel
Bradford J, McLean D (1984) Sexual offenders, violence and testosterone: A clinical study. Can J Psychiatry 29:335-343
Braukmann W, Filipp SH (1984): Strategien und Techniken der Lebensbewältigung. In: Baumann U, Berbalk H, Seidenstücker G (Hrsg): Klinische Psychologie - Trends in Forschung und Praxis, Bd 6. Huber, Bern, S 52-87
Chalkley AJ, Powell GE (1983) The clinical description of forty-eight cases of sexual fetishism. Brit. J. Psychat. 142:292-295
Ciompi L, Müller C (1976): Lebensweg und Alter der Schizophrenen. Eine katamnestische Langzeitstudie bis ins Senium. In: Hippius H, Janzarik W, Müller M (Hrsg) Monographien aus dem Gesamtgebiete der Psychiatrie, Bd 12. Springer, Berlin

Clement U (1990) Empirische Studien zu heterosexuellem Verhalten. Z Sexualforsch 3:289-319
Diemer-Nicolaus E (1972) Das geänderte Haftrecht. NJW 38:1692-1695
Dörner G (1986) Sex-specific gonadotropin secretion, sexual orientation and gender role behaviour. Experimental and Clinical Endocrinology 86:1-6
Dörner G, Rohde W, Stahl F, Krell L, Masius WG (1975) A neuroendocrine predisposition for homosexuality in men. Archives of Sexual Behavior 4:1-8
Dörner G (1972) Sexualhormonabhängige Gehirndifferenzierung und Sexualität. Springer, Wien
Donalies H (1972) Diagnose Pyromanie. In: Szewczyk A (Hrsg) Kriminalität und Persönlichkeit. Fischer, Jena, S 97-103
Eber A (1937) Die Blutschande. Eine kriminologische Untersuchung unter besonderer Berücksichtigung der Tatsituation. Kriminalistsiche Abhandlungen, Heft 30. Wiegandt, Leipzig
Ehrhardt AA, Meyer-Bahlburg HFL, Rosen LR, Feldmann JF, Veridiano NP, Zimmermann I, McEwen BS (1985) Sexual orientation after prenatal exposure to exogenous estrogen. Archives of Sexual Behavior 14: 57-78
Fehlow P (1986) Ursachen, Erscheinungsformen und forensische Begutachtung der Pädophilie. Z ärztl Fortbild 80:857-860
Fehrenbach PA, Smith W, Monastersky C, Deisher RW (1986) Adolescent sexual offenders: Offender and offense characteristics. Am J Orthospychiatry 56:225-233
Frenken J, von Stolk B (1988) Frauen als Opfer eines Inzests. Z Sexualforsch 1:327-336
Freud S (1905) Drei Abhandlungen zur Sexualtheorie. GW Bd 5. Fischer, Frankfurt, S 27-145
Freund K, Scher H, Hucker S (1983) The courtship disorders. Archives of Sexual Behavior 12:369-379
Freund K, Watson R (1990) Mapping the boundaries of courtship disorder. Journal of Sex Research 4:589-606
Freund K (1991) Störung des Phasenverlaufes erotischen Verhaltens. In: Beier KM (Hrsg) Sexualität zwischen Medizin und Recht. Fischer, Stuttgart, S 55-64
Freund K, Heasman G, Racansky IG, Glancy G (1984) Pedophilia and Heterosexuality vs. Homosexuality. Journal of Sex & Marital Therapy 10:193-200
Freund K, Langevin R (1976) Bisexuality in Homosexual pedophilia. Archives of Sexual Behavior 5:416-423
Frisch W (1992) Prognostisch fundierte Entscheidungen im Strafrecht. Recht und Psychiatrie 10:110-123
Gadamer HG (1967) Apologie der Heilkunst. In: Gadamer HG (1967) Kleine Schriften, Bd 1. Mohr, Tübingen, S 211-219
Gaffney G, Berlin F (1984) Is there hypothalamic-pituitary-gonadal dysfunction in paedophilia? A pilot study. Br J Psychiatry 145:657-660
von Gebsattel V (1955) Allgemeine und medizinische Anthropologie des Geschlechtslebens. In: Giese H (Hrsg) Die Sexualität des Menschen. Enke, Stuttgart, S 1-17
Gebhard PH, Gagnon JH, Pomeroy WB, Christenson CV (1965) Sex offenders: An analysis of types. Harper & Row, New York
Gerchow H (1965) Die Inzestsituation. Beiträge zur Sexualforschung, 33. Heft. Enke, Stuttgart, S 38-50
Giese H (1962) Sexuelles Verlangen nach Wir-Bildung. In: Giese H (Hrsg) Psychopathologie der Sexualität. Enke, Stuttgart, S 224-261
Giese H (1965) Zur Diagnose Pädophilie. Beiträge zur Sexualforschung, 34. Heft. Enke, Stuttgart, S 24-29
Gladue BA (1990): Hormones and neuroendocrine factors in atypical human sexual behavior. In: Feierman, J.R. (ed) Pedophilia. Biosocial dimensions. Springer, Berlin, pp 274-298
Glatzel J (1985) Exhibitionistische Handlungen in der psychiatrischen Begutachtung (Prognose). Forensia 6:167-173
Grassberger R (1968) Die Unzucht mit Tieren. Kriminologische Abhandlungen, Neue Folge, Bd 8. Springer, Wien

Gretenkord L (1990) Zur Prognose von Patienten des Maßregelvollzuges (§ 63 StGB). (Vortrag am 26. 10. auf der 5. Forensischen Herbsttagung der Arbeitsgemeinschaft für Methoden und Dokumentation in der Forensischen Psychiatrie, München)

Grünfeld B, Noreik K (1986) Recidivism among sex offenders: A follow-up study of 541 norwegian sex offenders. International Journal of Law and Psychiatry 9:95-102

Gutheil TG, Avery NC (1977) Multiple overt incest as family defense against loss. Fam Process 16:105-116

Haesler WT (1981) 10 Jahre Vergewaltigung in Stadt und Kanton Zürich. Kriminologisches Bulletin 7:48-69

Hall GCN, Proctor WC (1987) Criminological predictors of recidivism in a sexual offender population. Journal of Consulting and Clinical Psychology 55:111-112

Hallermann W (1955) Über ärztliche Ethik. Deutsche Zeitschrift für Gerichtliche Medizin 44:1-13

Hallermann W (1962) Brandstiftung als Ausdruck seelisch-abnormen Verhaltens. Deutsches Medizinisches Journal 13:52-58

Hartmann K (1970) Theoretische und empirische Beiträge zur Verwahrlosungsforschung. Springer, Berlin

Hegel GWF (zit n 1986): Vorlesungen über die Philosophie der Geschichte. In: Werke, Bd 12. Suhrkamp, Frankfurt

Heidegger M (1952) Bauen, Wohnen, Denken. In: Bartning O (Hrsg) Mensch und Raum. Neue Darmstädter Verlagsanstalt, Darmstadt, S 72-84

Heim M, Morgner J (1985) Der pädophile Straftäter. Psychiat Neurol Med Psychol 37:107-112

Heinz W (1989) Datensammlungen der Strafrechtspflege im Dienste der Forschung. In: Jehle JM (Hrsg) Datensammlungen und Akten in der Strafrechtspflege. Eigenverlag Kriminologische Zentralstelle e.V., Wiesbaden, S 163-201

von Hentig H (1962) Soziologie der zoophilen Neigung. Beiträge zur Sexualforschung, Heft 25. Enke, Stuttgart

Hiller W, Zaudig M, Mombour W (1990) Development of diagnostic checklists for use in routine clinical care. Arch Gen Psychiatry 47:782-784

Hirsch M (1987) Realer Inzest. Psychodynamik des sexuellen Mißbrauchs in der Familie. Springer, Berlin

Holder H (1949) Zum Problem der Blutschande. Schweiz Arch Neurol 63:175-188

Huber G, Gross G, Schüttler R (1979) Schizophrenie. Eine verlaufs- und sozialpsychiatrische Langzeitstudie. In: Hippius H, Janzarik W, Müller C (Hrsg.) Monographien aus dem Gesamtgebiete der Psychiatrie, Bd 21. Springer, Berlin

Jakobs G (1976) Schuld und Prävention. Mohr, Tübingen

Jockusch U (1990) Zur Rückfälligkeit bei Maßregelvollzugs-Patienten - Ergebnis einer 10 Jahres-Katamnese. (Vortrag gehalten am 26. 10. auf der 5. Forensischen Herbsttagung der Arbeitsgemeinschaft für Methoden und Dokumentation in der Forensischen Psychiatrie, München)

Kaats GR, Davis KE (1971) Effects of volunteer bias in studies of sexual behavior and attitude. Journal of Sex Research 7:26-34

Kahn TJ, Chambers HJ (1991) Assessing reoffence risk with juvenile sexual offenders. Child Welfare LXX:333-345

Kaiser G (1989) Kriminologie. 8. Aufl. L.F. Müller Juristischer Verlag, Heidelberg

Kammergericht Berlin (1972) Beschluß vom 26.6.1972 - 1 AR 671/72 - 1 Ws 190/72. NJW 49:2228-2230

Kaufman J, Peck AL, Tagiuri CK (1954) The family constellation and overt incestuous relations between father and daughter. Am J Orthopsychiatry 24:266-279

Kavemann B, Lohstöter I (1984) Väter als Täter. Rowohlt, Reinbek

Kentler H Schorsch E (1987) Kein Strafrecht gegen exhibitionistische Handlungen. In: Jäger H, Schorsch E (Hrsg) Sexualwissenschaft und Strafrecht. Beiträge zur Sexualforschung, Bd 62. Enke, Stuttgart, S 105-114

Kinsey AC, Pomeroy WB, Martin CE (1948) Sexual behavior in the human male. Saunders, Philadelphia

Kinsey AC, Pomeroy WB, Martin CE, Gebhard PH (1953) Sexual behavior in the human female. Saunders, Philadelphia
Kleinknecht T, Meyer K (1991) Strafprozeßordnung (Kommentar). Beck, München
von Krafft-Ebing R (1894) Psychopathia sexualis. 9. Aufl. Enke, Stuttgart
Kringlen E (1980) Principles and methods in psychiatric follow-up studies. In: Schimmelpenning GW (Hrsg) Psychiatrische Verlaufsforschung. Methoden und Ergebnisse. Huber, Bern, S 19-32
Krippendorff K (1980) Content analysis. An introduction to its methodolgy. Sage, London
Krück U (1991) Die Viktimisierung sexuell mißbrauchter Jungen. In: Beier KM (Hrsg) Sexualität zwischen Medizin und Recht. Fischer, Stuttgart, S 39-52
Lande SD (1980) A combination of orgasmic reconditioning and covert sensitization in the treatment of a fire fetish. Behav Ther and Exp Psychiatry 11:291-296
Landgericht Berlin (1969) Urteil vom 3.12.1968 - 5 StR 631/68. NJW 13:563-564
Langelüddeke A, Bresser PH (1976) Gerichtliche Psychiatrie, 4. Aufl. de Gruyter, Berlin
Langevin R, Lang RA, Wright P, Handy L, Majpruz V (1989) Identifying violence-proneness in sex offenders. Annals of Sex Research 1:48-66
Leferenz H (1979) Literaturbericht Kriminologie. Zeitschrift für die gesamte Strafrechtswissenschaft 91:1005-1017
Lempp R (1977) Jugendliche Mörder. Eine Darstellung an 80 vollendeten und versuchten Tötungsdelikten von Jugendlichen und Heranwachsenden. Huber, Bern
Lenk H (1986) Zwischen Wissenschaftstheorie und Sozialwissenschaft. Suhrkamp, Frankfurt
Leonhard K (1964) Instinkte und Urinstinkte in der menschlichen Sexualität. Zugleich ein Beitrag zur Entwicklungsgeschichte menschlicher Instinkte. Enke, Stuttgart
Lustig N, Dressler JW, Spellman SW, Murray TB (1966) Incest. A family group survival pattern. Arch Gen Psychiatry 14:31-40
Luthe R (1988) Forensische Psychopathologie. Springer, Berlin
Männel H (1980) Untersuchungen zum Inzest. Psychiat Neurol Med Psychol 32:92-98
Maisch H (1968) Inzest. Rowohlt, Reinbek
Maisch H (1987) Familiäre Sexualdelinquenz - die neue Emotionalisierung eines alten Dramas. In: Jäger H, Schorsch E (Hrsg) Sexualwissenschaft und Strafrecht. Beiträge zur Sexualforschung, Bd 62. Enke, Stuttgart, S 84-104
Masters WH, Johnson VE (1966) Human sexual response. Little Brown, Boston
Materne KH, Schröder R (1968) Ist das ein Pyromane? Kriminalistik 19:458-462;567-568
Matussek P (1971) Funktionelle Sexualstörungen. In: Giese H (Hrsg) Die Sexualität des Menschen. 2. Aufl. Enke, Stuttgart, S 786-828
Mende W (1983) Zur Frage der Quantifizierung in der forensischen Psychiatrie. Mschr Krim 66:328-333
Mester H (1984) Zur Phänomenologie und Entstehungsgeschichte des Exhibitionismus. Fortschr Neurol Psychiat 52:237-249
Mester H (1985) Der Exhibitionismus. Z Psychosom Med 31:105-117
Meyer-Bahlburg HFL (1982) Hormones and psychosexual differentiation: Implications for the management of intersexuality, homo-sexuality and transsexuality. Clinics in Endocrinology and Metabolism 11:681-701
Money J (1988) Gay, straight and in-between. The sexology of erotic orientation. Oxford University Press, New York
Money J (1988) Homosexuell, Bisexuell, Heterosexuell. Z Sexualforsch 1:123-131
Money J (1990) Forensic Sexology: Paraphilic serial rape (Biastophilia) and lust murder (Erotophonophilia). Am J Psychotherapy 44:26-36
Montenbruck A (1979) Srafrahmen und Strafzumessung. Juristische Habilitation, Universität Kiel
Müller HW, Hadamik W (1966) Die Unterbringung psychisch abnormer Rechtsbrecher. Nervenarzt 37:67-76
Mummendey HD (1984) Methoden und Probleme der Messung von Selbstkonzepten. In: Filipp SH (Hrsg) Selbstkonzept-Forschung: Probleme, Befunde, Perspektiven. 2. Aufl. Klett-Cotta, Stuttgart, S 171-189

Nedopil N, Graßl P (1988) Das Forensisch-Psychiatrische Dokumentationssystem (FPDS). Forensia 9:139-147
Nietzsche F (zit n 1979) Aus dem Nachlaß der achtziger Jahre. In: Schlechta K (Hrsg) Nietzsche: Werke, Bd IV. Ullstein, Frankfurt
North M (1970) The outer fringe of sex: A study of sexual fetishism. Forum Studies in Sexual Behavior. Odyssey Press, London
Oberlandesgericht Frankfurt/M. (1985) Beschluß vom 10.5.1983 - 3 WS 232/83. Strafverteidiger I:23-25
Ohm A (1955) Haltungsstile Lebenslänglicher. de Gruyter, Berlin
Orel H (1932) Untersuchungen über den Inzest. Beiträge zur Gerichtlichen Medizin 12:107-122
Pelz W (1972) Die Prognose bei Exhibitionisten, Pädophilen, Notzucht- und Inzesttätern. Medizinische Dissertation, Universität Kiel
Pfäfflin F, Haake E (1983) Zur Behandlung besonders schwerwiegender Sexualdelikte. Psychiat Prax 10:97-102
Plaut P (1960) Der Sexualverbrecher. Enke, Stuttgart
Plutchik R (1962) The emotions: Facts, theories and a new model. Random House, New York
Plutchik R (1980) Emotion: A psychoevolutionary synthesis. Harper & Row, New York
Pontalis JB (1972) Einleitung. In: Pontalis JB (Hrsg) Objekte des Fetischismus. Suhrkamp, Frankfurt, S 7-21
Rasch W (1986) Forensische Psychiatrie. Kohlhammer, Stuttgart
Rasch W, Sassenberg U (1983) Kriminologische Aspekte bei der Behandlung von Sexualdelinquenten. Psychiat Prax 10:69-74
Rasch W (1964) Tötung des Intimpartners. Beiträge zur Sexualforschung, 31. Heft. Enke, Stuttgart
Rauchfleisch U (1981) Dissozial. Entwicklung, Struktur und Psychodynamik dissozialer Persönlichkeiten. Vandenhoeck & Ruprecht, Berlin
Reinsberg M (i Vorb) Zur Prognose der bi- und homosexuell orientierten Pädophilie. Medizinische Dissertation, Universität Kiel
Retterstöl N (1980) Diskussion I. In: Schimmelpenning GW (Hrsg) Psychiatrische Verlaufsforschung. Methoden und Ergebnisse. Huber, Bern, S 47-57
Ritzel G (1976) Unterbringung und Wiedereingliederung psychisch kranker Rechtsbrecher. Medizinische Habilitaton, Universität Göttingen
Rode I, Scheld S (1986) Sozialprognose bei Tötungsdelikten. Eine empirische Studie. Springer, Berlin
Röhlk C (i Vorb) Zur Prognose der heterosexuell orientierten Pädophilie. Medizinische Dissertation, Universität Kiel
Rönnau HJ, Wille R (1981) Hormonelle Behandlung von Sexualdelinquenten - psychosexuelle Effekte von Androcur bei ambulanter Therapie. Der informierte Arzt 6:46-47
Romero JJ, Williams LM (1985) Recidivism among convicted sex offenders: A 10-year follow up study. Federal Probation 49:58-64
Rooth G (1973) Exhibitionism, sexual violence and paedophilia. Br J Psychiatry 122:705-710
Ryan G, Lane S, Davis J, Isaac C (1987) Juvenile sex offenders: Development and correction. Child Abuse & Neglect 11:385-395
Saß A, Mende M (1990) Zur Erfassung von Persönlichkeitsstörungen mit einer integrierten Merkmalsliste gemäß DSM-III-R und ICD 10 bei stationär behandelten psychiatrischen Patienten. In: Bauman U, Fähndrich E, Stieglitz RD, Woggon B (Hrsg) Veränderungsmessung in Psychiatrie und Klinischer Psychologie. Theoretische, methodische und empirische Beiträge. Profil-Verlag, München, S 195-206
Saunders E, Awad GA, White E (1986) Male adolescent sexual offenders: The offender and the offense. Can J Psychiatry 31:542-549
Schiefenhövel W (1990) Ritualized adult-male/adolscent-male sexual behavior in Melanesia: An anthropological and ethological perspective. In: Feierman JR (ed) Pedophilia. Biosocial dimensions. Springer, Berlin, pp 394-421
Schneider HJ (1987) Kriminologie. de Gruyter, Berlin

Schöch H (1983) Die Beurteilung von Schweregraden schuldmindernder oder schuldausschließender Persönlichkeitsstörungen aus juristischer Sicht. Mschr Krim 66:333-343

Schorsch E, Galedary G, Haag A, Hauch M, Lohse H (1985) Perversion als Straftat. Dynamik und Psychotherapie. Springer, Berlin

Schorsch E (1971) Sexualstraftäter. Enke, Stuttgart

Schorsch E, Becker N (1977) Angst, Lust, Zerstörung. Sadismus als soziales und kriminelles Handeln. Zur Psychodynamik sexueller Tötungen. Rowohlt, Reinbek

Schultz JH (1958) Katamnestischer Bericht eines geheilten Perversen nach 18 Jahren. Praxis der Psychotherapie 13:200-201

Schumann V (1983) Psychisch kranke Rechtsbrecher im Maßregelvollzug - eine Querschnittsuntersuchung im WLK Eickelborn. Medizinische Dissertation, Universität Münster

Schwab G (1938) Zur Biologie des Inzests. Mschr Kriminalbiol 6:257-276

Spöhr M (1980) Brandstifter und ihre Motive. Eine Untersuchung an Hand von Fällen. Kriminalistik Verlag, Heidelberg

Steigleder E (1968) Mörder und Totschläger. Die forensisch-medizinische Beurteilung von nicht geisteskranken Tätern als psychopathologisches Problem. Enke, Stuttgart

Stermac L, Hall K (1989) Escalation in sexual offending: Fact or fiction? Annals of Sex Research 2:153-162

Stettner M (1990) Unzucht mit Tieren - ein Tierschutzproblem. Dtsch tierärztl Wschr 97:171-174

Trautner HM (1984) Der Beitrag der Selbstkonzept-Forschung zur Erklärung sozial abweichenden Verhaltens. In: Filipp SH (Hrsg): Selbstkonzept-Forschung: Probleme, Befunde, Perspektiven. 2. Aufl. Klett-Cotta, Stuttgart, S 273-289

Vetter HP (1989) Katamnestische Untersuchungen über den Verlauf verschiedener psychiatrischer Krankheiten und Krankheitsbilder. Medizinische Habilitation, Universität Kiel

Vierling-Zubrod U (i Vorb) Zur Prognose seltener Sexualdelikte. Medizinische Dissertation, Universität Kiel

Virchow R (1851) Die Epidemien von 1848. Archiv für pathologische Anatomie und Physiologie und für klinische Medizin 3:1-12

Virkkunen M (1976) The pedophilic offenders with antisocial character. Acta Psychiatrica Scandinavica 53:401-405

Volk P, Hilgarth M, Lange-Joest Ch, Birmelin G, Boesken S, Schempp W, Diebold W (1985) Vergewaltigungstäter - Versuch einer Typologie nach psychischen und kriminologischen Kriterien. Genetische und endokrinologische Untersuchungen. In: Walther G, Haffner HT (Hrsg) Festschrift für Horst Leithoff. Kriminalistik Verlag, Heidelberg, S 469-485

Wagner G (1974) Zur Motivation der Brandstiftung. Psychiat Neurol Med Psychol 26:155-164

Wegener H (1983) Zur Problematik der Beurteilungen von Schweregraden schuldvermindernder und schuldausschließender Störungen - Bericht über ein Symposium. Mschr Krim 66:325-327

Weidner E (1972) Sodomie und Sadismus als Tierschutzproblem. Veterinärmedizinische Dissertation, Universität Gießen

Weinberg S (1955) Incest behavior. Citadel press, New York

Wicklein J (i Vorb) Zur Prognose inzestuöser Handlungen. Medizinische Dissertation, Universität Kiel

Wiedemann PM (1986) Erzählte Wirklichkeit: Zur Theorie und Auswertung narrativer Interviews. Psychologie-Verlag, Weinheim

Wilder JF, Plutchik R (1982) Preparing the professional: Building prevention into training. In: Pain WS (ed) Job stress and burnout: Research, theory and intervention perspectives. Sage, Beverly Hills, pp 113-129

Wille R (1968) Die forensisch-psychopathologische Beurteilung der Exhibitionisten, Pädophilen, Inzest- und Notzuchttäter. Medizinische Habilitation, Universität Kiel

Wille R (1972) Exhibitionisten. Mschr Krim 55:218-222

Wille R (1986) Forensische Sexualmedizin. In: Forster B (Hrsg) Praxis der Rechtsmedizin. Thieme, Stuttgart, S 519-562

Wille R, Beier KM (1988) Über die Erweiterung der FPDS-Kurzform um ein 'Modul Sexual delikt'(Vortrag gehalten am 11. 11. auf der 3. Forensischen Herbsttagung der Arbeitsgemeinschaft für Methoden und Dokumentation in der Forensischen Psychiatrie, München)

Wille R, Beier KM (1989) Castration in Germany. Annals of Sex Research 2:103-133

Wille R, Beier KM (1989) Über die Anwendung der FDPS-Kurzform in Verbindung eines 'Modul Sexualdelikt' bei 100 Gutachtenpatienten (Sexualdelinquenten). (Vortrag gehalten am 10. 11. auf der 4. Forensischen Herbsttagung der Arbeitsgemeinschaft für Methoden und Dokumentation in der Forensischen Psychiatrie, München)

Wille R, Kröhn W (1990) Der sexuelle Gewalttäter: Persönlichkeitsstruktur und Therapiemöglichkeiten. In: Deutsche Richterakademie (Hrsg) Gewalt an Frauen - Gewalt in der Familie. Müller, Heidelberg, S 87-94

Wille R (1991) Die Strafbarkeit der Vergewaltigung in der Ehe. Mitteilungen der Gesellschaft für praktische Sexualmedizin 11:3-6

Witter H (1972) Typologie der pädophilen Delikte. In: Göppinger H, Witter H (Hrsg) Handbuch der forensischen Psychiatrie, Bd II. Springer, Berlin, S 1060-1064

Witter H (1984) Die strafrechtliche Verantwortlichkeit bei sexuell-determinieren Tötungsdelikten. In: Haesler WT (Hrsg) Psychisch abnorme und drogenabhängige Rechtsbrecher. Rüeger, Diessenhofen, S 341-357

Woggon B, Bauman U, Angst J (1978) Interrater-Reliabilität von AMP-Symptomen. Archiv für Psychiatrie und Nervenkrankheiten 225: 73-85

Wulf BR (1979) Kriminelle Karriere von Lebenslänglichen. Minerva, München

Wyss R (1967) Unzucht mit Kinder. In: Müller-Rüfenacht M, Spatz H, Vogel P (Hrsg) Monographien aus dem Gesamtgebiete der Neurologie und Psychiatrie. Heft 121. Springer, Berlin

Springer-Verlag und Umwelt

Als internationaler wissenschaftlicher Verlag sind wir uns unserer besonderen Verpflichtung der Umwelt gegenüber bewußt und beziehen umweltorientierte Grundsätze in Unternehmensentscheidungen mit ein.

Von unseren Geschäftspartnern (Druckereien, Papierfabriken, Verpackungsherstellern usw.) verlangen wir, daß sie sowohl beim Herstellungsprozeß selbst als auch beim Einsatz der zur Verwendung kommenden Materialien ökologische Gesichtspunkte berücksichtigen.

Das für dieses Buch verwendete Papier ist aus chlorfrei bzw. chlorarm hergestelltem Zellstoff gefertigt und im pH-Wert neutral.

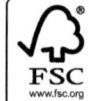

MIX
Papier aus verantwortungsvollen Quellen
Paper from responsible sources
FSC® C105338

If you have any concerns about our products,
you can contact us on
ProductSafety@springernature.com
In case Publisher is established outside the EU,
the EU authorized representative is:
**Springer Nature Customer Service Center GmbH
Europaplatz 3, 69115 Heidelberg, Germany**

Printed by Libri Plureos GmbH
in Hamburg, Germany